爆笑养老护理记

〔日〕八万介助 著

李智勇 译

日康养老 出品

中国财富出版社有限公司

图书在版编目（CIP）数据

爆笑养老护理记 /（日）八万介助著；李智勇译 . —北京：中国财富出版社有限公司，2021.11

ISBN 978-7-5047-7619-8

Ⅰ . ①爆…　Ⅱ . ①八… ②李…　Ⅲ . ①老年人—护理—通俗读物
Ⅳ . ① R473-49

中国版本图书馆 CIP 数据核字（2021）第 265209 号

著作权合同登记号　图字：01-2021-6790
49SAI MIKEIKEN SUTTOKOKAIGO HAJIMEMASHITA !
by Kaisuke HACHIMAN

Original Japanese edition published by SHOGAKUKAN.
Chinese (in simplified characters) translation rights in China (excluding Hong Kong, Macao and Taiwan) arranged with SHOGAKUKAN through Shanghai Viz Communication Inc.

爆笑养老护理记
（日）八万介助 著

最初日文版由小学馆出版。
在中国（不包括港澳台地区）的中文（简体）翻译权通过上海碧日咨询事业有限公司与小学馆签订。

策划编辑　李彩琴　　责任编辑　张红燕　张　婷　　版权编辑　刘　斐
责任印制　尚立业　　责任校对　孙丽丽　　责任发行　董　倩

出版发行　中国财富出版社有限公司
社　　址　北京市丰台区南四环西路 188 号 5 区 20 楼　　邮政编码　100070
电　　话　010-52227588 转 2098（发行部）　010-52227588 转 321（总编室）
　　　　　010-52227566（24 小时读者服务）　010-52227588 转 305（质检部）
网　　址　http://www.cfpress.com.cn　　排　　版　宝蕾元
经　　销　新华书店　　印　　刷　北京柏力行彩印有限公司
书　　号　ISBN 978-7-5047-7619-8/R · 0102
开　　本　880mm × 1230mm　1/32　　版　　次　2022 年 6 月第 1 版
印　　张　5.25　　印　　次　2022 年 6 月第 1 次印刷
字　　数　106 千字　　定　　价　49.80 元

推 荐 语

人生有两种情况我们常常会遇见，中年的困惑和老年的困顿。人生就是在困惑和困顿中寻找出路的过程，而这一出路其实就在人心里。当中年和老年相遇，并且用幽默诙谐大度释然的心态对待日常，人就会立地成佛。

——俞敏洪

一位49岁的漫画家，生活所迫跨行做养老服务工作，亲身体验了护理老人的艰难。他用漫画描述了种种现象和护理者的内心世界。虽然用了夸张的手法，但是，很生动，谁看了都会产生共鸣。

这本书的特点是真实，有专业性，易懂。不管是对专业人员（包括管理者），还是在家护理老人的非专业人士都有很好的启发和帮助。而且，读此漫画可以使护理人员因照护老人产生的压力和不良情绪得到宣泄。本书值得一看。

——赵良羚

中国老年学和老年医学学会标准化委员会副主任委员兼首席专家

日康养老首席运营专家

随着我国老龄化逐渐加速，老有所医、老有所养等问题是关系到人民群众的头等大事。介护人员又是养老事业的主力军。专业的介护工作在我国算是刚刚起步，日本作为养老服务行业比较成熟的国家，其介护方法、精细化管理模式等都值得推广，同时我们通过本书也能了解到一些行业现状与发展前景。

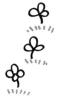

这本漫画，用幽默诙谐的方式，寓教于乐，通过介护所内医生、护士、康复治疗师、介护师等形象鲜明的人物对话，生动地描绘了老年人日常生活中经常遇到的困难以及康复、介护团队是如何处理与面对的。本书在讲述护理细节过程中，处处彰显着贯穿始终的日本先进的康复理念，比如书中传递出过度介护反而会降低老人的身体机能，而最大限度地开发他们现有的运动能力进行复健才应该是真正的目标。

——刘建华

中国康复研究中心主任治疗师

当艺术遇到了阿尔茨海默，当中年人遇到了老年人，一位49岁的漫画家，面对与自己专业毫不相干的职业，面对照护痴呆老人的高强度工作，是厌烦？退缩？还是积极地面对？这本书为我们展示了一颗温暖的心，一个有趣的灵魂，作者在日复一日的辛苦中，有身累和心累，为老人们付出了很多，但也得到了很多，在为别人服务的同时获得了自身的价值感和幸福感，他的诙谐说明了一切。

此书不仅教授了养老护理专业知识，更传递了高尚的精神境界，值得一读。

——谭美青

人力资源和社会保障部职业能力建设司养老护理员国家基本职业培训包专家

序言

漫画家『卧底』养老院，逆袭成为优秀员工！『首家爆料』揭秘真实养老院生活！果然是你太年轻，还有太多你不懂！

《爆笑养老护理记》是一本从日本引进的宝藏漫画。作者以『漫画家+普通从业人员+为人子女』的多重身份，为读者呈现了有趣、感人、有专业性的内容，让我们第一次可以从『养老服务工作人员』角度看到养老服务机构的内部是什么样子。不加掩饰，真诚而又充满人情味。

对于家人长辈、对于我们自己，老去既然一定会来，那么正视TA、了解TA、做好准备，似乎也是应有之义，自然也就能体会到不同人生阶段的美好。

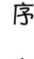

如果您是有兴趣进入养老这一万亿级别市场的从业人员，这是一本非常容易理解的入门读物。如果您是身处其中的专业人士，这本书会让您获得细致入微的行业知识。当然，如果您或您的家人正在经历有此需求的人生阶段，那可能您会收获更多。

如今，中国的养老服务机构早已不是人们传统认知中的『养老院』，活力社区、康复机构在为步入退休后的『熟龄』人群提供着多种多样的服务。日康作为出品人，在全球视野下，关注到了能推动养老服务行业进步的优秀著作，为候鸟旅居、医疗养老服务机构赋能。设立康复、护理专业课程提升行业服务水准。希望可以实现我们的愿景——『让中国人畅享熟龄人生』。

最后，祝大家阅读愉快。

日康养老

二〇二二年一月

事务长
下面是养老院的
权力金字塔

前言

与其说这是一本随笔，
不如说这是一本赌上我全部人生的
养老护理记。
当然，人生就是在不断经历各种体验……
四十九岁!!到了这把年纪再重新找工作，即使
对于一个普通的上班族来说都很难……更别说我这
样一个『没人气的漫画家』了，唉！从来没有人把
我放在眼里……

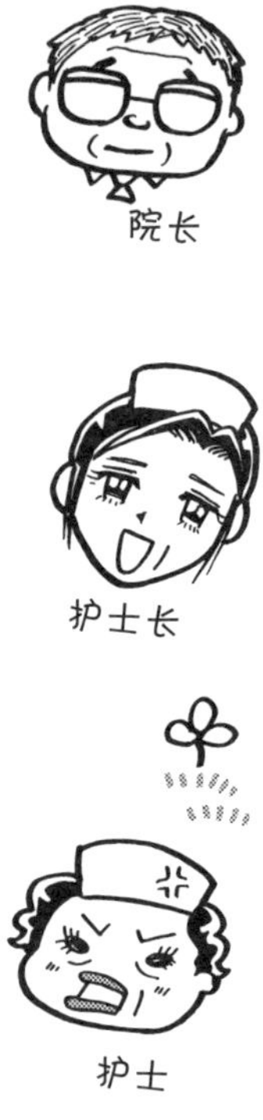
院长
护士长
护士

药剂师
介护主任

事务员
生活顾问

那些无业青年或从事自由职业的年轻人，

一想到今后的生活就会不寒而栗，

他们所担忧的未来正是我所经历的现在！

零工作经验的『败犬』大叔在养老院

将会有怎样的离奇经历……

若你能读懂这本书中的快乐与辛酸，

我经历的一切就是有价值的！

介护经理
康复治疗师

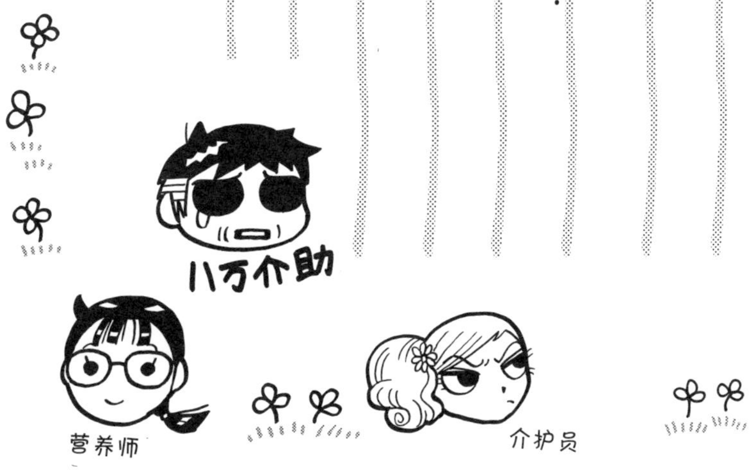
八万介助
营养师
介护员

目 录

第1话 ●唯一的选择……1

第2话 ●开始培训……9

第3话 ●毫无优势的我……19

第4话 ●毫无贡献的一天……27

第5话 ●换纸尿裤的恐惧……39

第6话 ●危险的助浴体验……47

第7话 ●难懂的介护用语……55

第8话 ●照顾父母……61

第9话 ●工作时间与薪水……71

第10话 ●被护理者们过去的人生……81

第11话 • 养老院的极品员工们……89

第12话 • 护理员们的职业病……99

第13话 • 夜班好痛苦！……107

第14话 • 灵异现象……115

第15话 • 对护理工作的新理解……125

第16话 • 介护福祉士考试……133

第17话 • 温暖的话语……143

后记……151

介护工作基础知识

……17，37，59，79，97，123，141

注：本作品来源于作者的真实体验，并对一些趣闻逸事稍加修改形成漫画。另外漫画中所涉及的人名、团体名称均为假名。

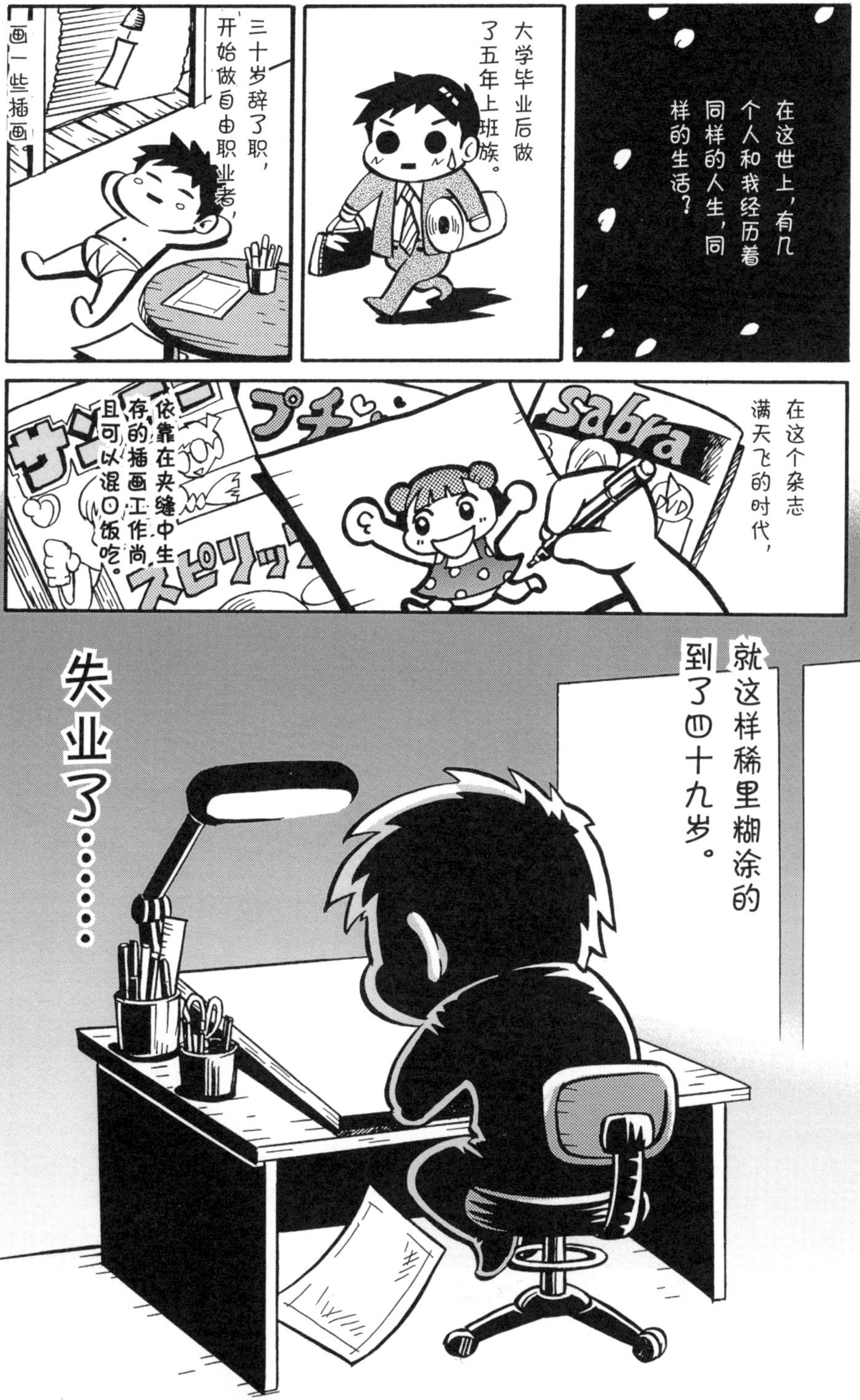
在这世上，有几个人和我经历着同样的人生，同样的生活？
大学毕业后做了五年上班族。
三十岁辞了职，开始做自由职业者，画一些插画。
在这个杂志满天飞的时代，
Sabra
プチ
依靠在夹缝中生存的插画工作尚且可以混口饭吃。
就这样稀里糊涂的到了四十九岁。
失业了……

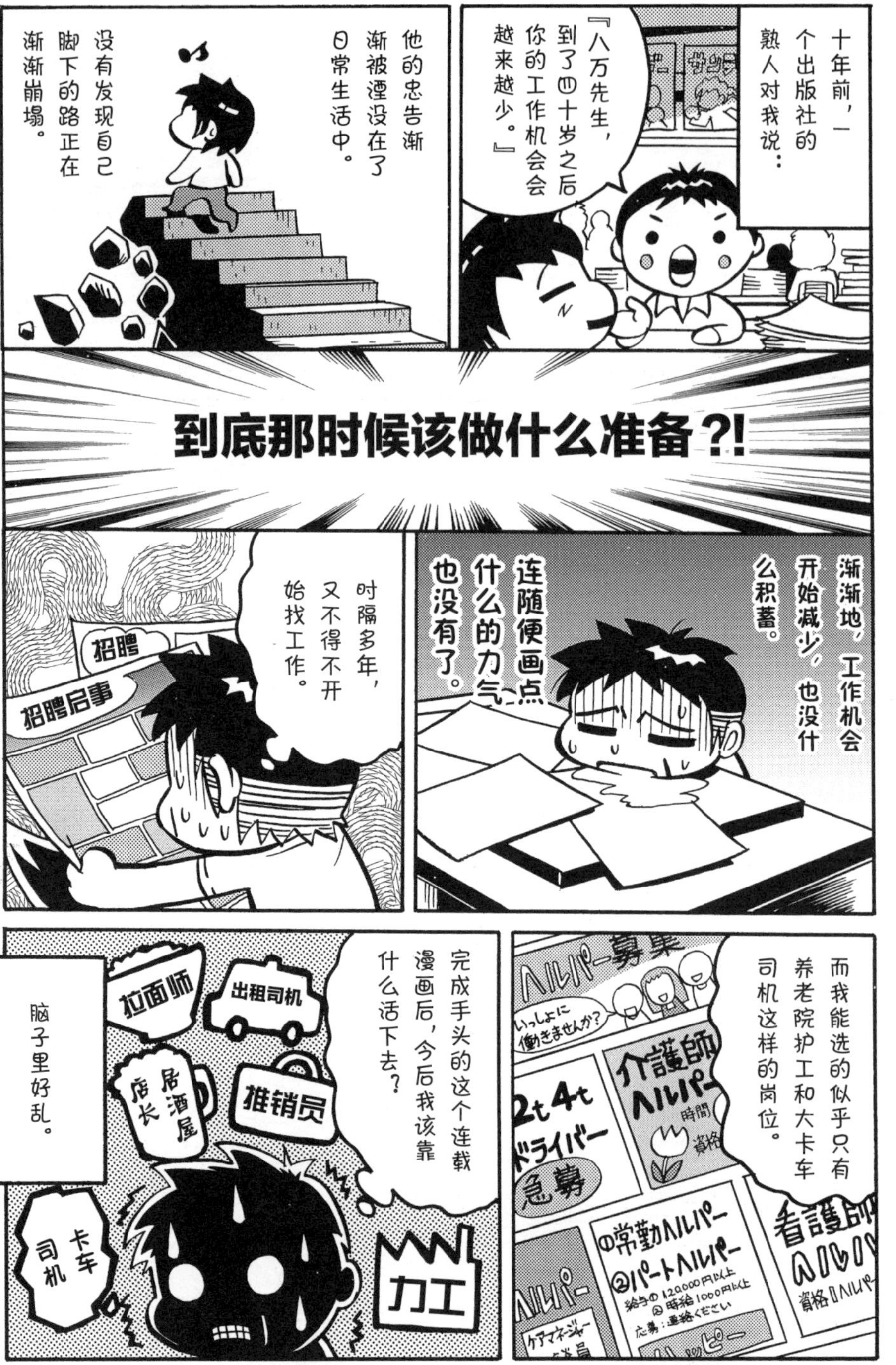
十年前，一个出版社的熟人对我说：
『八万先生，到了四十岁之后你的工作机会会越来越少。』
他的忠告渐渐被湮没在了日常生活中。
没有发现自己脚下的路正在渐渐崩塌。
到底那时候该做什么准备?!
渐渐地，工作机会开始减少，也没什么积蓄。
连随便画点什么的力气也没有了。
时隔多年，又不得不开始找工作。
招聘
招聘启事
而我能选的似乎只有养老院护工和大卡车司机这样的岗位。
ヘルパー募集
いっしょに働きませんか?
介護師
ヘルパー
時間
資格
2t 4t
ドライバー
急募
①常勤ヘルパー
②パートヘルパー
給与① 120,000円以上
② 時給 1000円以上
応募：連絡ください
看護師
ヘルパー
完成手头的这个连载漫画后，今后我该靠什么活下去？
拉面师
出租司机
居酒屋店长
推销员
卡车司机
力工
脑子里好乱。

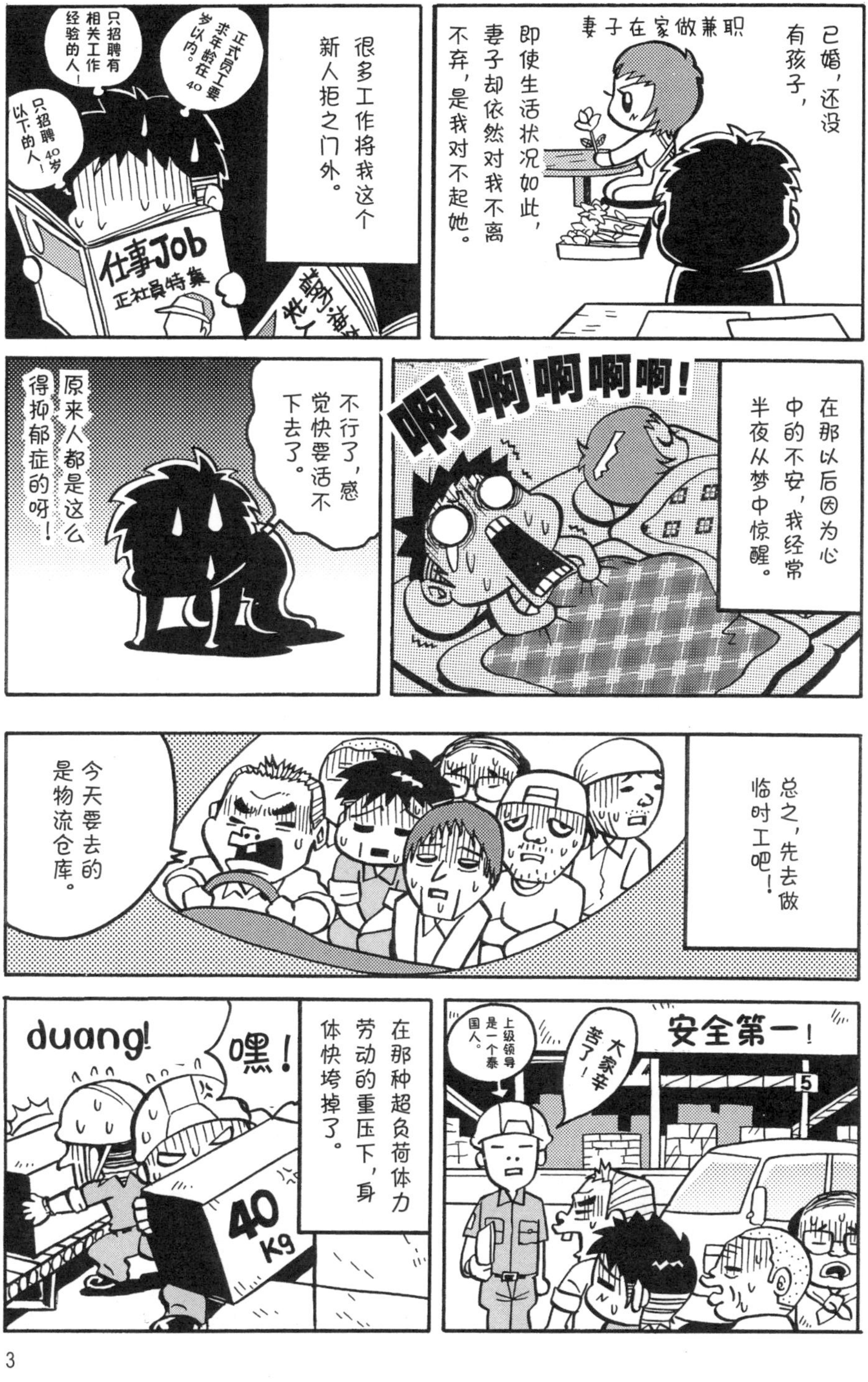
已婚，还没有孩子，
妻子在家做兼职
即使生活状况如此，妻子却依然对我不离不弃，是我对不起她。
很多工作将我这个新人拒之门外。
正式员工要求年龄在40岁以内。
只招聘有相关工作经验的人！
只招聘40岁以下的人！
仕事Job
正社员特集
在那以后因为心中的不安，我经常半夜从梦中惊醒。
啊啊啊啊啊！
不行了，感觉快要活不下去了。
原来人都是这么得抑郁症的呀！
总之，先去做临时工吧！
今天要去的是物流仓库。
安全第一！
5
大家辛苦了！
上级领导是一个泰国人。
在那种超负荷体力劳动的重压下，身体快垮掉了。
嘿！
duang!
40 Kg

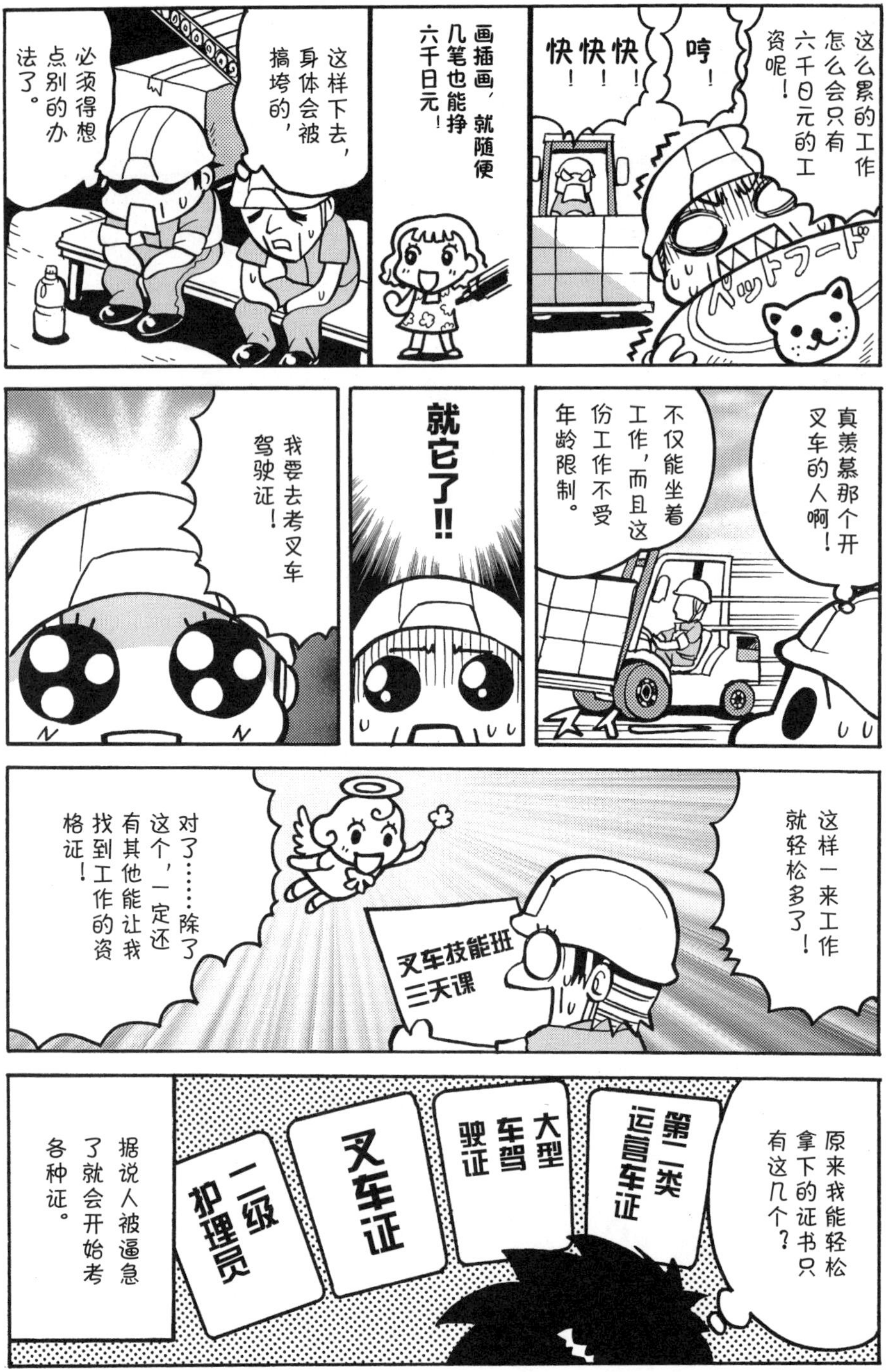
这么累的工作怎么会只有六千日元的工资呢！
哼！
快快快！
画插画，就随便几笔也能挣六千日元！
这样下去，身体会被搞垮的，
必须得想点别的办法了。
真羡慕那个开叉车的人啊！
不仅能坐着工作，而且这份工作不受年龄限制。
就它了!!
我要去考叉车驾驶证！
这样一来工作就轻松多了！
叉车技能班
三天课
对了……除了这个，一定还有其他能让我找到工作的资格证！
原来我能轻松拿下的证书只有这几个？
第二类运营车证
大型车驾驶证
叉车证
二级护理员
据说人被逼急了就会开始考各种证。

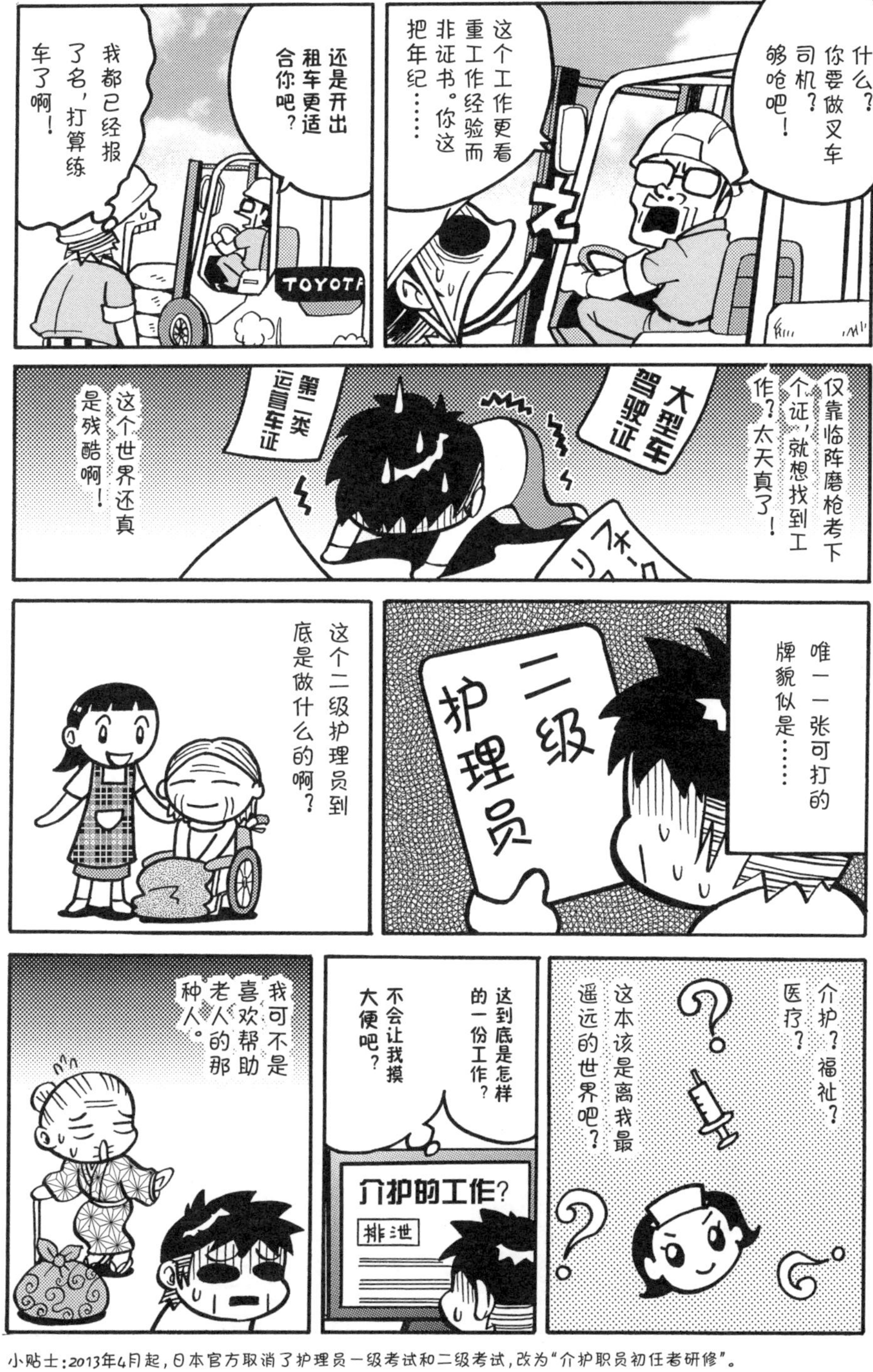
什么？你要做叉车司机？够呛吧！
这个工作更看重工作经验而非证书。你这把年纪……
TOYOTA
还是开出租车更适合你吧？
我都已经报了名，打算练车了啊！
仅靠临阵磨枪考下个证，就想找到工作？太天真了！
大型车驾驶证
第二类运营车证
这个世界还真是残酷啊！
唯一一张可打的牌貌似是……
二级护理员
这个二级护理员到底是做什么的啊？
介护？福祉？医疗？
这本该是离我最遥远的世界吧？
这到底是怎样的一份工作？
不会让我摸大便吧？
介护的工作？
排泄
我可不是喜欢帮助老人的那种人。

小贴士：2013年4月起，日本官方取消了护理员一级考试和二级考试，改为“介护职员初任者研修”。

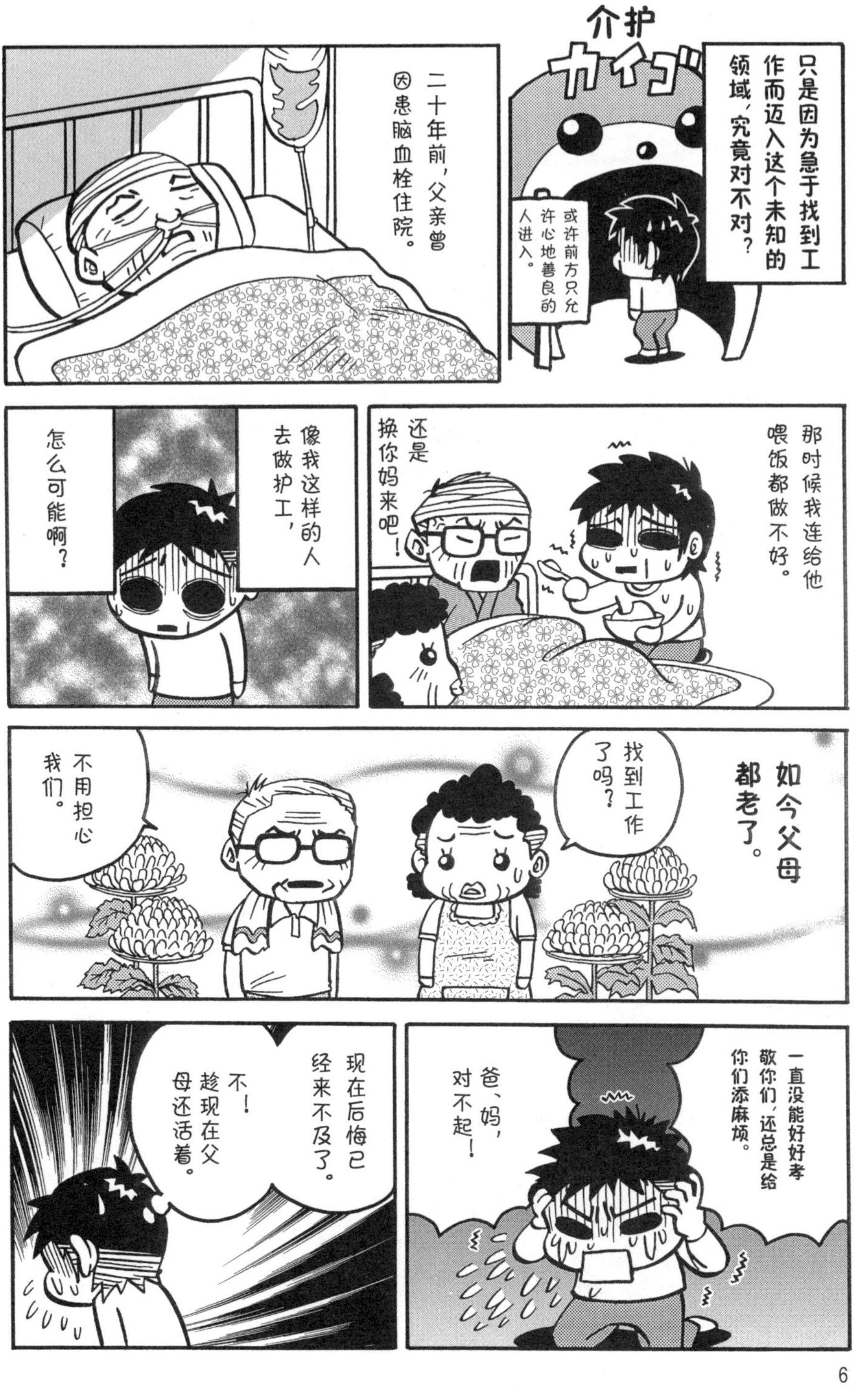
介护
カイゴ
只是因为急于找到工作而迈入这个未知的领域，究竟对不对？
或许前方只允许心地善良的人进入。
二十年前，父亲曾因患脑血栓住院。
那时候我连给他喂饭都做不好。
还是换你妈来吧！
像我这样的人去做护工，
怎么可能啊？
如今父母都老了。
找到工作了吗？
不用担心我们。
一直没能好好孝敬你们，还总是给你们添麻烦。
爸、妈，对不起！
现在后悔已经来不及了。
不！趁现在父母还活着。

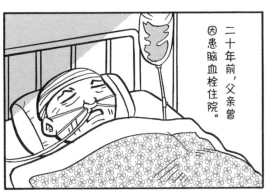

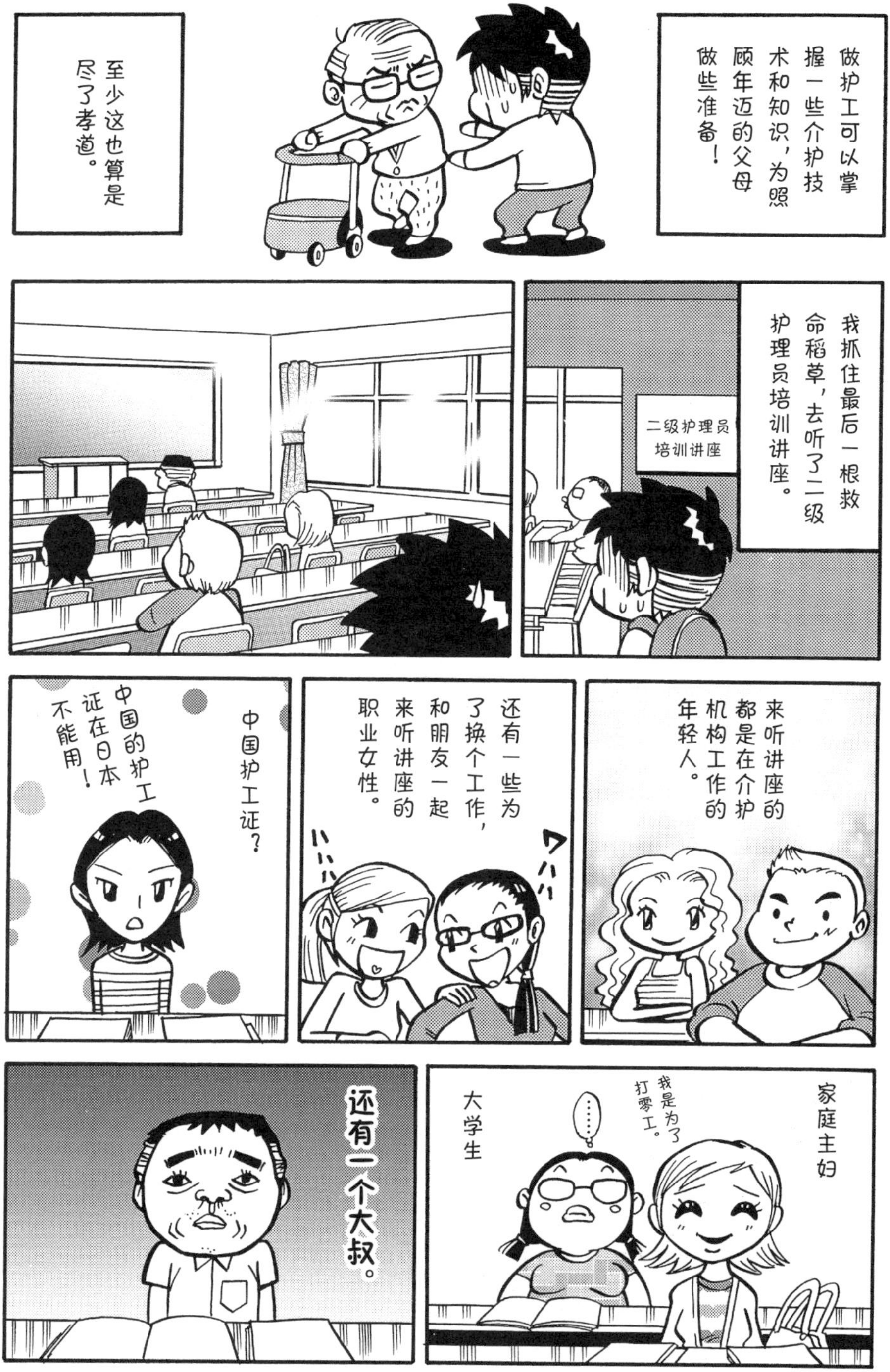
做护工可以掌握一些介护技术和知识，为照顾年迈的父母做些准备！
至少这也算是尽了孝道。
我抓住最后一根救命稻草，去听了二级护理员培训讲座。
二级护理员培训讲座
来听讲座的都是在介护机构工作的年轻人。
还有一些为了换个工作，和朋友一起来听讲座的职业女性。
ワハハ
ハハハ
中国护工证？
中国的护工证在日本不能用！
家庭主妇
我是为了打零工。
……
大学生
还有一个大叔。

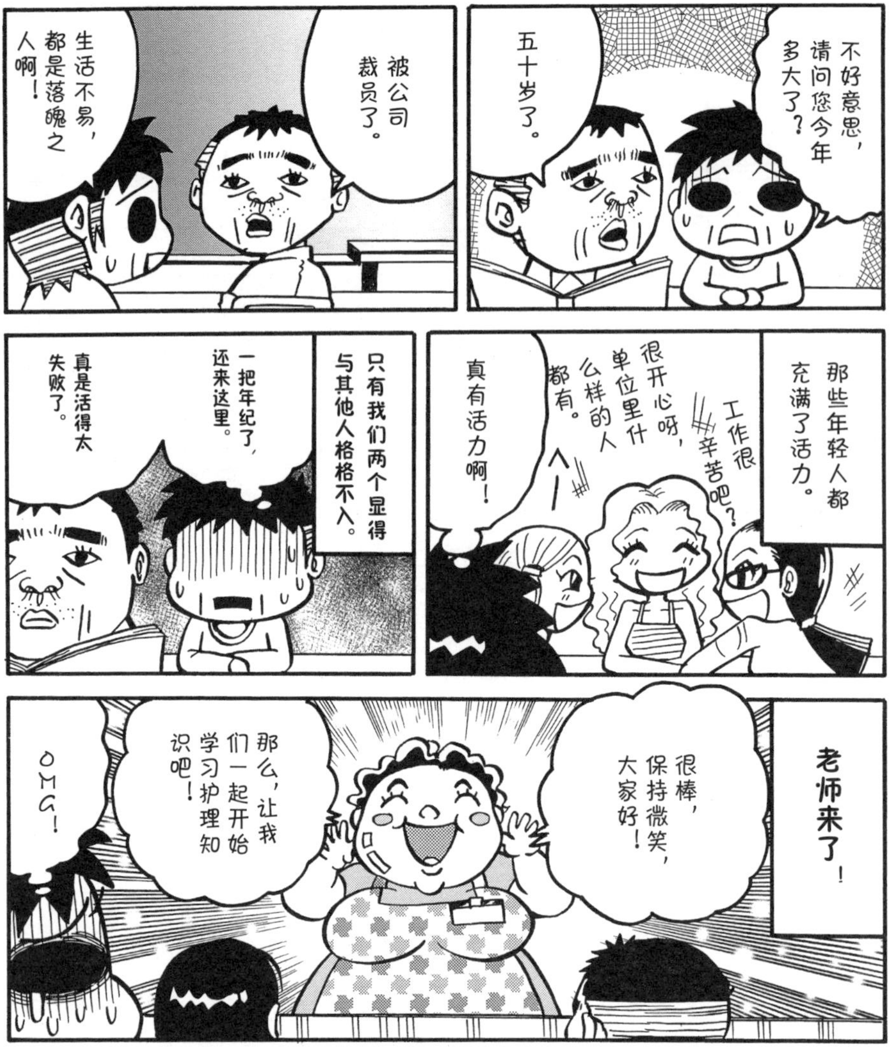
不好意思，请问您今年多大了？
五十岁了。
被公司裁员了。
生活不易，都是落魄之人啊！
那些年轻人都充满了活力。
工作很辛苦吧？
很开心呀，单位里什么样的人都有。
真有活力啊！
只有我们两个显得与其他人格格不入。
一把年纪了，还来这里。
真是活得太失败了。
老师来了！
大家好！保持微笑，很棒，
那么，让我们一起开始学习护理知识吧！
OMG！

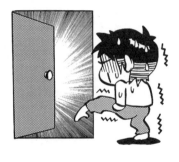

在不安与绝望中，

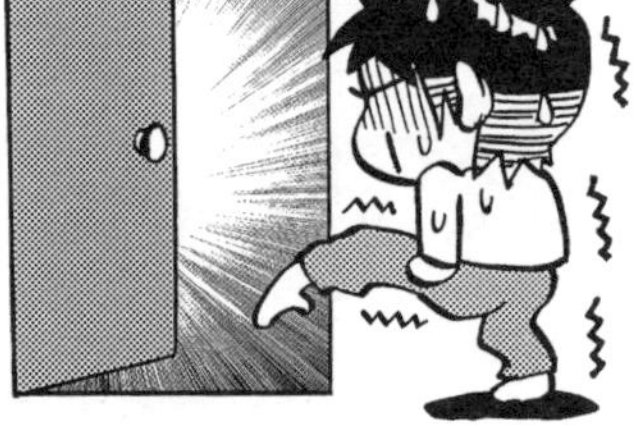

迈进了护理老人的世界。

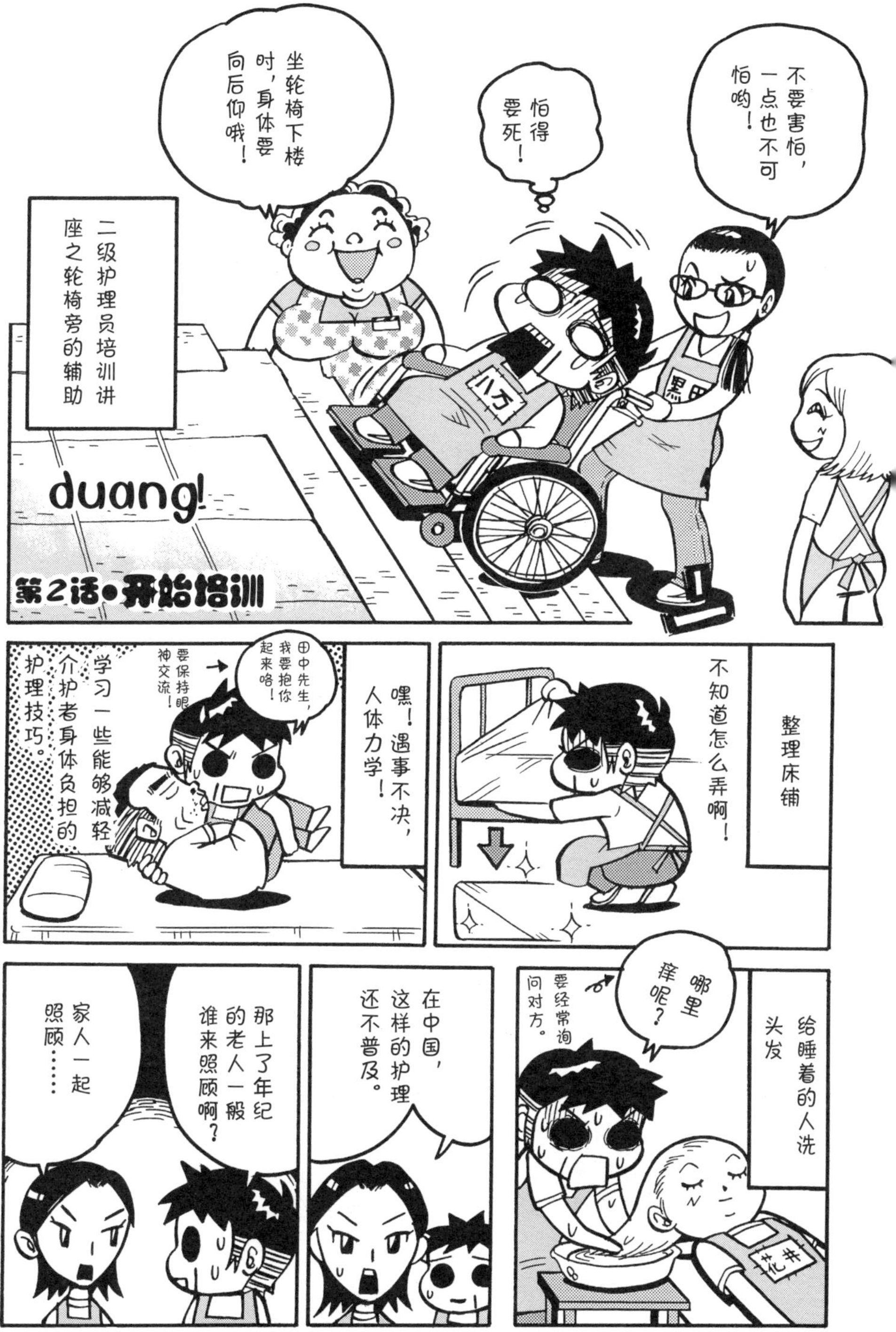
二级护理员培训讲座之轮椅旁的辅助
坐轮椅下楼时，身体要向后仰哦！
怕得要死！
不要害怕，一点也不可怕哟！
duang!
第2话•开始培训
整理床铺
不知道怎么弄啊！
嘿！遇事不决，人体力学！
田中先生，我要抱你起来咯！
要保持眼神交流！
学习一些能够减轻介护者身体负担的护理技巧。
给睡着的人洗头发
哪里痒呢？
要经常询问对方。
在中国，这样的护理还不普及。
那上了年纪的老人一般谁来照顾啊？
家人一起照顾……

小贴士：日本养老行业中，腰疼这一项占护工离职原因的1/3，所以掌握如何发力非常重要。

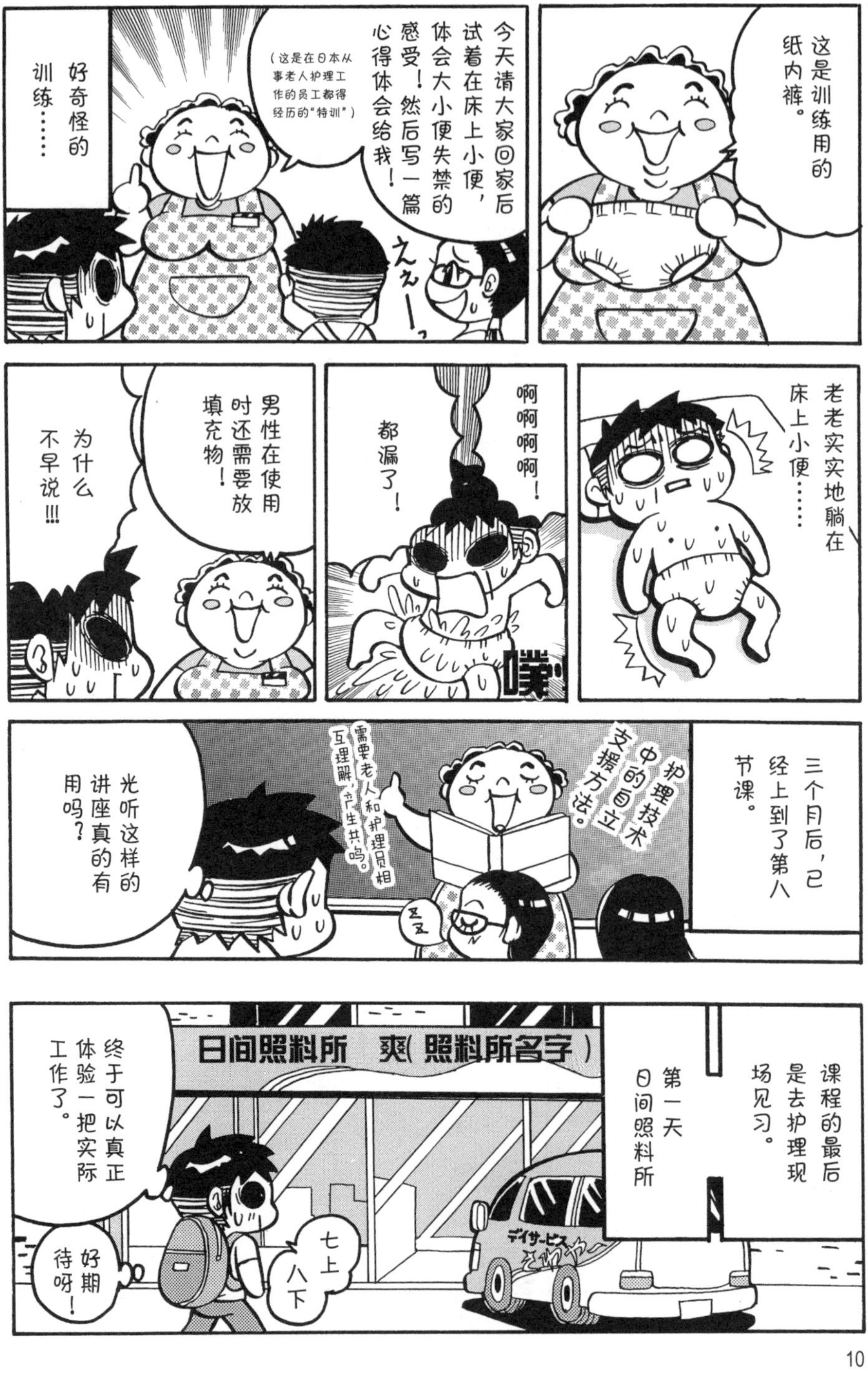
这是训练用的纸内裤。
今天请大家回家后试着在床上小便，体会大小便失禁的感受！然后写一篇心得体会给我！
（这是在日本从事老人护理工作的员工都得经历的“特训”）
ええー！？
好奇怪的训练……
老老实实地躺在床上小便……
啊啊啊啊！
都漏了！
噗!
男性在使用时还需要放填充物！
为什么不早说!!!
三个月后，已经上到了第八节课。
护理技术中的自立支援方法。
需要老人和护理员相互理解，产生共鸣。
光听这样的讲座真的有用吗？
课程的最后是去护理现场见习。
第一天 日间照料所
日间照料所　爽（照料所名字）
终于可以真正体验一把实际工作了。
七上八下
好期待呀！

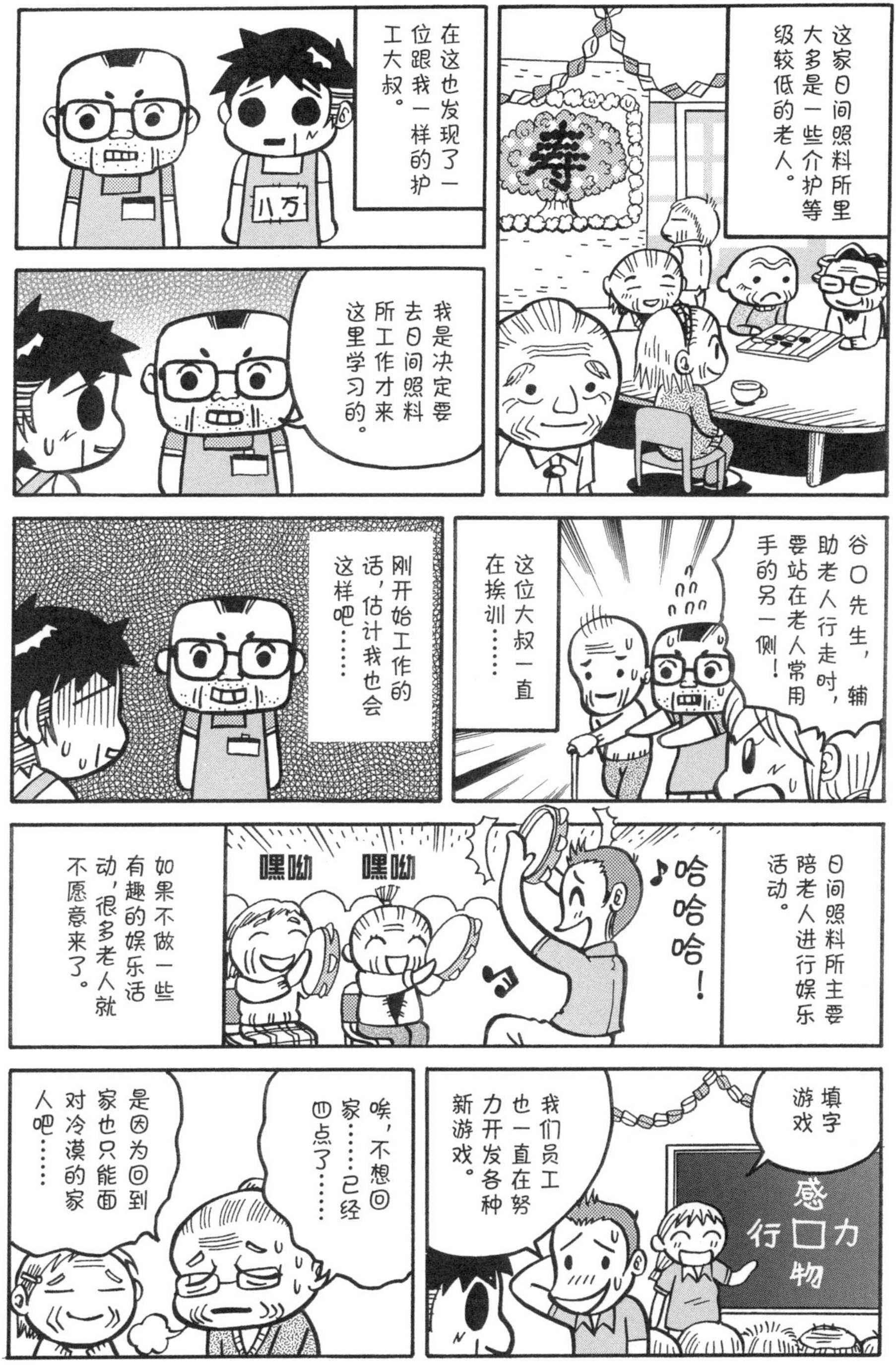

这家日间照料所里大多是一些介护等级较低的老人。
寿
在这也发现了一位跟我一样的护工大叔。
八万
我是决定要去日间照料所工作才来这里学习的。
谷口先生，辅助老人行走时，要站在老人常用手的另一侧！
这位大叔一直在挨训……
刚开始工作的话，估计我也会这样吧……
日间照料所主要陪老人进行娱乐活动。
哈哈哈！
嘿呦
嘿呦
如果不做一些有趣的娱乐活动，很多老人就不愿意来了。
填字游戏
我们员工也一直在努力开发各种新游戏。
感
行口力
物
唉，不想回家……已经四点了……
是因为回到家也只能面对冷漠的家人吧……

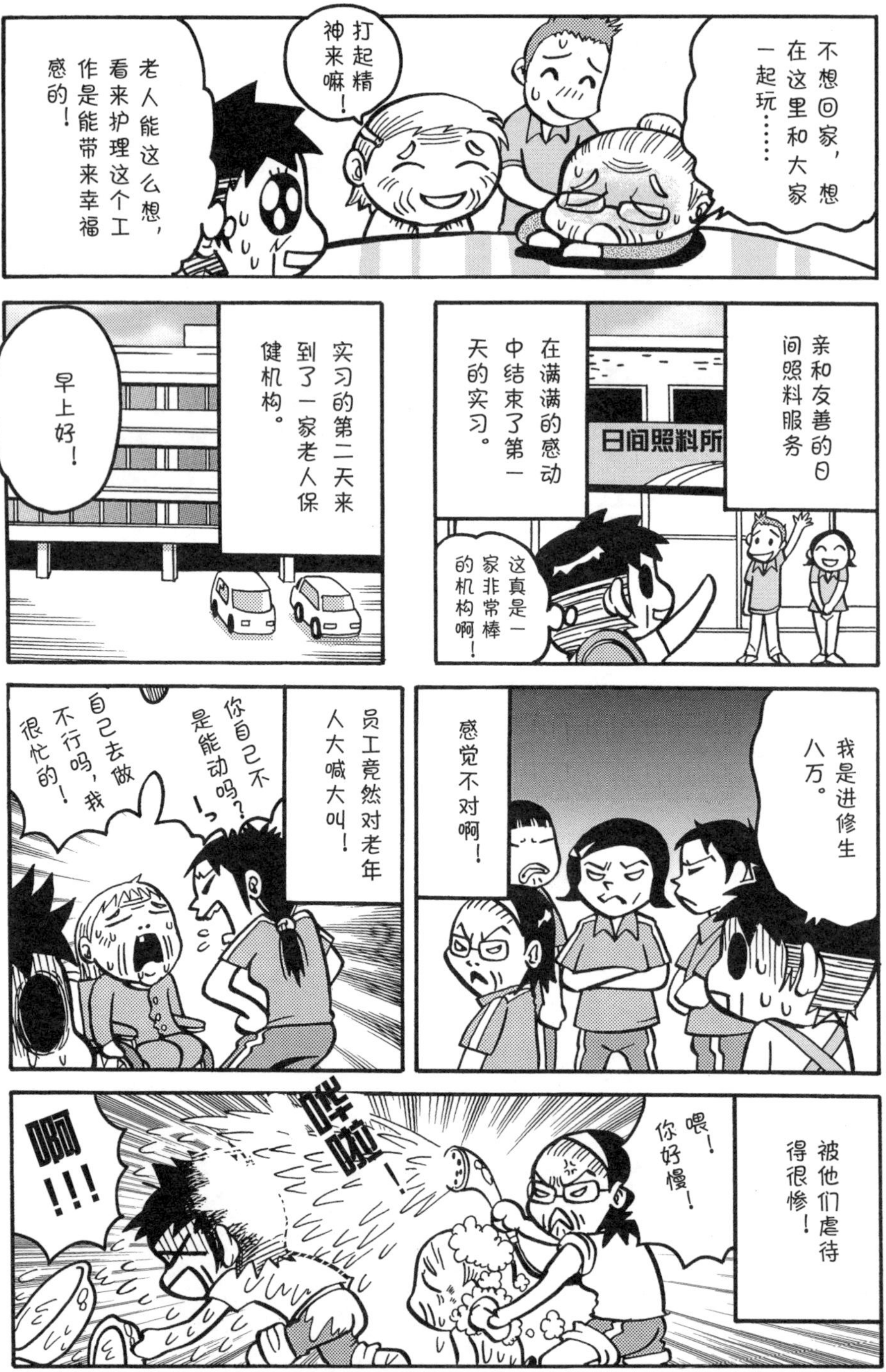
不想回家，想在这里和大家一起玩……
打起精神来嘛！
老人能这么想，看来护理这个工作是能带来幸福感的！
亲和友善的日间照料服务
日间照料所
在满满的感动中结束了第一天的实习。
这真是一家非常棒的机构啊！
实习的第二天来到了一家老人保健机构。
早上好！
我是进修生八万。
感觉不对啊！
员工竟然对老年人大喊大叫！
你自己不是能动吗？！
自己去做不行吗，我很忙的！
被他们虐待得很惨！
喂！你好慢！
哗啦！
啊!!!

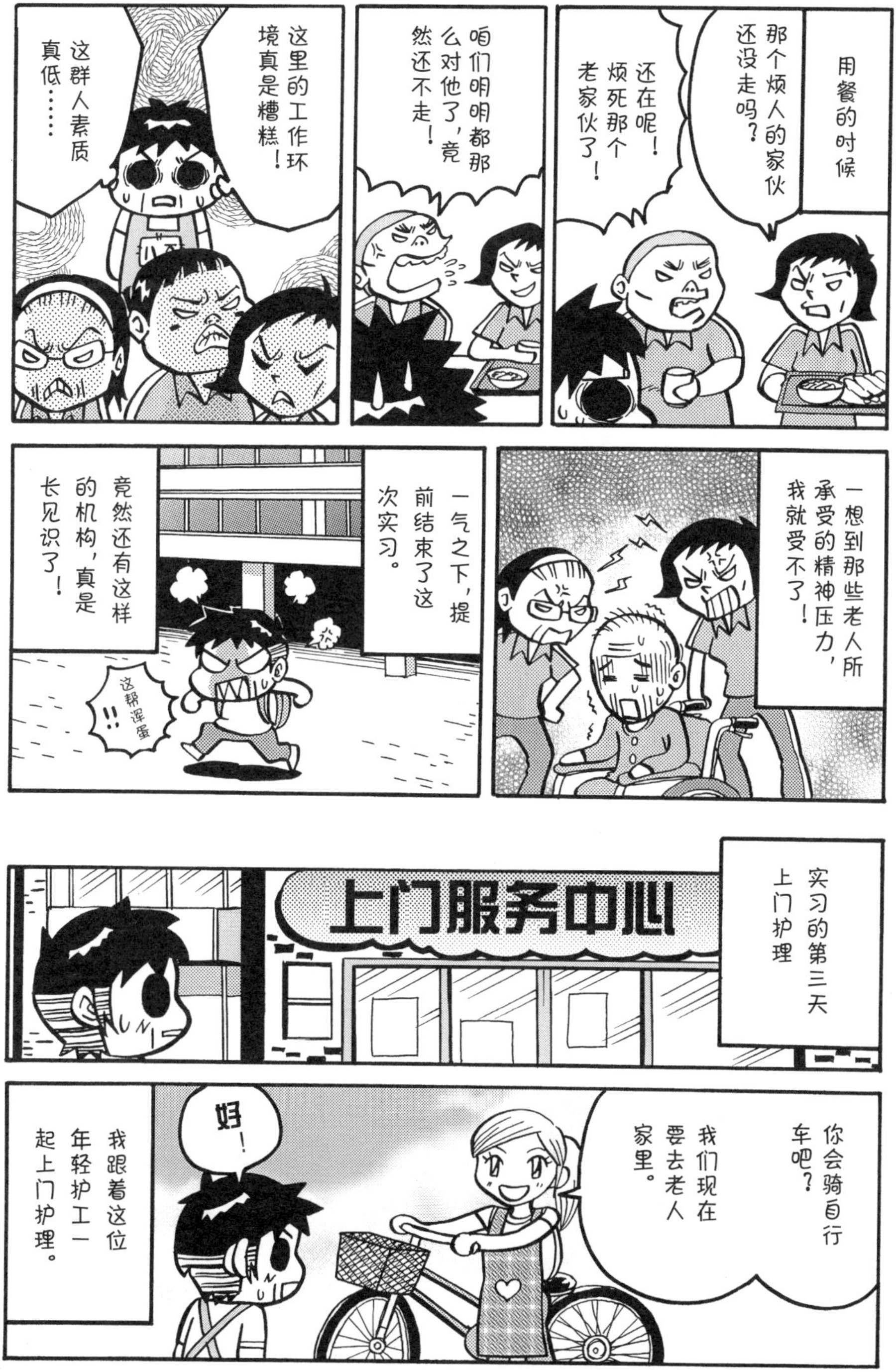

用餐的时候
那个烦人的家伙还没走吗？
还在呢！烦死那个老家伙了！
咱们明明都那么对他了，竟然还不走！
这里的工作环境真是糟糕！
这群人素质真低……
一想到那些老人所承受的精神压力，我就受不了！
一气之下，提前结束了这次实习。
竟然还有这样的机构，真是长见识了！
这帮浑蛋!!
实习的第三天 上门护理
上门服务中心
你会骑自行车吧？
我们现在要去老人家里。
好！
我跟着这位年轻护工一起上门护理。

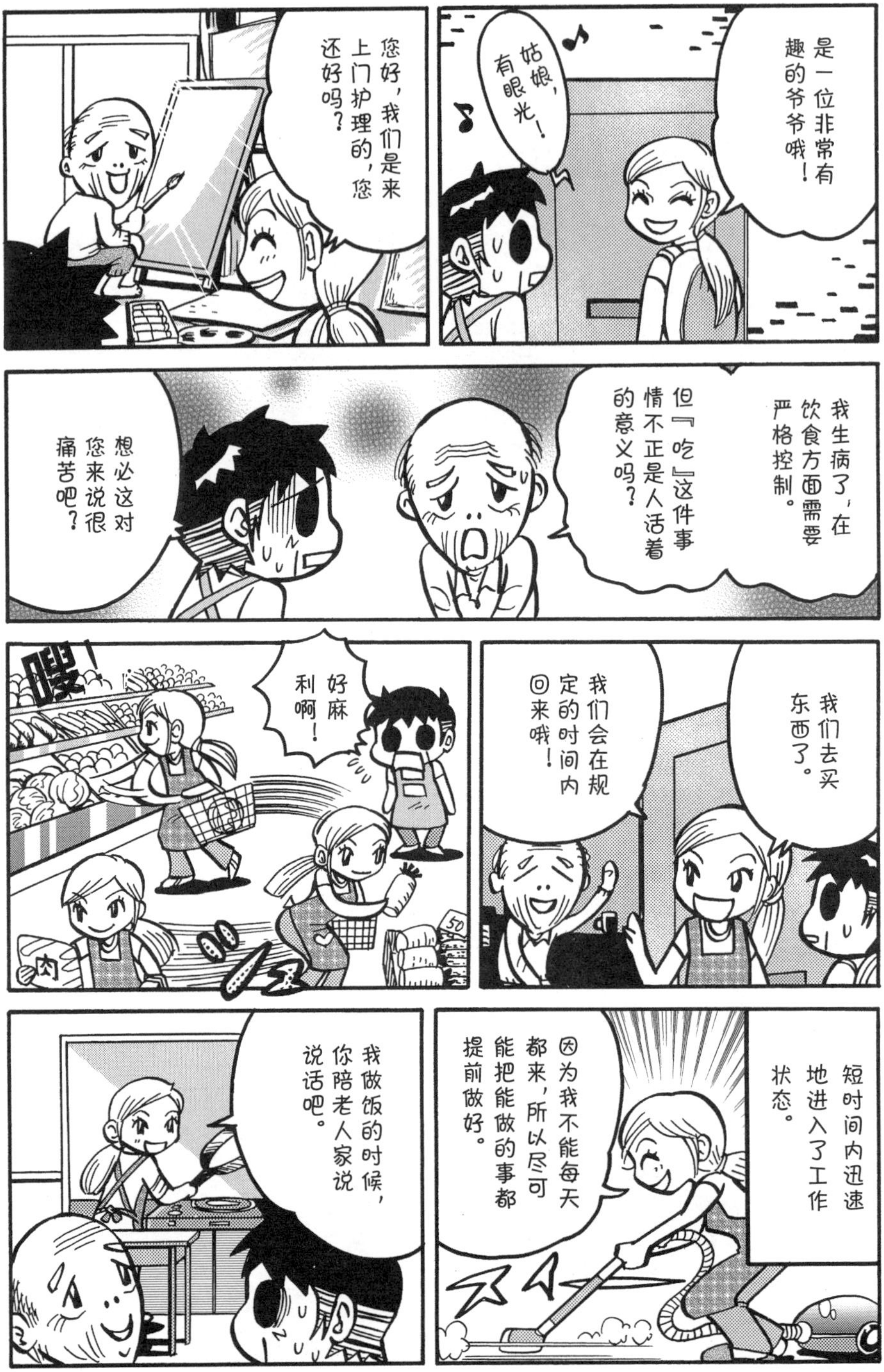

是一位非常有趣的爷爷哦！
姑娘，有眼光！
您好，我们是来上门护理的，您还好吗？
我生病了，在饮食方面需要严格控制。但『吃』这件事情不正是人活着的意义吗？
想必这对您来说很痛苦吧？
我们去买东西了。
我们会在规定的时间内回来哦！
嘿！
好麻利啊！
肉
50
短时间内迅速地进入了工作状态。
因为我不能每天都来，所以尽可能把能做的事都提前做好。
我做饭的时候，你陪老人家说说话吧。

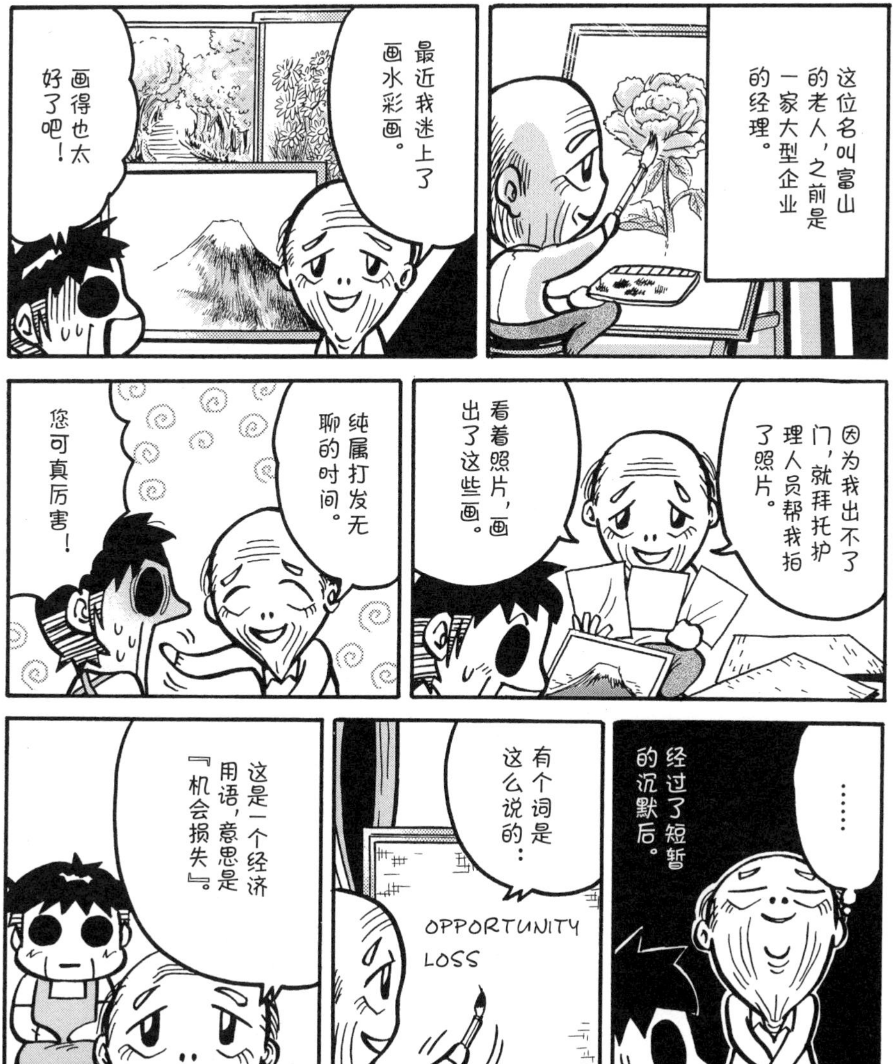
这位名叫富山的老人，之前是一家大型企业的经理。
最近我迷上了画水彩画。
画得也太好了吧！
因为我出不了门，就拜托护理人员帮我拍了照片。
看着照片，画出了这些画。
纯属打发无聊的时间。
您可真厉害！
……
经过了短暂的沉默后。
有个词是这么说的……
OPPORTUNITY LOSS
这是一个经济用语，意思是『机会损失』。
目前我应该做什么？
现在所做的这些是否能真正地给我带来些好处呢？
现在，就在这个时间内的损失有多大呢？

小贴士：机会损失指现行方案所获得的收益小于已放弃方案可能获得的潜在收益而形成的损失。

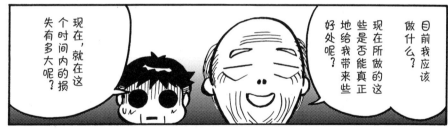

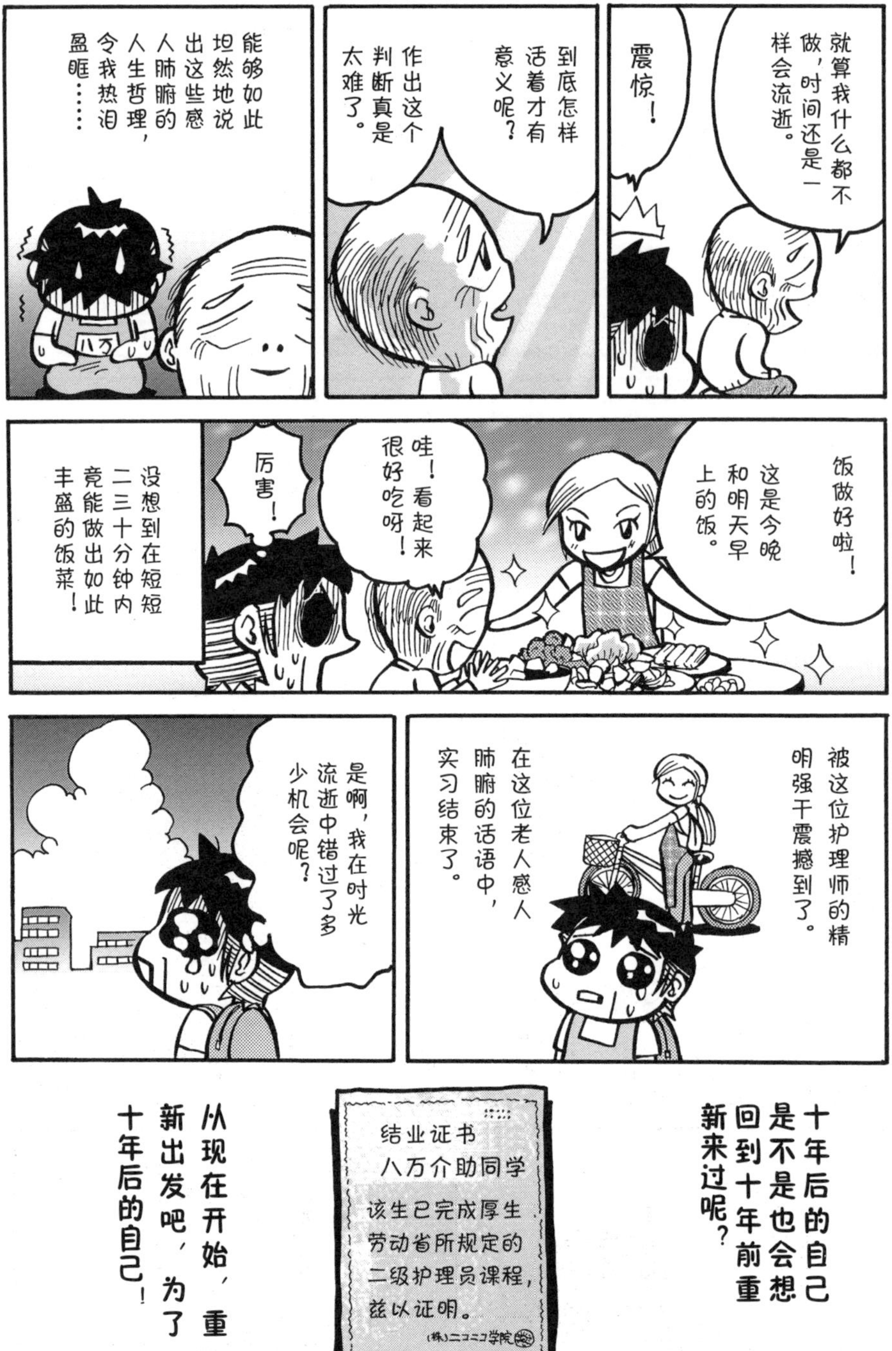
就算我什么都不做，时间还是一样会流逝。
震惊！
到底怎样活着才有意义呢？
作出这个判断真是太难了。
能够如此坦然地说出这些感人肺腑的人生哲理，令我热泪盈眶……
八万
饭做好啦！
这是今晚和明天早上的饭。
哇！看起来很好吃呀！
厉害！
没想到在短短二三十分钟内竟能做出如此丰盛的饭菜！
被这位护理师的精明强干震撼到了。
在这位老人感人肺腑的话语中，实习结束了。
是啊，我在时光流逝中错过了多少机会呢？
十年后的自己是不是也会想回到十年前重新来过呢？
结业证书
八万介助同学
该生已完成厚生劳动省所规定的二级护理员课程，兹以证明。
(株)ニコニコ学院
从现在开始，重新出发吧，为了十年后的自己！

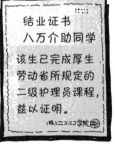

介护工作…基础知识 ①

从事介护工作之前应该做些什么呢？

在日本，想从事介护工作，首先需要上一个介护职员初任者研修班，包括四十小时的网络课程和九十小时的实操培训，要完成全部课程至少也需要四个月的时间。

如果去专业学校学习的话，可以在更短的时间内取得资格证，但费用相对于介护职员初任者研修班高一些，大概需要十五万日元。在日本学习其他职业的课程，需要更高的学费以及一至二年的时间，这样看来，上介护职员初任者研修班是一个可以在较短时间、以较低的预算进入这个行业的方式。

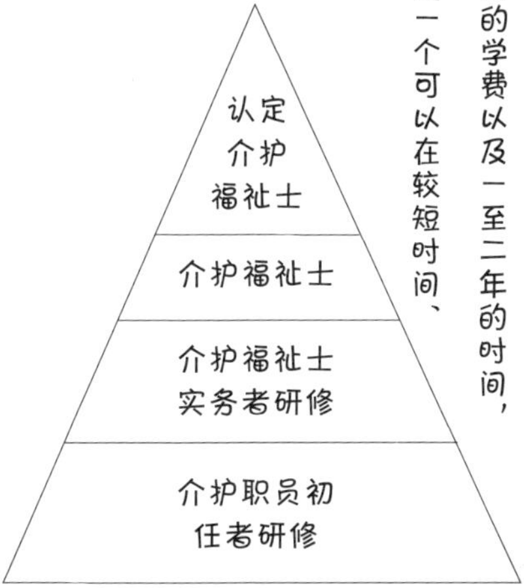
认定介护福祉士
介护福祉士
介护福祉士实务者研修
介护职员初任者研修

日本介护职业资格金字塔

扫码查看我国养老护理基础知识

小贴士：介护工作基础知识①至⑦，采用了日本习惯的说法——“介护”一词。

预计到二〇二八年，日本老年人数量将会持续增加，
因此介护是一个十分具有前景的行业。目前介护人员缺乏，
很多业界人士指出正是由于招不到介护人员，
很多机构没办法正常开设。因此，
上完介护职员初任者研修班，
找到工作的概率是非常高的。这一行业没有年龄、
性别和家庭状况的限制。简单来说，只要你想来，
介护是一个随时为你敞开大门的职业。

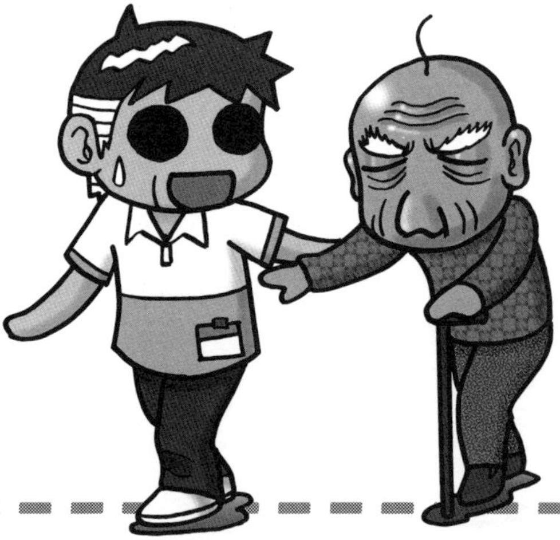

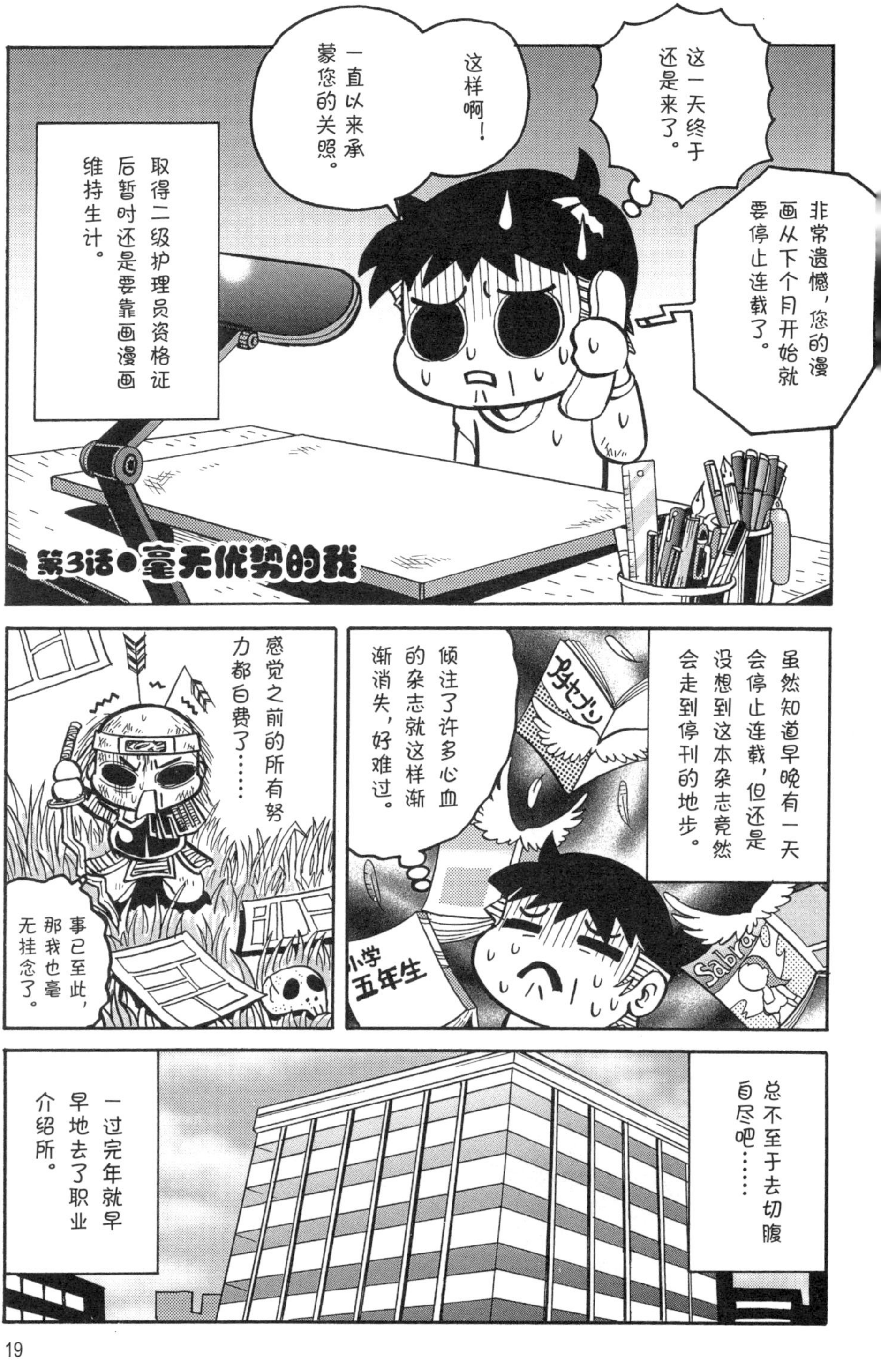
第3话●毫无优势的我
非常遗憾，您的漫画从下个月开始就要停止连载了。
这一天终于还是来了。
这样啊！
一直以来承蒙您的关照。
取得二级护理员资格证后暂时还是要靠画漫画维持生计。
虽然知道早晚有一天会停止连载，但还是没想到这本杂志竟然会走到停刊的地步。
倾注了许多心血的杂志就这样渐渐消失，好难过。
小学五年生
Sabra
感觉之前的所有努力都白费了……
事已至此，那我也毫无挂念了。
总不至于去切腹自尽吧……
一过完年就早早地去了职业介绍所。

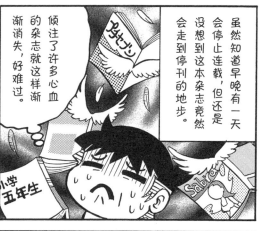

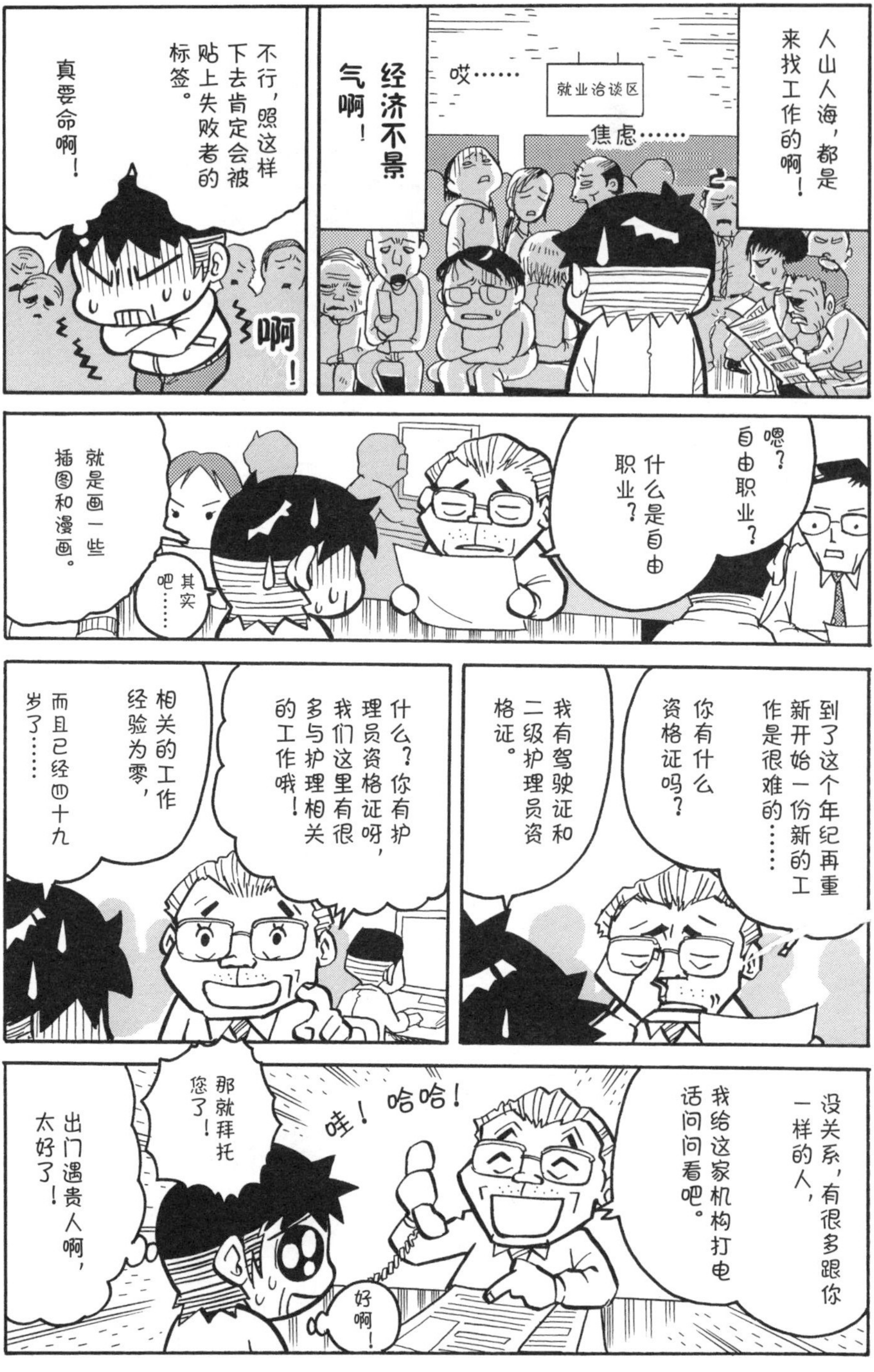
人山人海，都是来找工作的啊！
就业洽谈区
焦虑……
哎……
经济不景气啊！
不行，照这样下去肯定会被贴上失败者的标签。
真要命啊！
啊！
嗯？自由职业？
什么是自由职业？
其实吧……
就是画一些插图和漫画。
到了这个年纪再重新开始一份新的工作是很难的……
你有什么资格证吗？
我有驾驶证和二级护理员资格证。
什么？你有护理员资格证呀，我们这里有很多与护理相关的工作哦！
相关的工作经验为零，
而且已经四十九岁了……
没关系，有很多跟你一样的人，
我给这家机构打电话问问看吧。
哇！哈哈！
好啊！
那就拜托您了！
出门遇贵人啊，太好了！

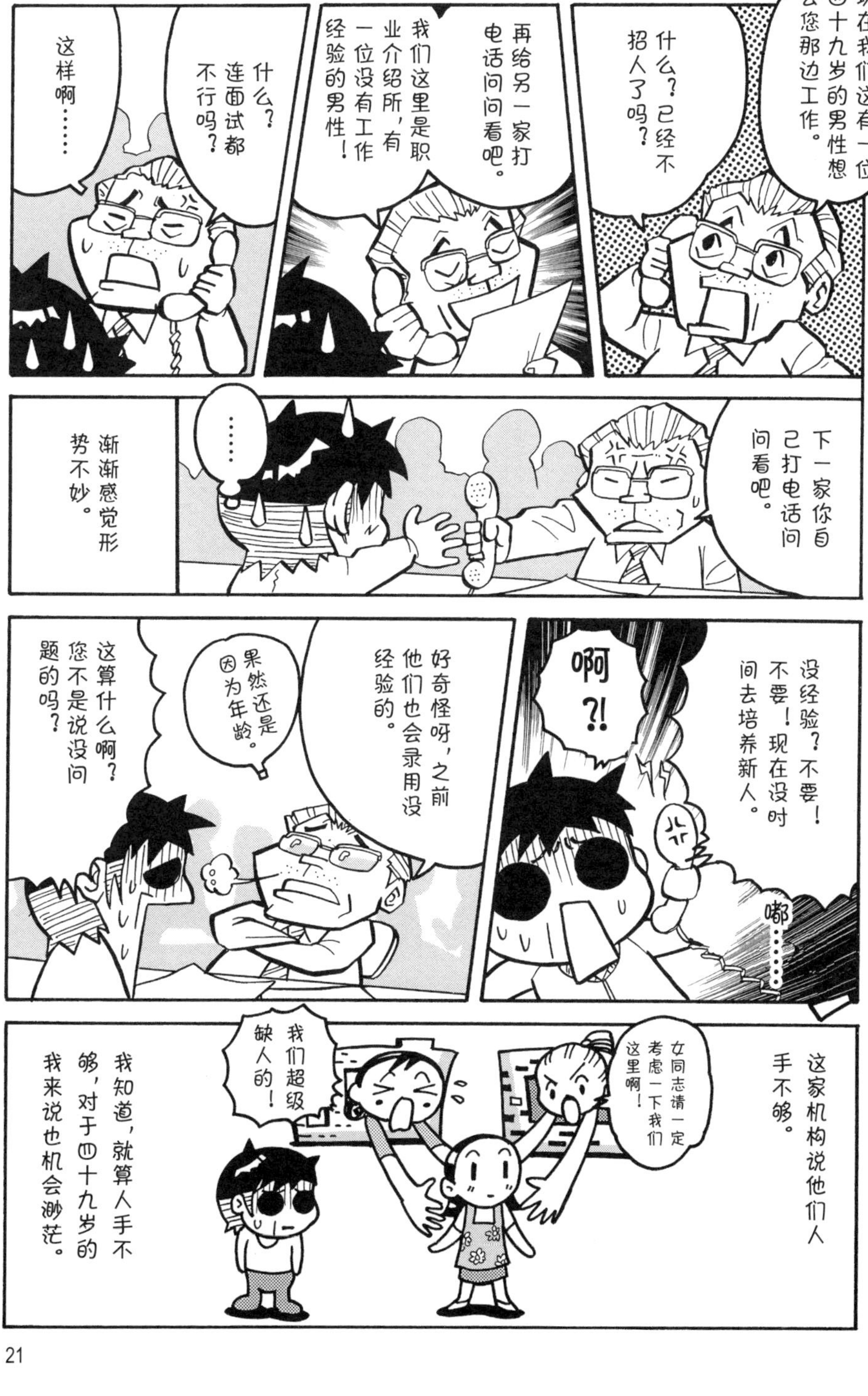
现在我们这有一位四十九岁的男性想去您那边工作。
什么？已经不招人了吗？
再给另一家打电话问问看吧。
我们这里是职业介绍所，有一位没有工作经验的男性！
什么？连面试都不行吗？
这样啊……
下一家你自己打电话问问看吧。
……
渐渐感觉形势不妙。
没经验？不要！不要！现在没时间去培养新人。
啊?!
嘟……
好奇怪呀，之前他们也会录用没经验的。
果然还是因为年龄。
这算什么啊？您不是说没问题的吗？
这家机构说他们人手不够。
女同志请一定考虑一下我们这里啊！
我们超级缺人的！
我知道，就算人手不够，对于四十九岁的我来说也机会渺茫。

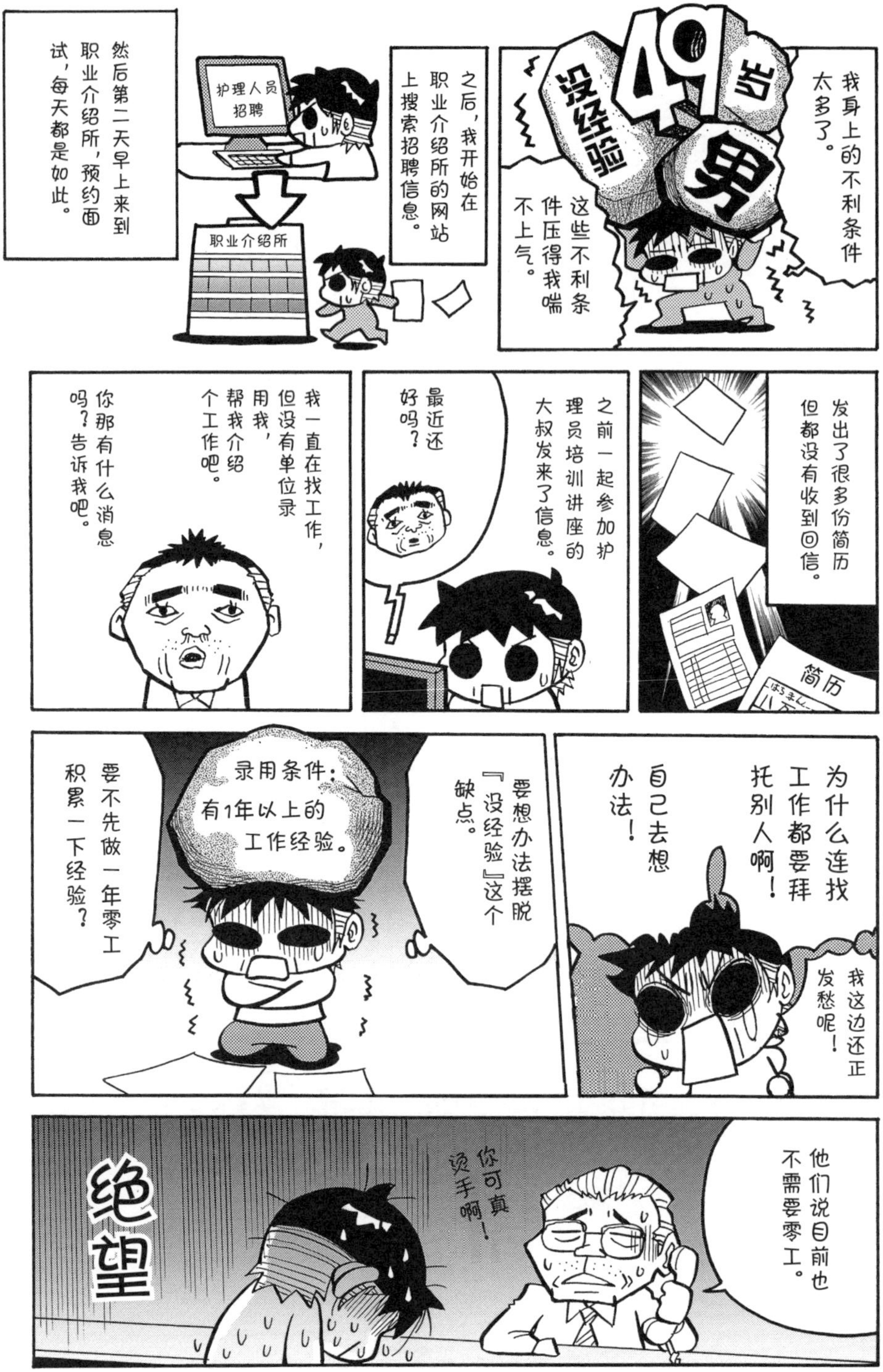

我身上的不利条件太多了。
49岁
没经验
男
这些不利条件压得我喘不上气。
之后，我开始在职业介绍所的网站上搜索招聘信息。
护理人员招聘
职业介绍所
然后第二天早上来到职业介绍所，预约面试，每天都是如此。
发出了很多份简历但都没有收到回信。
简历
之前一起参加护理员培训讲座的大叔发来了信息。
最近还好吗？
我一直在找工作，但没有单位录用我，帮我介绍个工作吧。
你那有什么消息吗？告诉我吧。
为什么连找工作都要拜托别人啊！
自己去想办法！
我这边还正发愁呢！
要想办法摆脱『没经验』这个缺点。
录用条件：有1年以上的工作经验。
要不先做一年零工积累一下经验？
他们说目前也不需要零工。
你可真烫手啊！
绝望

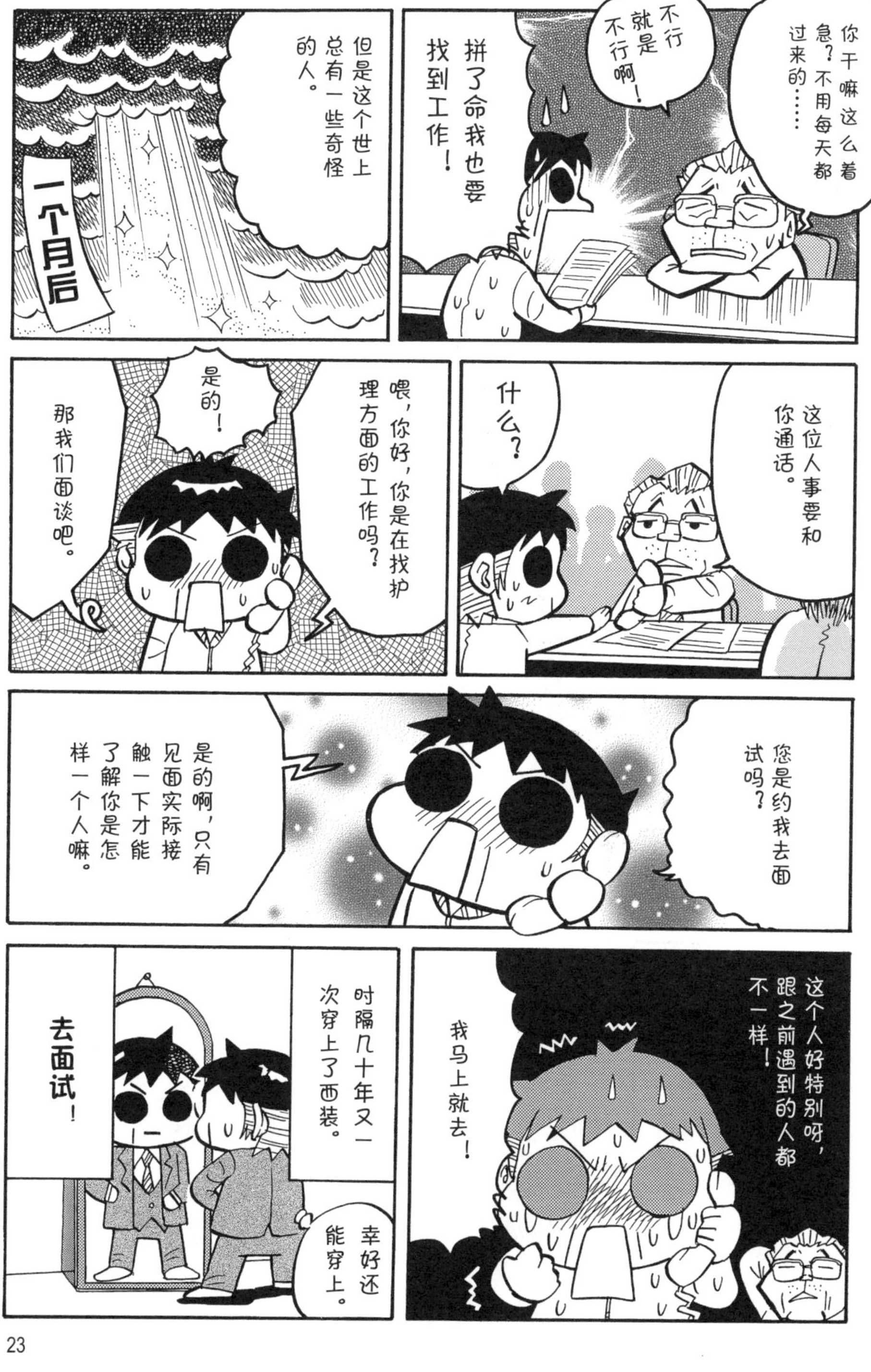
你干嘛这么着急？不用每天都过来的……
不行就是不行啊！
拼了命我也要找到工作！
但是这个世上总有一些奇怪的人。
一个月后
这位人事要和你通话。
什么？
喂，你好，你是在找护理方面的工作吗？
是的！
那我们面谈吧。
您是约我去面试吗？
是的啊，只有见面实际接触一下才能了解你是怎样一个人嘛。
这个人好特别呀，跟之前遇到的人都不一样！
我马上就去！
时隔几十年又一次穿上了西装。
幸好还能穿上。
去面试！

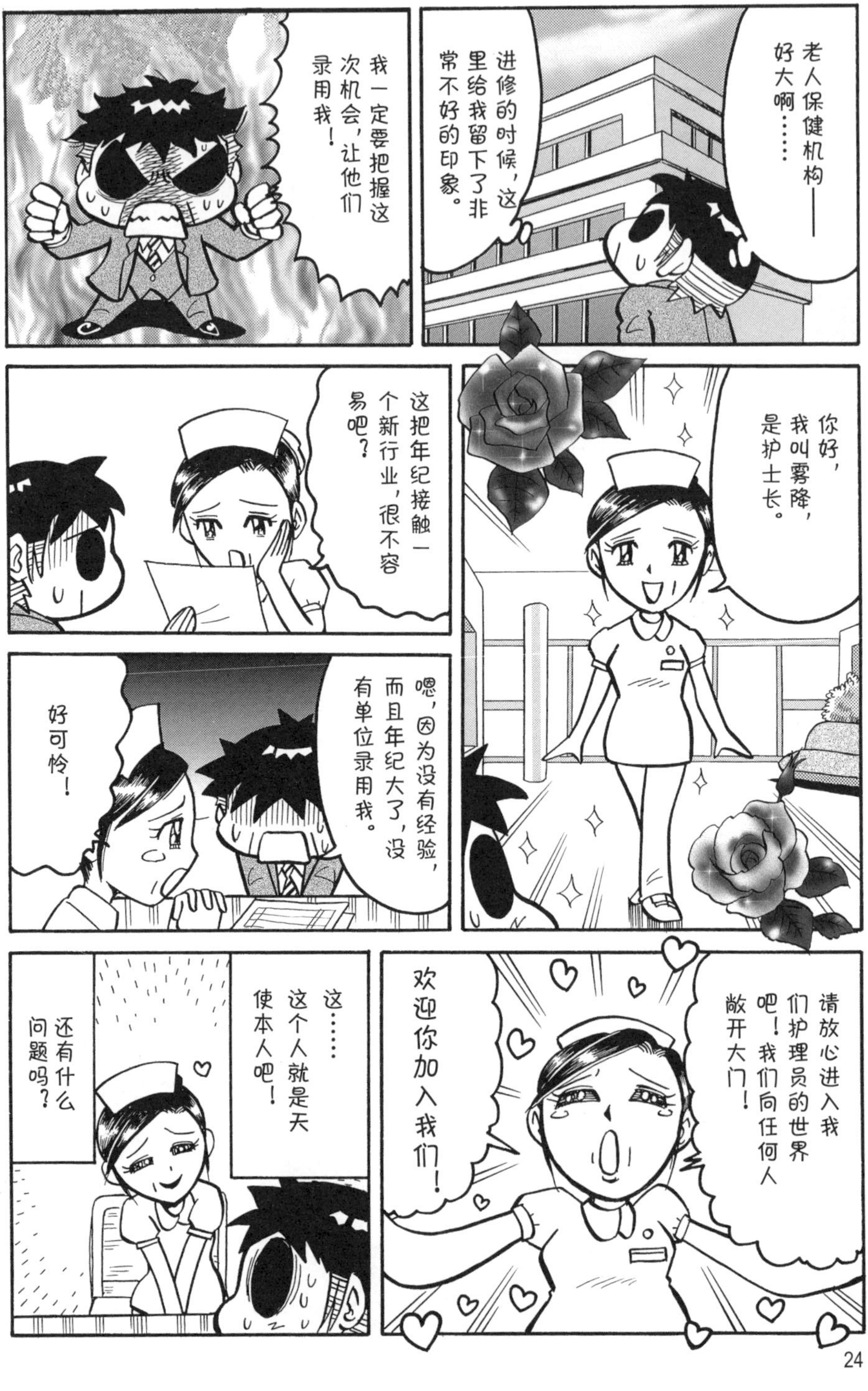
老人保健机构——好大啊……
进修的时候，这里给我留下了非常不好的印象。
我一定要把握这次机会，让他们录用我！
你好，我叫雾降，是护士长。
这把年纪接触一个新行业，很不容易吧？
嗯，因为没有经验，而且年纪大了，没有单位录用我。
好可怜！
请放心进入我们护理员的世界吧！我们向任何人敞开大门！
欢迎你加入我们！
这……这个人就是天使本人吧！
还有什么问题吗？

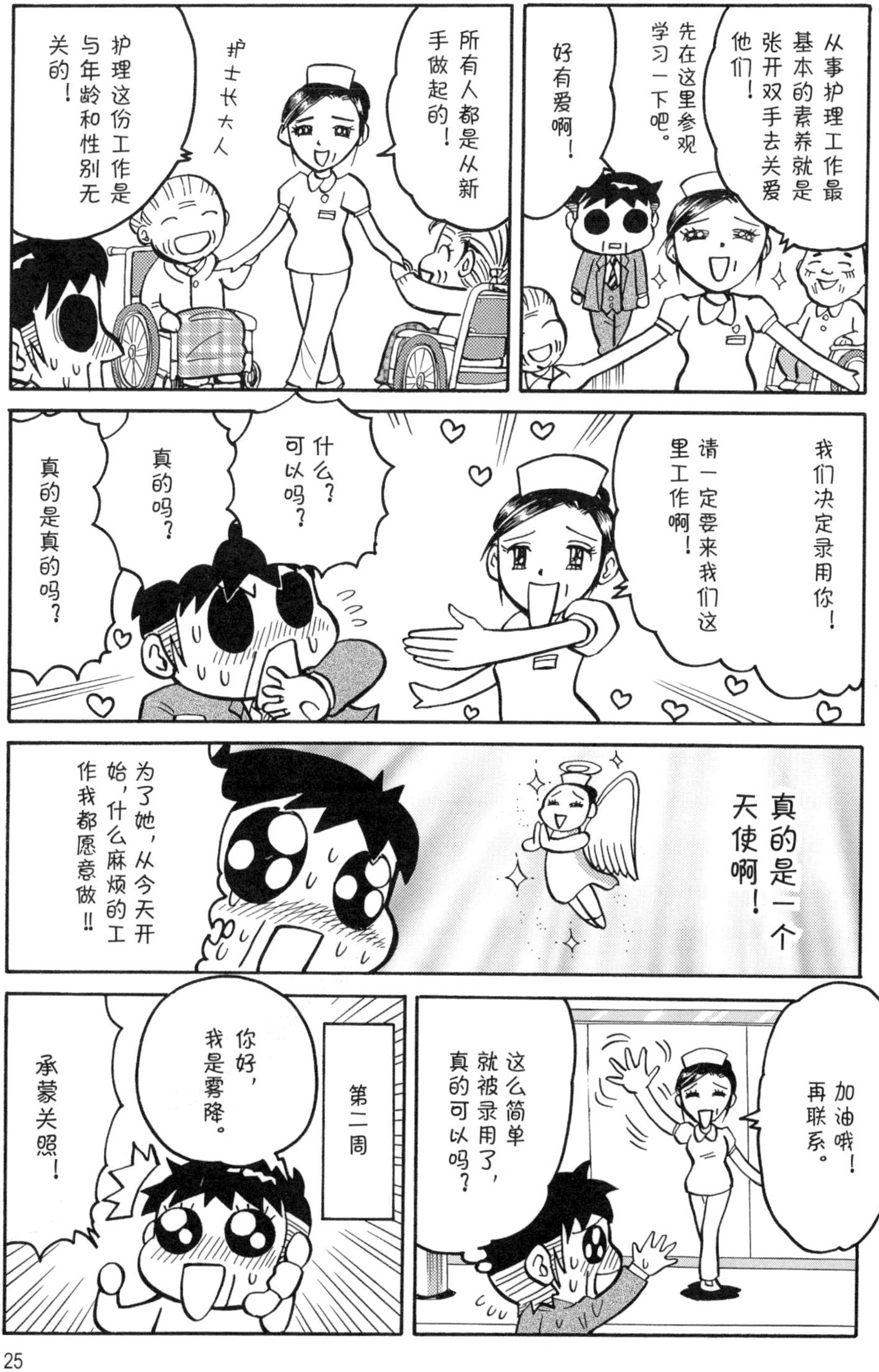

从事护理工作最基本的素养就是张开双手去关爱他们！
先在这里参观学习一下吧。
好有爱啊！
所有人都是从新手做起的！
护士长大人
护理这份工作是与年龄和性别无关的！
我们决定录用你！
请一定要来我们这里工作啊！
什么？可以吗？
真的吗？
真的是真的吗？
真的是一个天使啊！
为了她，从今天开始，什么麻烦的工作我都愿意做!!
加油哦！再联系。
这么简单就被录用了，真的可以吗？
第二周
你好，我是雾降。
承蒙关照！

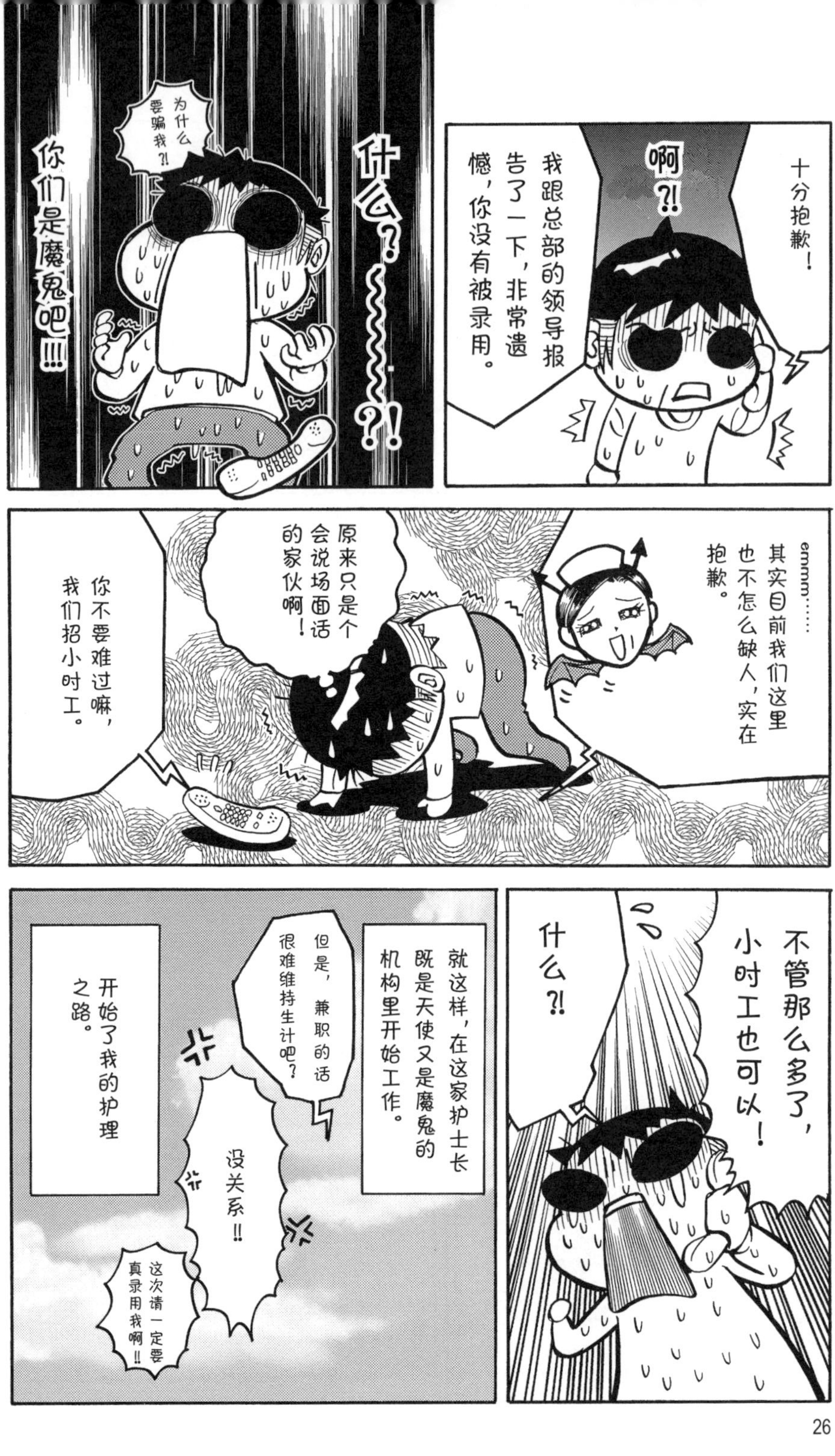
十分抱歉！
啊?!
我跟总部的领导报告了一下，非常遗憾，你没有被录用。
什么?~~~~?!
为什么要骗我?!
你们是魔鬼吧!!!
emmm……其实目前我们这里也不怎么缺人，实在抱歉。
原来只是个会说场面话的家伙啊！
你不要难过嘛，我们招小时工。
不管那么多了，小时工也可以！
什么?!
就这样，在这家护士长既是天使又是魔鬼的机构里开始工作。
但是，兼职的话很难维持生计吧？
没关系!!
这次请一定要真录用我啊!!
开始了我的护理之路。

第4话●毫无贡献的一天

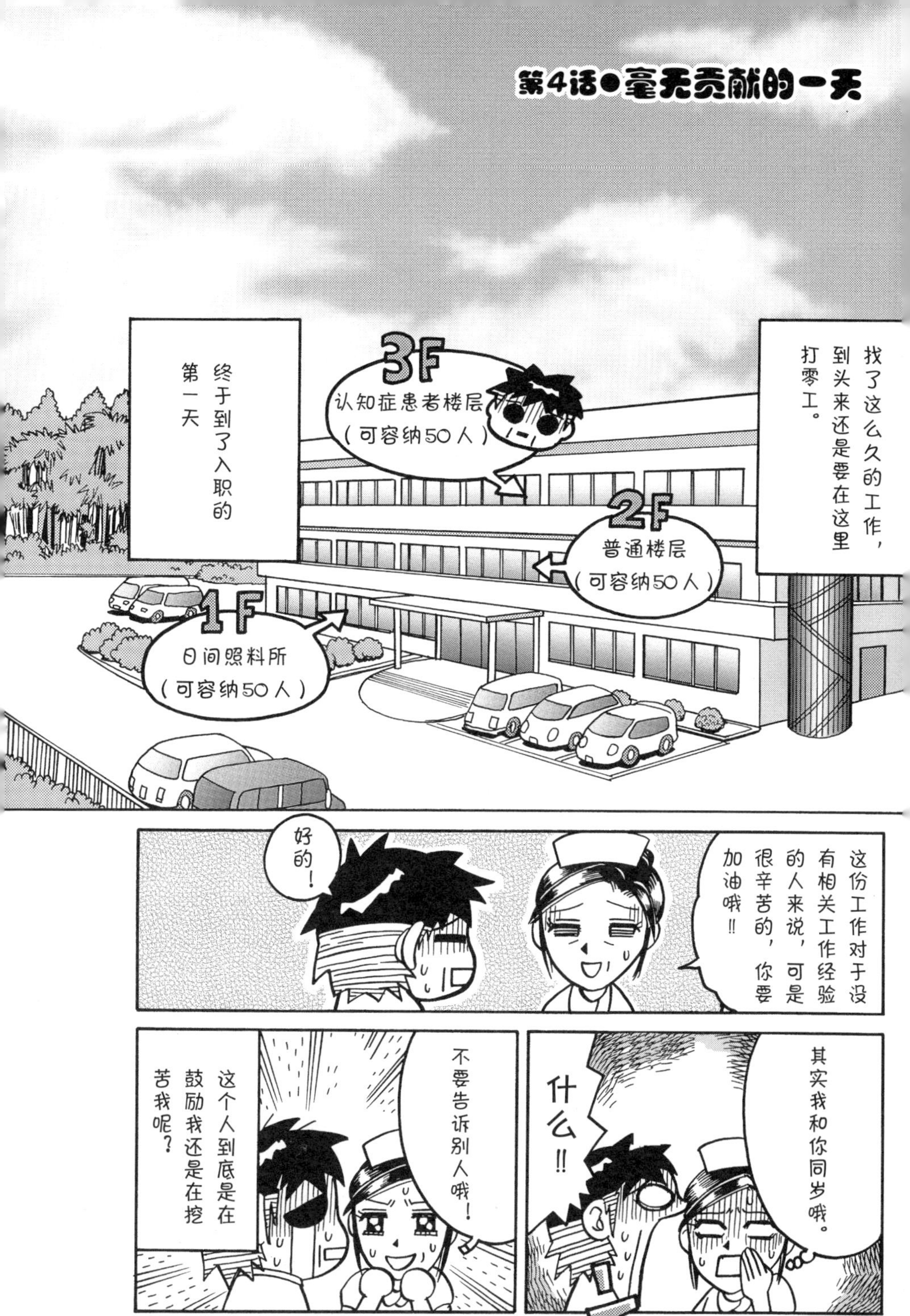
找了这么久的工作，到头来还是要在这里打零工。
终于到了入职的第一天
3F
认知症患者楼层
（可容纳50人）
2F
普通楼层
（可容纳50人）
1F
日间照料所
（可容纳50人）
这份工作对于没有相关工作经验的人来说，可是很辛苦的，你要加油哦!!
好的！
其实我和你同岁哦。
什么!!
不要告诉别人哦！
这个人到底是在鼓励我还是在挖苦我呢？

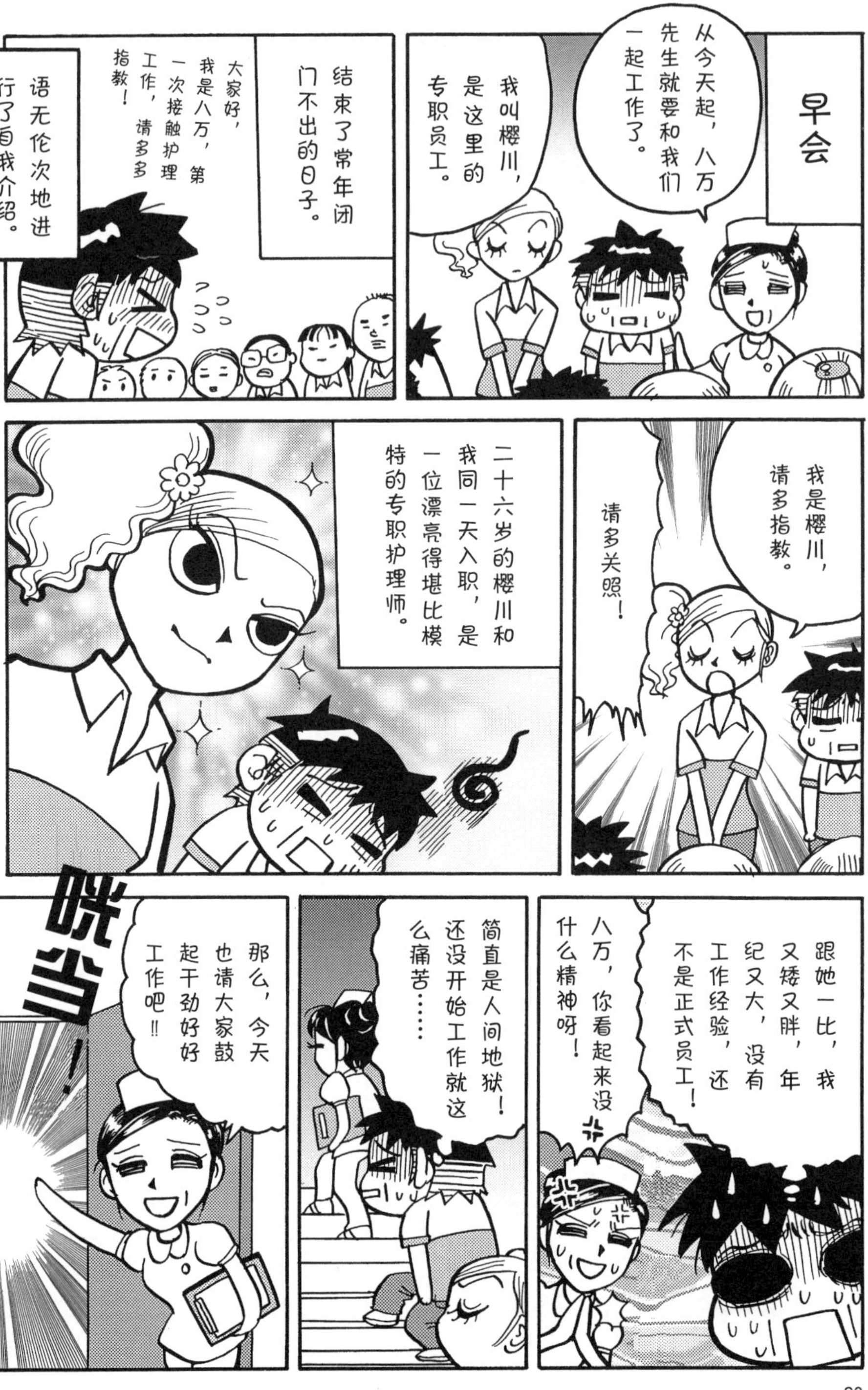
早会
从今天起，八万先生就要和我们一起工作了。
我叫樱川，是这里的专职员工。
结束了常年闭门不出的日子。
大家好，我是八万，第一次接触护理工作，请多多指教！
语无伦次地进行了自我介绍。
我是樱川，请多指教。
请多关照！
二十六岁的樱川和我同一天入职，是一位漂亮得堪比模特的专职护理师。
跟她一比，我又矮又胖，年纪又大，没有工作经验，还不是正式员工！
八万，你看起来没什么精神呀！
简直是人间地狱！还没开始工作就这么痛苦……
那么，今天也请大家鼓起干劲好好工作吧!!
咣当！

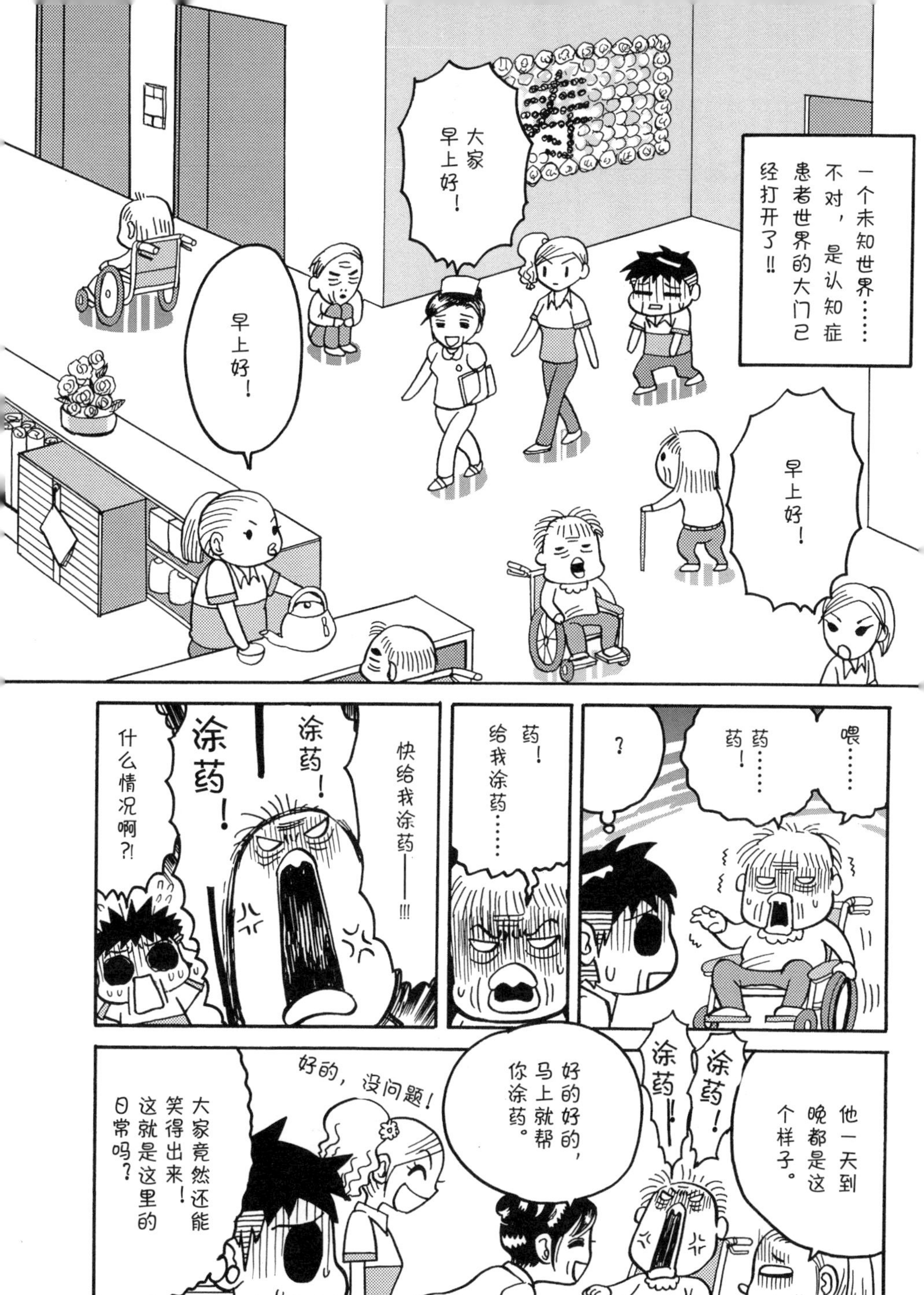
一个未知世界……不对，是认知症患者世界的大门已经打开了!!
大家早上好!
早上好!
早上好!
喂……药……药!
?
药!给我涂药……
快给我涂药——!!!
涂药!
涂药!
什么情况啊?!
他一天到晚都是这个样子。
涂药!
涂药!!
好的好的，马上就帮你涂药。
好的，没问题!
大家竟然还能笑得出来!这就是这里的日常吗?

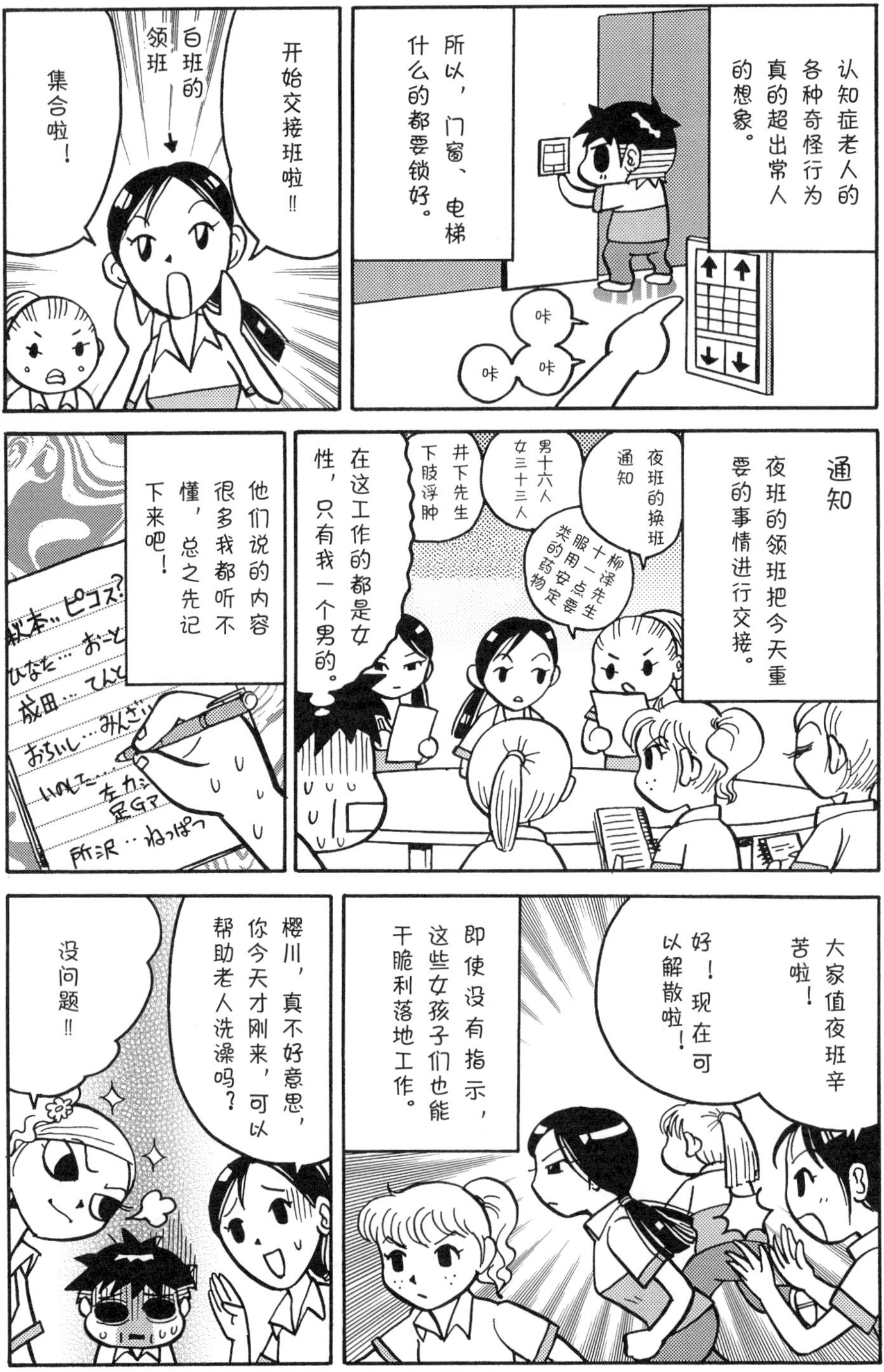

认知症老人的各种奇怪行为真的超出常人的想象。
所以，门窗、电梯什么的都要锁好。
咔
咔
咔
开始交接班啦!!
白班的领班
集合啦！
通知
夜班的领班把今天重要的事情进行交接。
夜班的换班通知
男十六人女三十三人
井下先生下肢浮肿
柳泽先生十一点要服用安定类的药物
在这工作的都是女性，只有我一个男的。
他们说的内容很多我都听不懂，总之先记下来吧！
大家值夜班辛苦啦！
好！现在可以解散啦！
即使没有指示，这些女孩子们也能干脆利落地工作。
樱川，真不好意思，你今天才刚来，可以帮助老人洗澡吗？
没问题!!

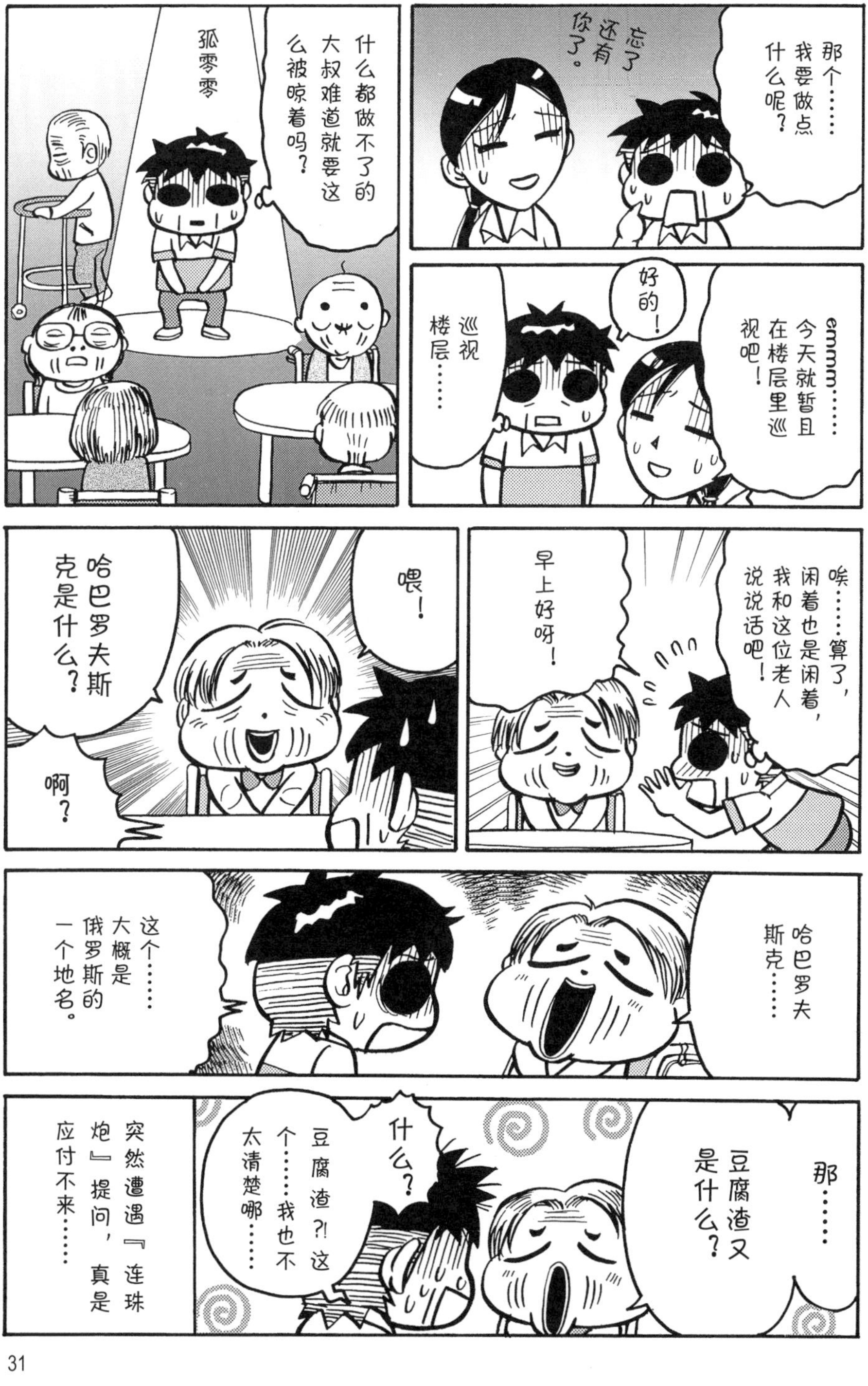
那个……我要做点什么呢？
忘了还有你了。
emmm……今天就暂且在楼层里巡视吧！
好的！
巡视楼层……
什么都做不了的大叔难道就要这么被晾着吗？
孤零零
唉……算了，闲着也是闲着，我和这位老人说说话吧！
早上好呀！
喂！
哈巴罗夫斯克是什么？
啊？
哈巴罗夫斯克……
这个……大概是俄罗斯的一个地名。
那……豆腐渣又是什么？
什么？
豆腐渣?!这个……我也不太清楚哪……
突然遭遇『连珠炮』提问，真是应付不来……

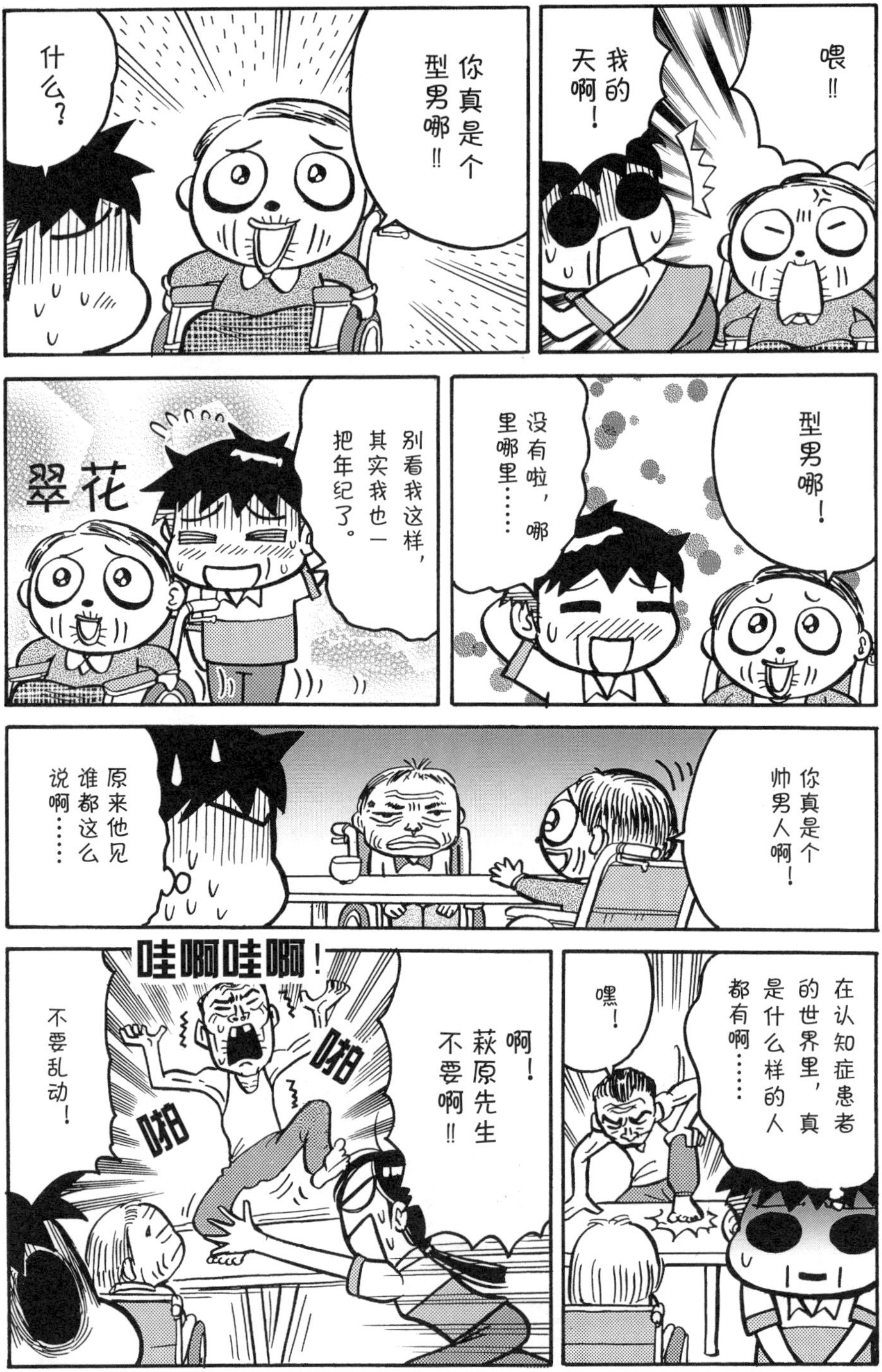
喂!!
我的天啊!
你真是个型男哪!!
什么?
型男哪!
没有啦，哪里哪里……
别看我这样，其实我也一把年纪了。
翠花
你真是个帅男人啊!
原来他见谁都这么说啊……
在认知症患者的世界里，真是什么样的人都有啊……
嘿!
哇啊哇啊!
啪
啪
啊! 萩原先生不要啊!!
不要乱动!

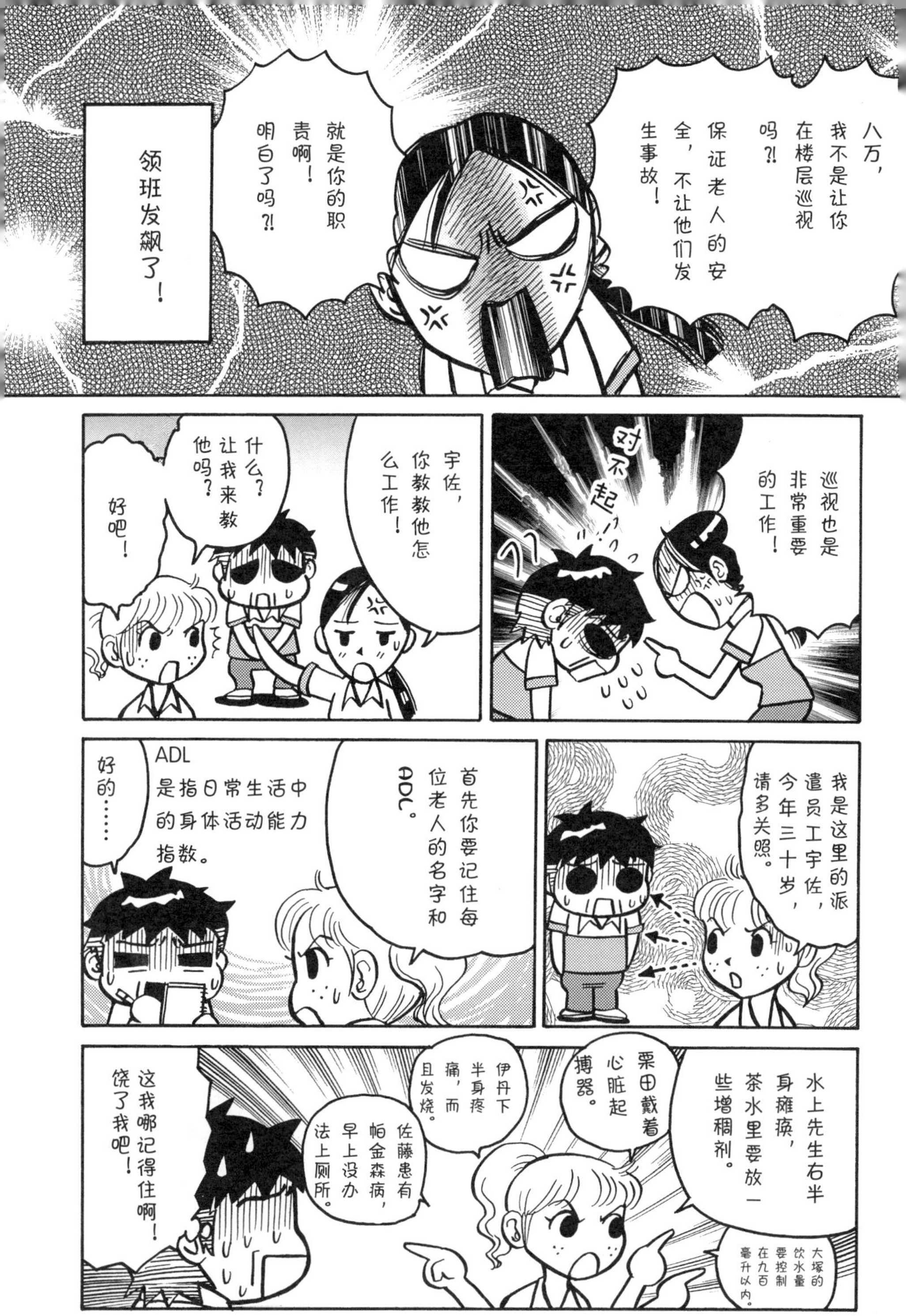
八万，我不是让你在楼层巡视吗?!保证老人的安全，不让他们发生事故！
就是你的职责啊！明白了吗?!
领班发飙了！
巡视也是非常重要的工作！
对不起……
宇佐，你教教他怎么工作！
什么？让我来教他吗？
好吧！
我是这里的派遣员工宇佐，今年三十岁，请多关照。
首先你要记住每位老人的名字和ADL。
ADL是指日常生活中的身体活动能力指数。
好的……
水上先生右半身瘫痪，茶水里要放一些增稠剂。
大塚的饮水量要控制在九百毫升以内。
栗田戴着心脏起搏器。
伊丹下半身疼痛，而且发烧。
佐藤患有帕金森病，早上没办法上厕所。
这我哪记得住啊！饶了我吧！

小贴士：在茶水里放增稠剂是为了防止老人呛到。

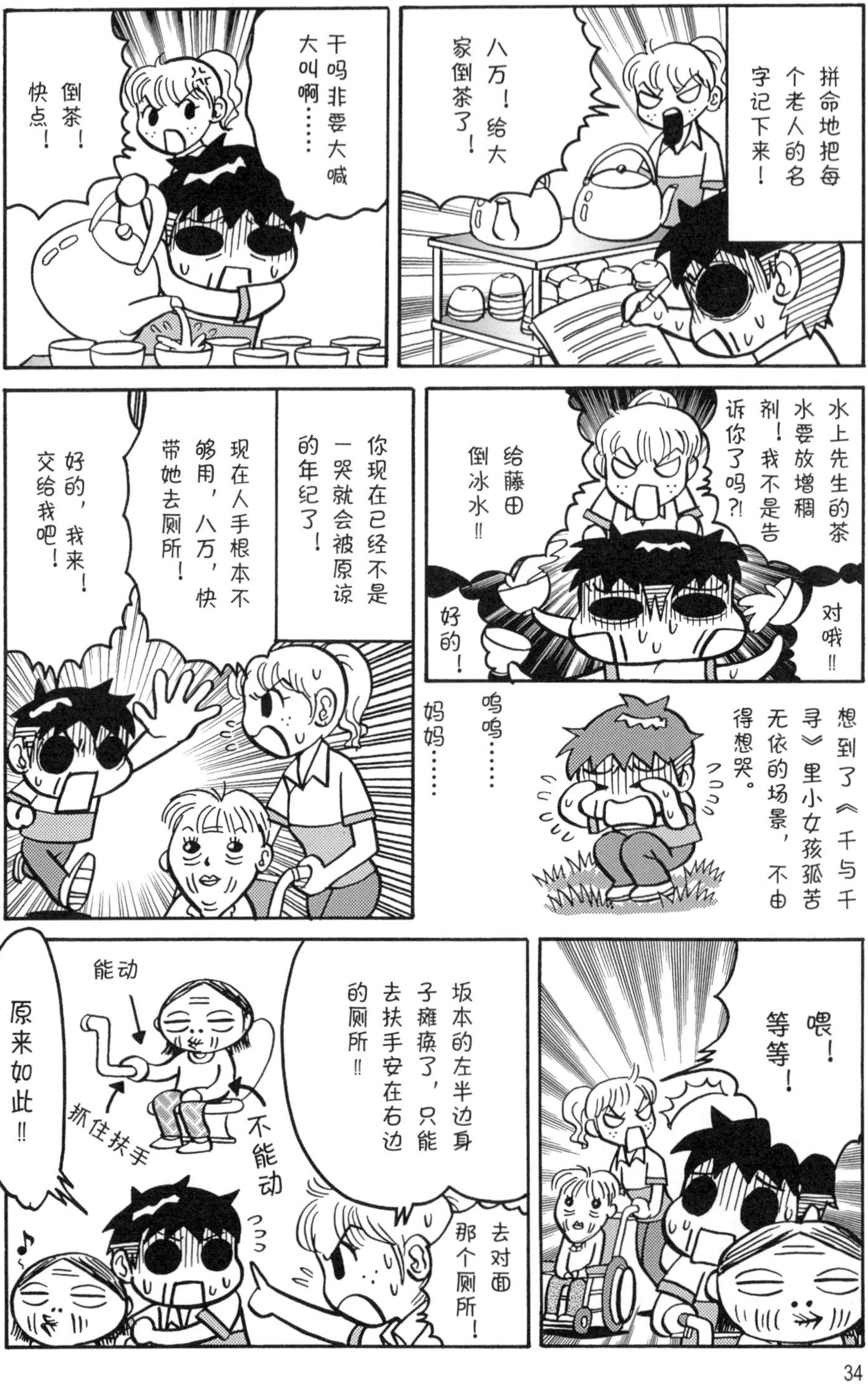
拼命地把每个老人的名字记下来！
八万！给大家倒茶了！
干吗非要大喊大叫啊……
倒茶！快点！
水上先生的茶水要放增稠剂！我不是告诉你了吗?!
给藤田倒冰水!!
对哦!!
好的！
你现在已经不是一哭就会被原谅的年纪了！
现在人手根本不够用，八万，快带她去厕所！
好的，我来！交给我吧！
想到了《千与千寻》里小女孩孤苦无依的场景，不由得想哭。
呜呜……
妈妈……
喂！等等！
坂本的左半边身子瘫痪了，只能去扶手安在右边的厕所!!
去对面那个厕所！
能动
抓住扶手
不能动
原来如此!!

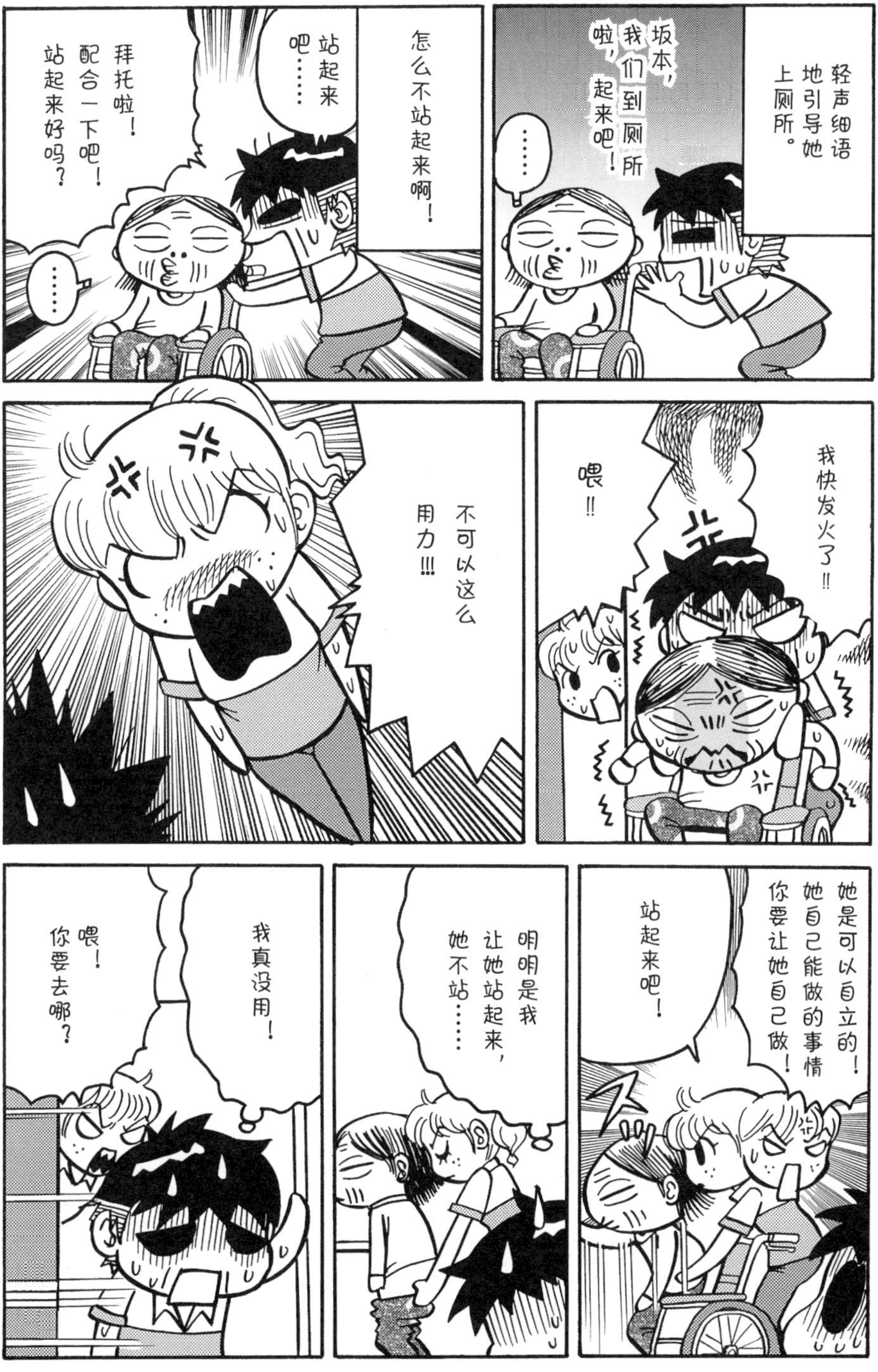
轻声细语地引导她上厕所。
坂本，我们到厕所啦，起来吧！
……
怎么不站起来啊！
站起来吧……
拜托啦！配合一下吧！站起来好吗？
……
我快发火了!!
喂!!
不可以这么用力!!!
她是可以自立的！她自己能做的事情你要让她自己做！
站起来吧！
明明是我让她站起来，她不站……
我真没用！
喂！你要去哪？

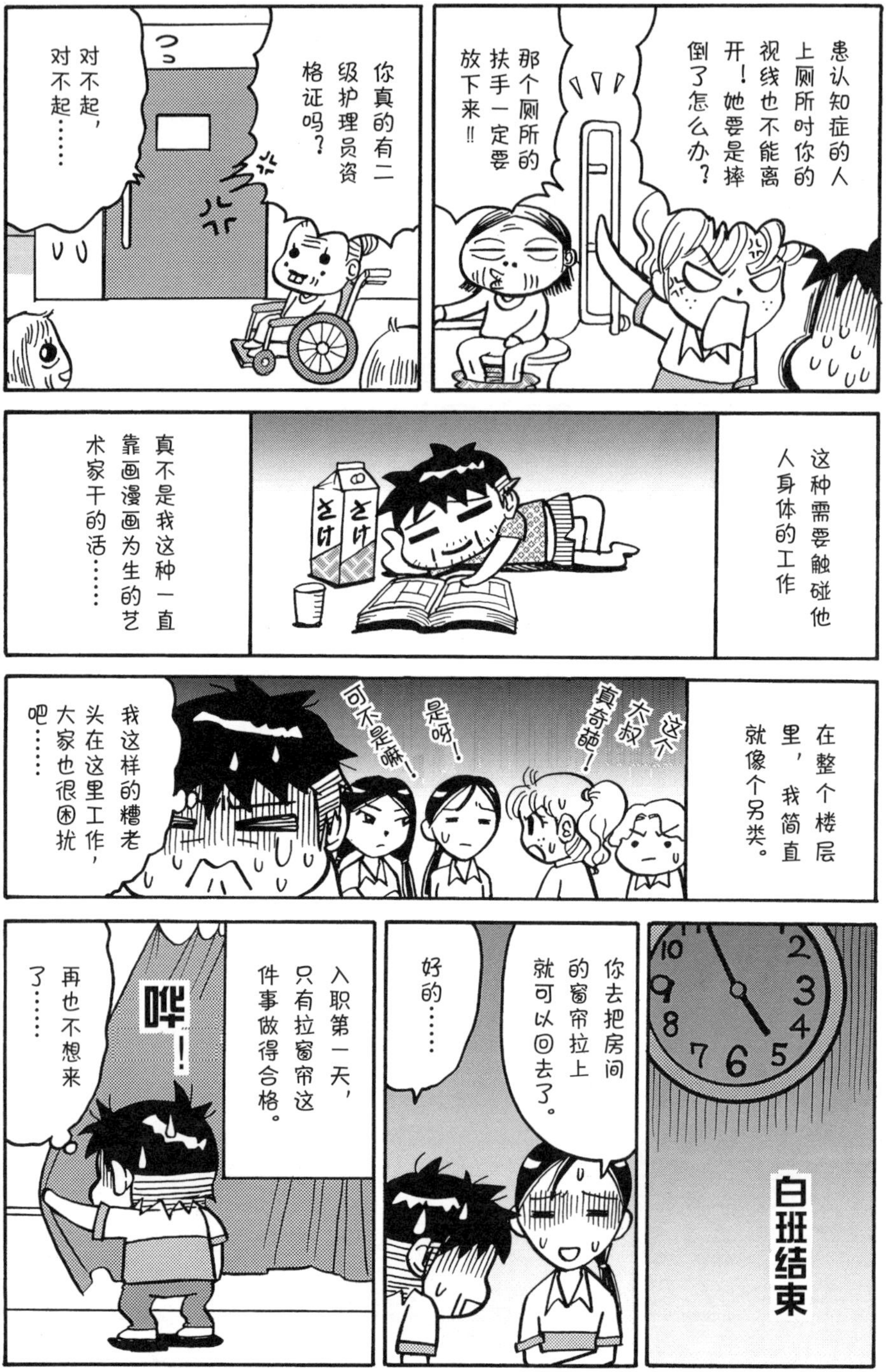

患认知症的人上厕所时你的视线也不能离开！她要是摔倒了怎么办？
那个厕所的扶手一定要放下来!!
你真的有二级护理员资格证吗？
对不起，对不起……
这种需要触碰他人身体的工作
真不是我这种一直靠画漫画为生的艺术家干的活……
在整个楼层里，我简直就像个另类。
这个大叔真奇葩！
是呀！
可不是嘛！
我这样的糟老头在这里工作，大家也很困扰吧……
白班结束
你去把房间的窗帘拉上就可以回去了。
好的……
入职第一天，只有拉窗帘这件事做得合格。
唰！
再也不想来了……

介护工作 基础知识②

介护工作的工作地点和工作种类

在日本，介护工作有很多种类，大致可以分为『上门类』『短期入住类』『机构设施类』『居住类』『日间看护类』『复合类』这六种。

以日间照料所为代表的『上门类』和『通所类』（老年人福祉中心、残疾人福祉中心、保育所等社会福祉设施）的机构，基本上没有夜班。相反，有夜班并采用轮班制的是一些以特别养护老人院和老健机构（老人保健机构）为代表的『机构设施类』以及以老年公寓（针对认知症老人的共同生活介护机构）为代表的『居住类』机构。

护理工作的夜班一般是下午五点上班，中间休息一会，次日早上九点下班，一般下班后当天和第二天休息，并且护理人员会有夜班补贴。

对于没有工作经验的人来说，最具有代表性的工作机构就是『机构设施类』的特别养护老人院。基本上所有的机构都有专门面向认知症患者的楼层，很多病情较重的人会住到这里。重度认知症老人会昼夜颠倒，经常会在夜晚发生徘徊等病症，照顾他们需要很多人手，因此需要的员工也较多。

日康养老

扫码查看我国养老护理基础知识

虽然对认知症老人进行夜间护理十分不容易，但仔细想想，
这里可谓是积累工作经验的绝佳场所。
如果能在特别养护老人院的认知症区域积累工作经验，
照顾好每一位患者的话，将来去任何一家机构工作都没问题。
这或许也是成为一名专业的、出色的护理人员的捷径。

护理机构除了护理师之外，
还有负责进行健康检查的看护师、
制订护理计划的健康管理师、
负责协商福祉服务的社会福祉士。
很多人都同时持有健康管理师和社会福祉士两种资格证书，
兼任两份工作。
另外，还有一些帮助患者恢复身体机能的理学疗法师
和帮助患者恢复日常生活机能的作业疗法师等。

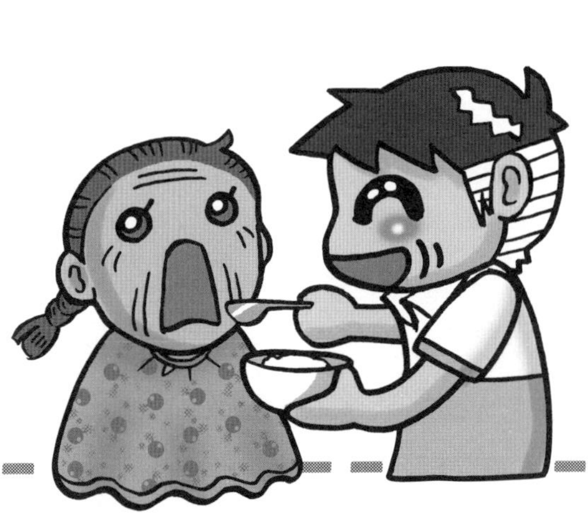

第5话●换纸尿裤的恐惧

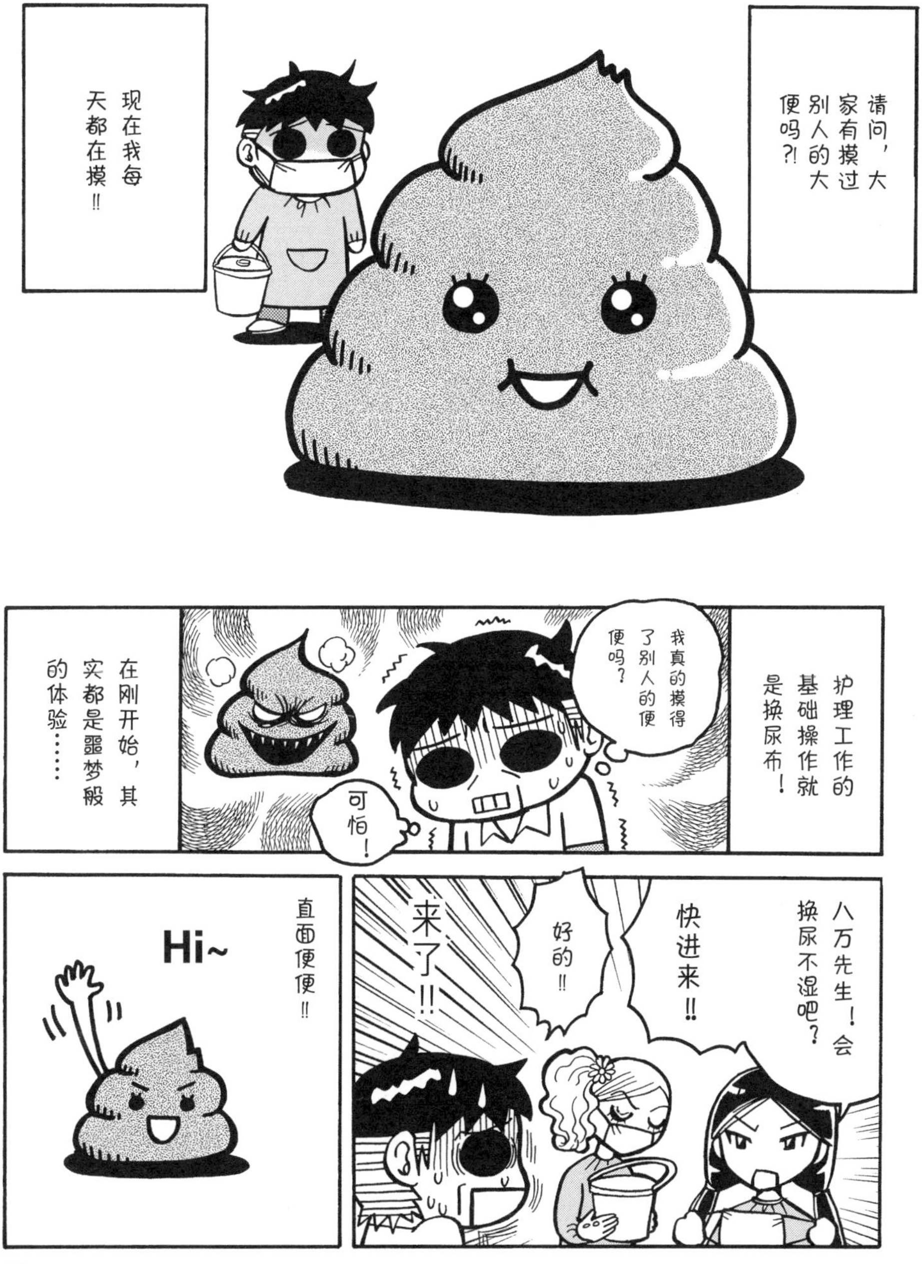
请问，大家有摸过别人的大便吗?!
现在我每天都在摸!!
护理工作的基础操作就是换尿布！
我真的摸得了别人的便便吗？
可怕！
在刚开始，其实都是噩梦般的体验……
八万先生！会换尿不湿吧？
快进来!!
好的!!
来了!!
直面便便!!
Hi~

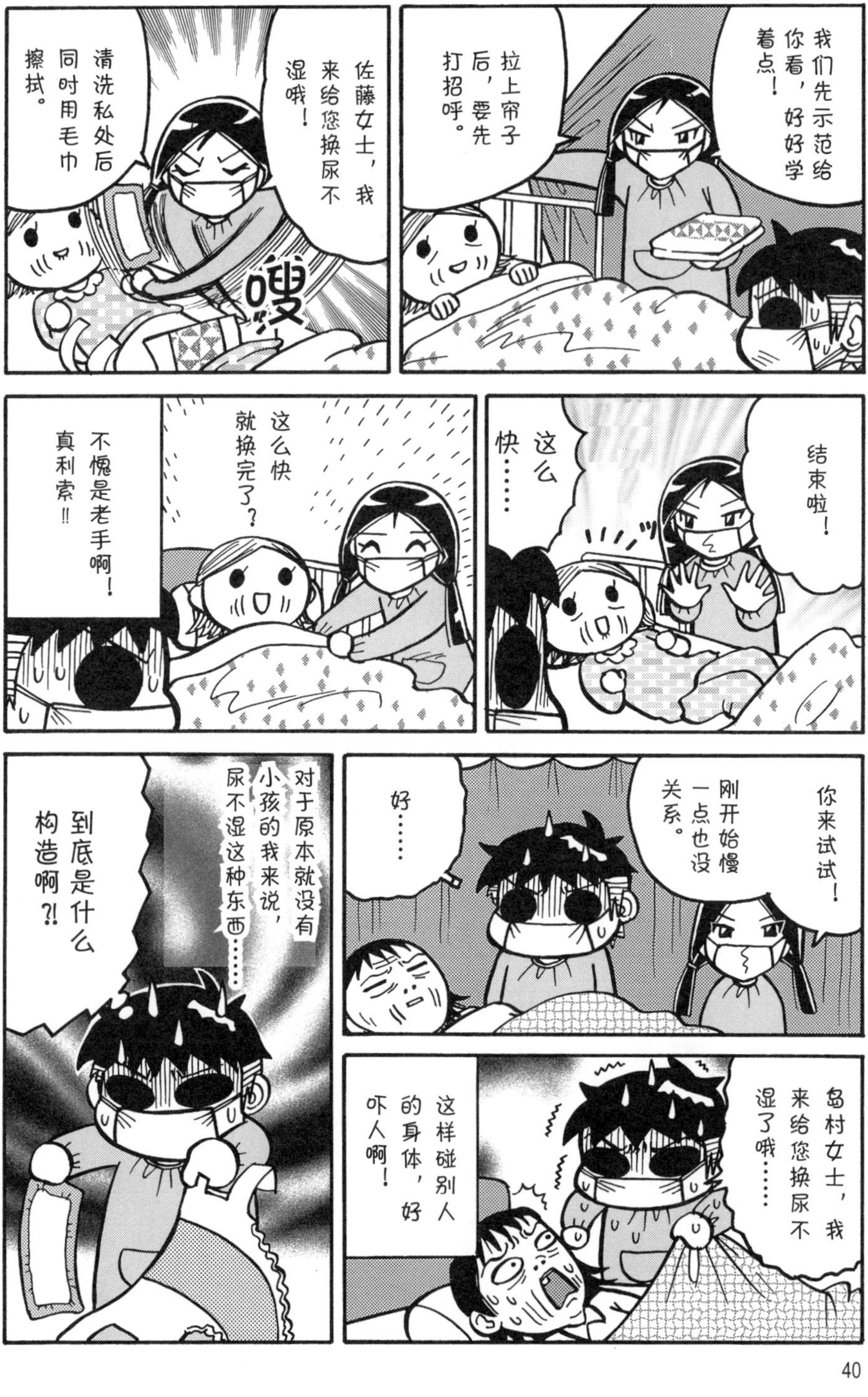
我们先示范给你看，好好学着点！
拉上帘子后，要先打招呼。
佐藤女士，我来给您换尿不湿哦！
清洗私处后同时用毛巾擦拭。
嗖
结束啦！
这么快……
这么快就换完了？
不愧是老手啊！真利索!!
你来试试！刚开始慢一点也没关系。
好……
对于原本就没有小孩的我来说，尿不湿这种东西……
到底是什么构造啊?!
岛村女士，我来给您换尿不湿了哦……
这样碰别人的身体，好吓人啊！

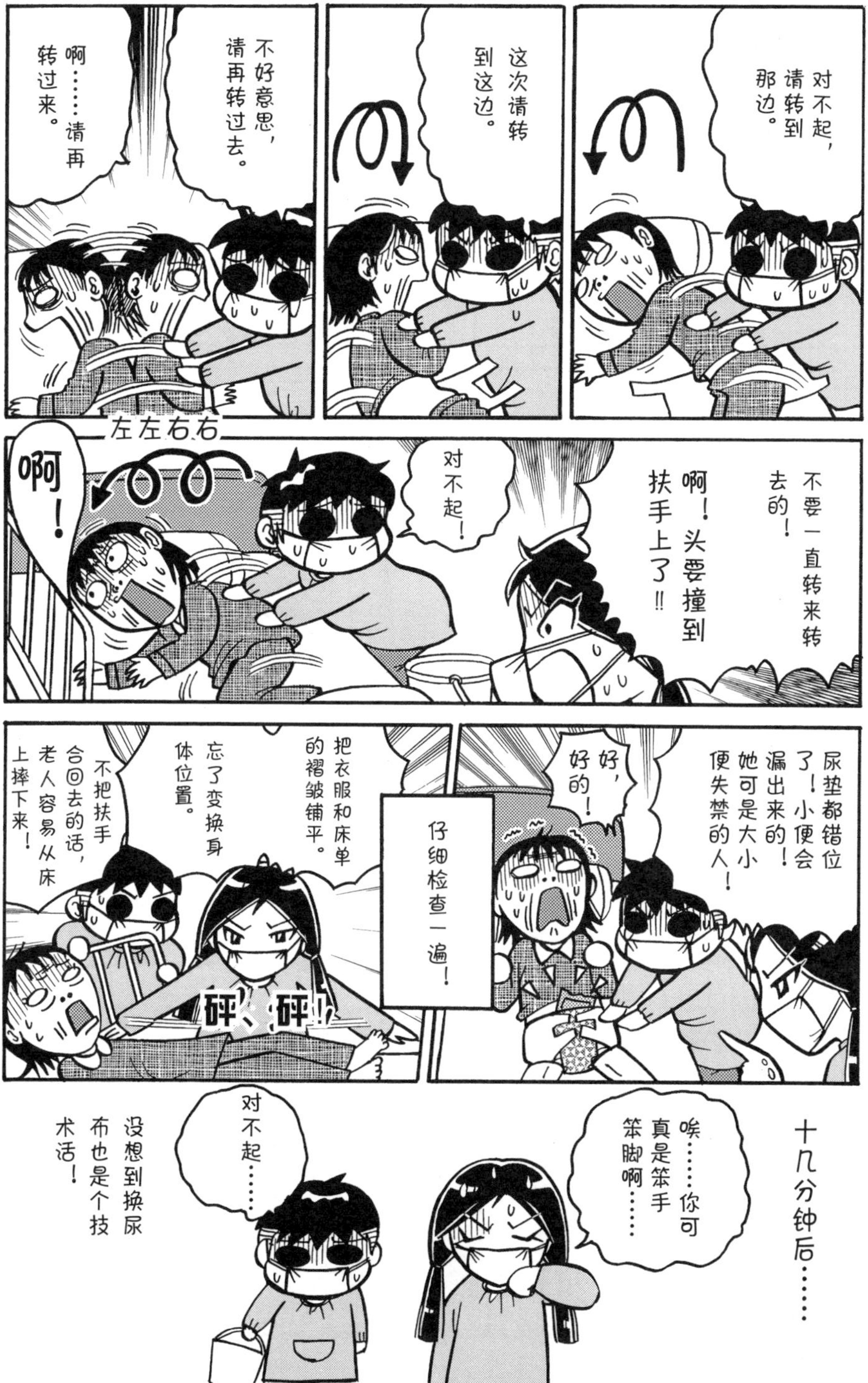
对不起，请转到那边。
这次请转到这边。
不好意思，请再转过去。
啊……请再转过来。
左左右右
不要一直转来转去的！
啊！头要撞到扶手上了!!
对不起！
啊！
尿垫都错位了！小便会漏出来的！她可是大小便失禁的人！
好，好的！
仔细检查一遍！
把衣服和床单的褶皱铺平。
忘了变换身体位置。
不把扶手合回去的话，老人容易从床上摔下来！
砰、砰!!
十几分钟后……
唉……你可真是笨手笨脚啊……
对不起……
没想到换尿布也是个技术活！

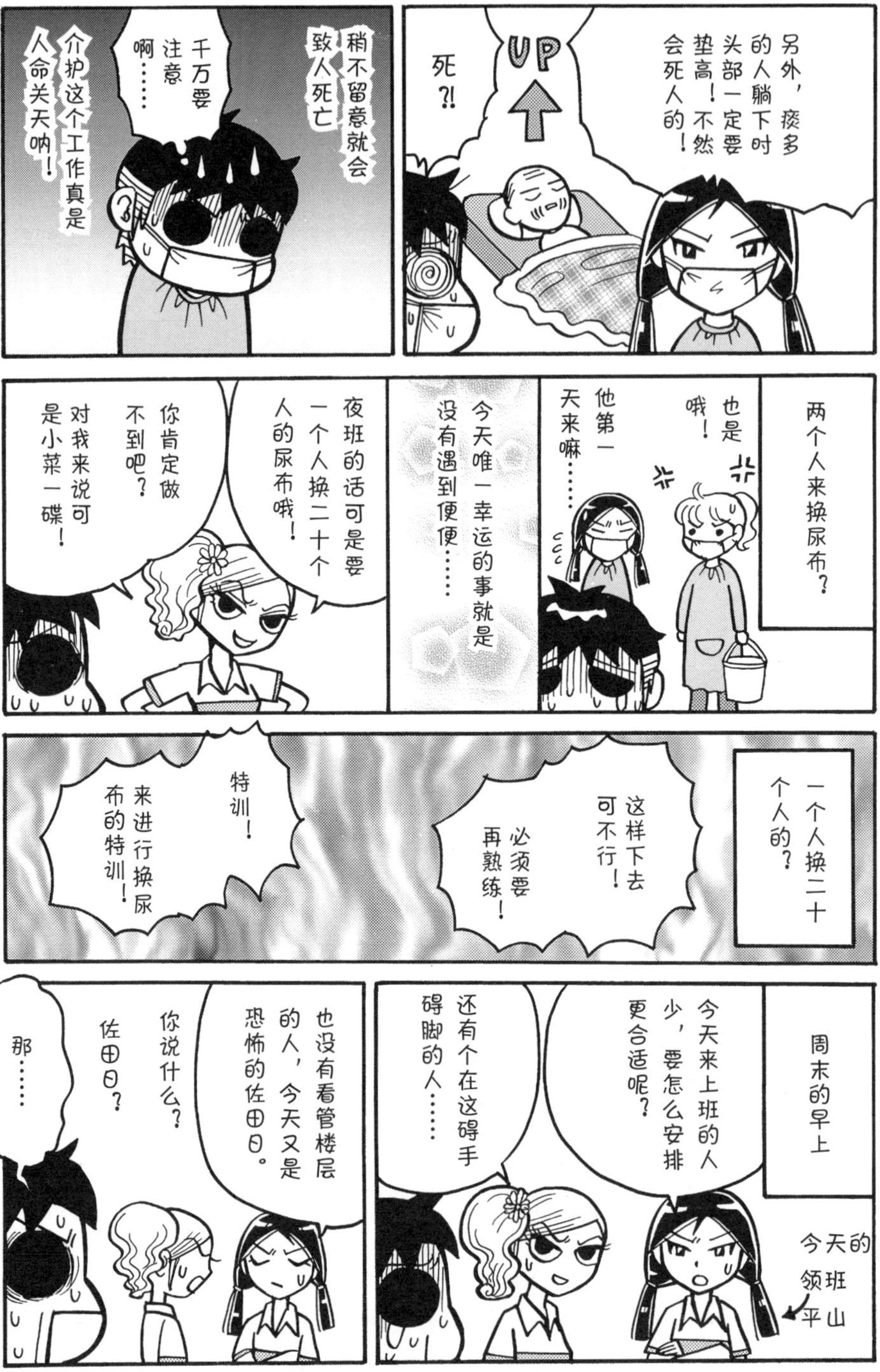
另外，痰多的人躺下时头部一定要垫高！不然会死人的！
UP
死?!
稍不留意就会致人死亡
千万要注意啊……
介护这个工作真是人命关天呐！
两个人来换尿布？
也是哦！
他第一天来嘛……
今天唯一幸运的事就是没有遇到便便……
夜班的话可是要一个人换二十个人的尿布哦！
你肯定做不到吧？
对我来说可是小菜一碟！
一个人换二十个人的？
这样下去可不行！
必须要再熟练！
特训！
来进行换尿布的特训！
周末的早上
今天的领班平山
今天来上班的人少，要怎么安排更合适呢？
还有个在这碍手碍脚的人……
也没有看管楼层的人，今天又是恐怖的佐田日。
你说什么？
佐田日？
那……

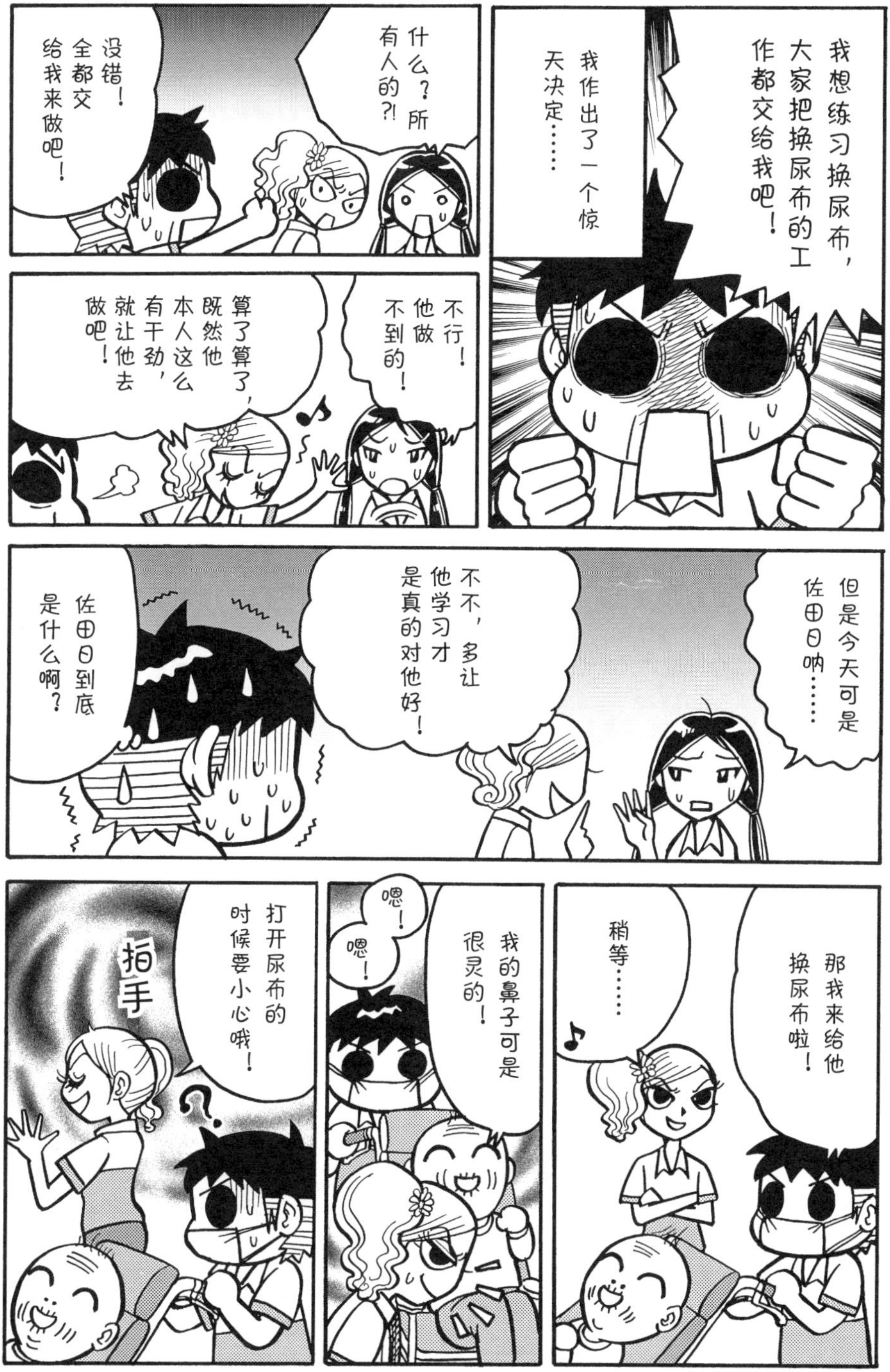
我想练习换尿布，大家把换尿布的工作都交给我吧！
我作出了一个惊天决定……
什么？所有人的?!
没错！全都交给我来做吧！
不行！他做不到的！
算了算了，既然他本人这么有干劲，就让他去做吧！
但是今天可是佐田日呐……
不不，多让他学习才是真的对他好！
佐田日到底是什么啊？
那我来给他换尿布啦！
稍等……
我的鼻子可是很灵的！
嗯！
嗯！
打开尿布的时候要小心哦！
拍手

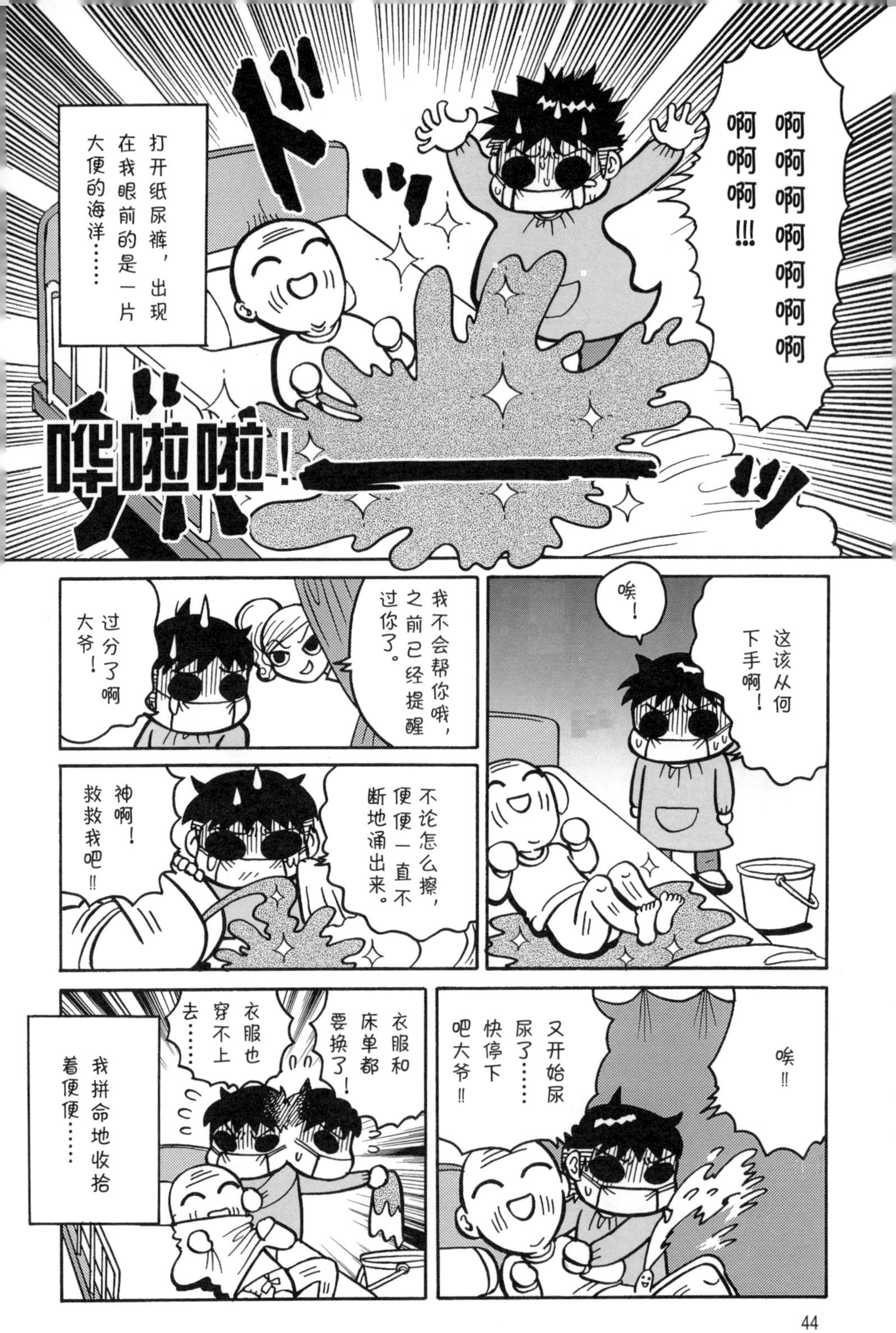

啊啊啊啊啊啊啊啊啊啊啊!!!
打开纸尿裤，出现在我眼前的是一片大便的海洋……
哗啦啦！
这该从何下手啊！
唉！
我不会帮你哦，之前已经提醒过你了。
过分了啊大爷！
不论怎么擦，便便一直不断地涌出来。
神啊！救救我吧!!
唉!!
又开始尿尿了……快停下吧大爷!!
衣服和床单都要换了！
衣服也穿不上去……
我拼命地收拾着便便……

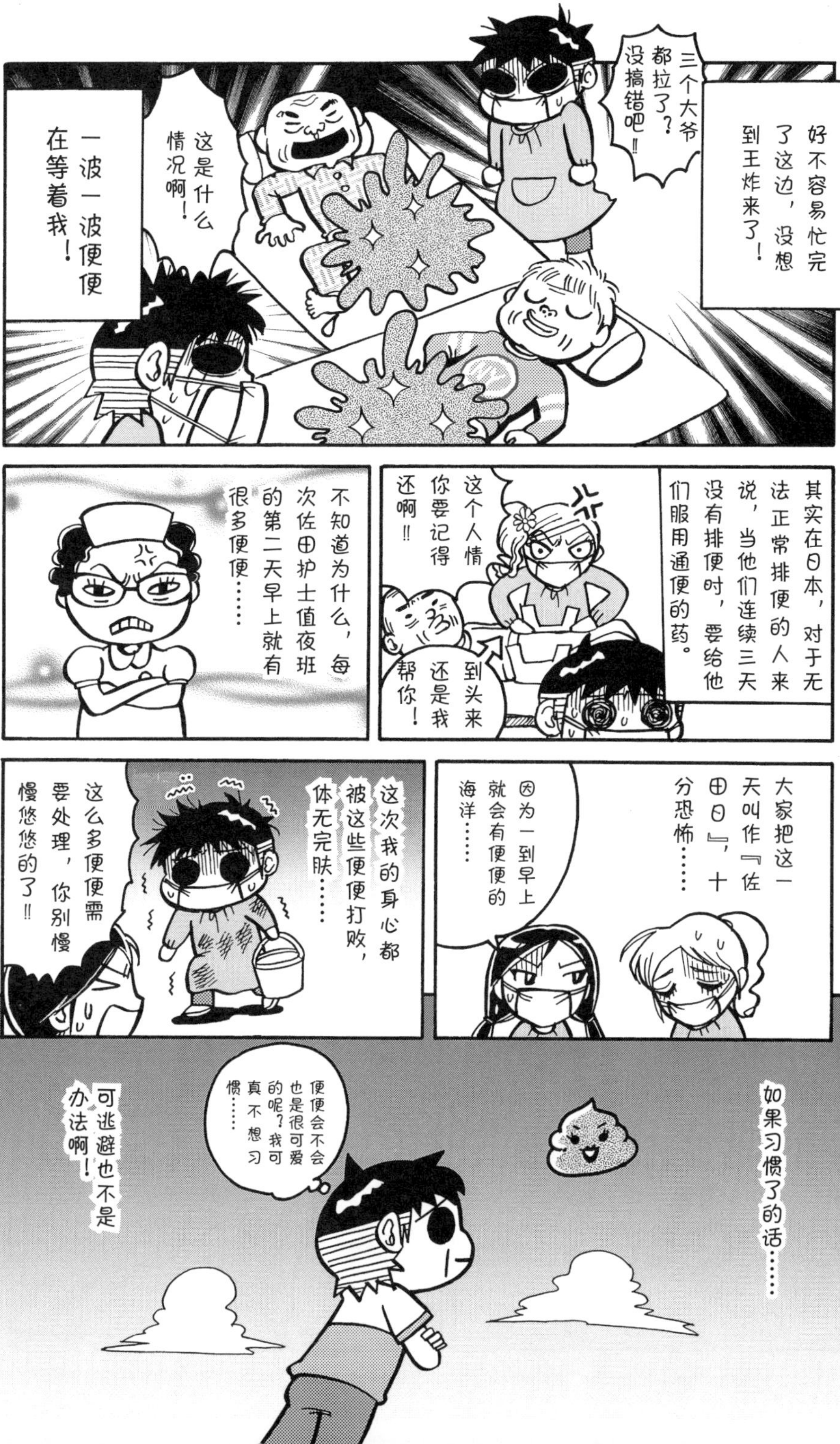
好不容易忙完了这边，没想到王炸来了！
三个大爷都拉了？没搞错吧!!
这是什么情况啊！
一波一波便便在等着我！
其实在日本，对于无法正常排便的人来说，当他们连续三天没有排便时，要给他们服用通便的药。
这个人情你要记得还啊!!
到头来还是我帮你！
不知道为什么，每次佐田护士值夜班的第二天早上就有很多便便……
大家把这一天叫作『佐田日』，十分恐怖……
因为一到早上就会有便便的海洋……
这次我的身心都被这些便便打败，体无完肤……
这么多便便需要处理，你别慢慢悠悠的了!!
如果习惯了的话……
便便会不会也是很可爱的呢？我可真不想习惯……
可逃避也不是办法啊！

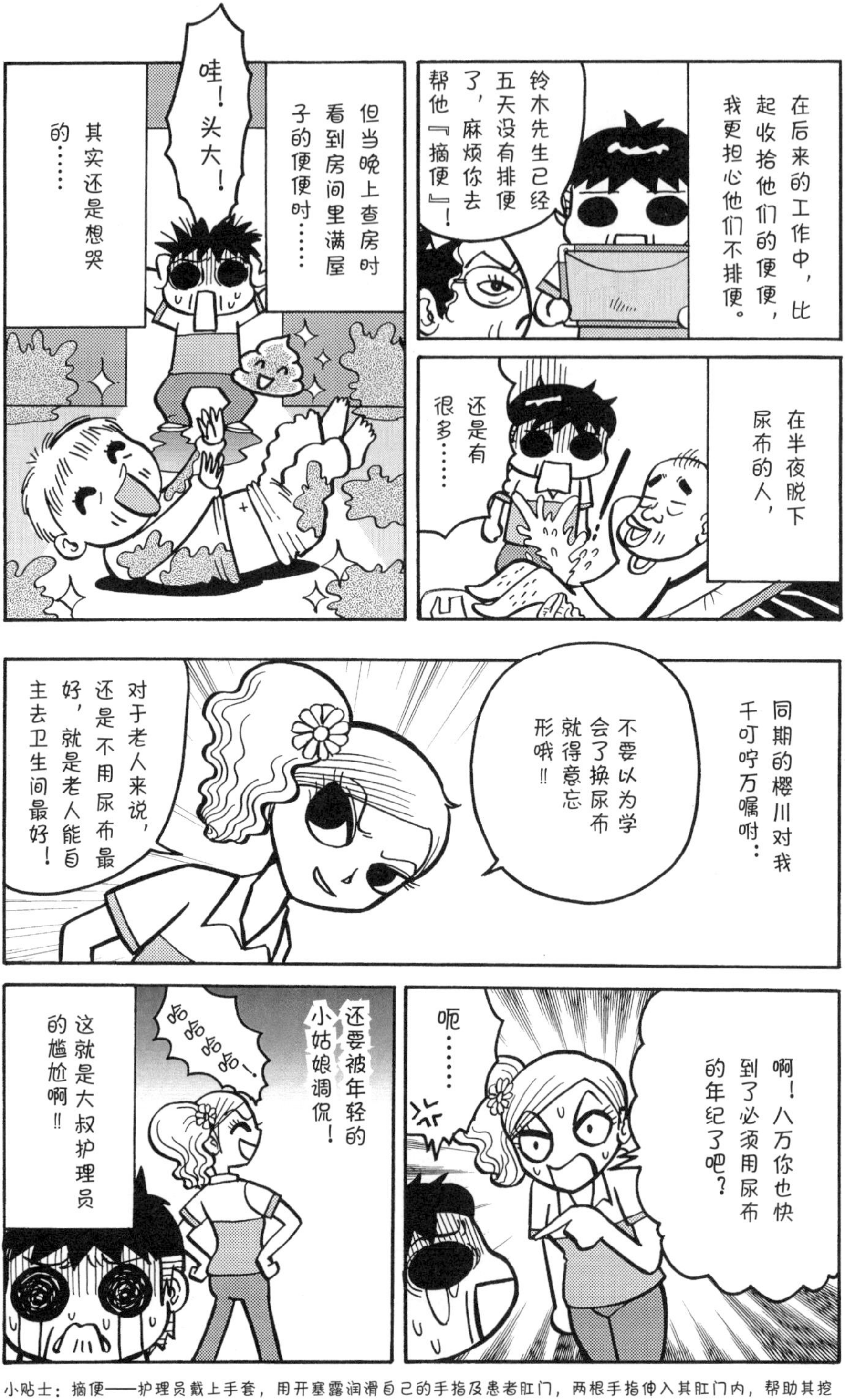
在后来的工作中，比起收拾他们的便便，我更担心他们不排便。
铃木先生已经五天没有排便了，麻烦你去帮他『摘便』！
在半夜脱下尿布的人，
还是有很多……
但当晚上查房时看到房间里满屋子的便便时……
哇！头大！
其实还是想哭的……
同期的樱川对我千叮咛万嘱咐：
不要以为学会了换尿布就得意忘形哦!!
对于老人来说，还是不用尿布最好，就是老人能自主去卫生间最好！
啊！八万你也快到了必须用尿布的年纪了吧？
呃……
还要被年轻的小姑娘调侃！
哈哈哈哈！
这就是大叔护理员的尴尬啊!!

小贴士：摘便——护理员戴上手套，用开塞露润滑自己的手指及患者肛门，两根手指伸入其肛门内，帮助其挖出大便。

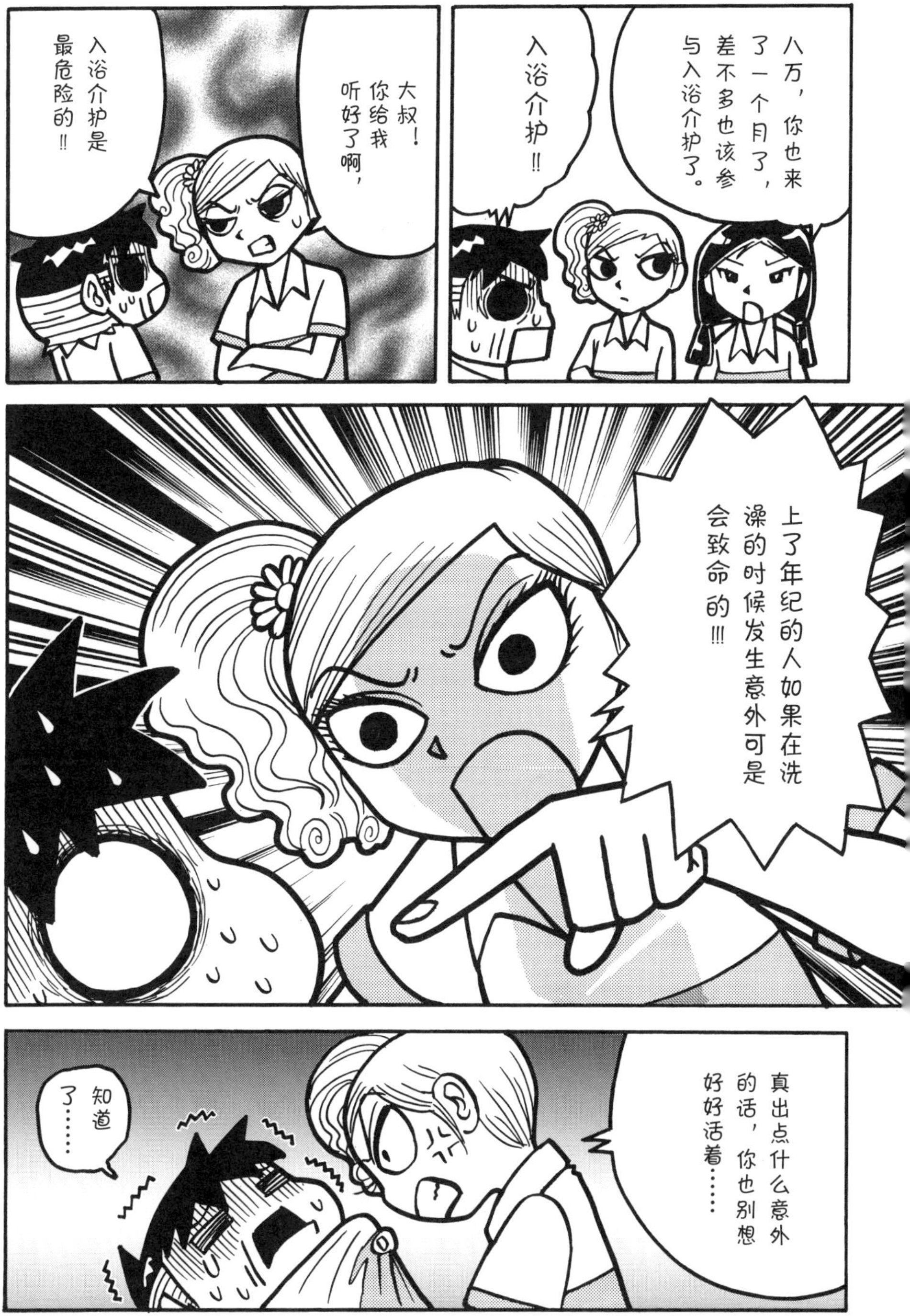
八万，你也来了一个月了，差不多也该参与入浴介护了。
入浴介护!!
大叔！你给我听好了啊，
入浴介护是最危险的!!
上了年纪的人如果在洗澡的时候发生意外可是会致命的!!!
真出点什么意外的话，你也别想好好活着……
知道了……

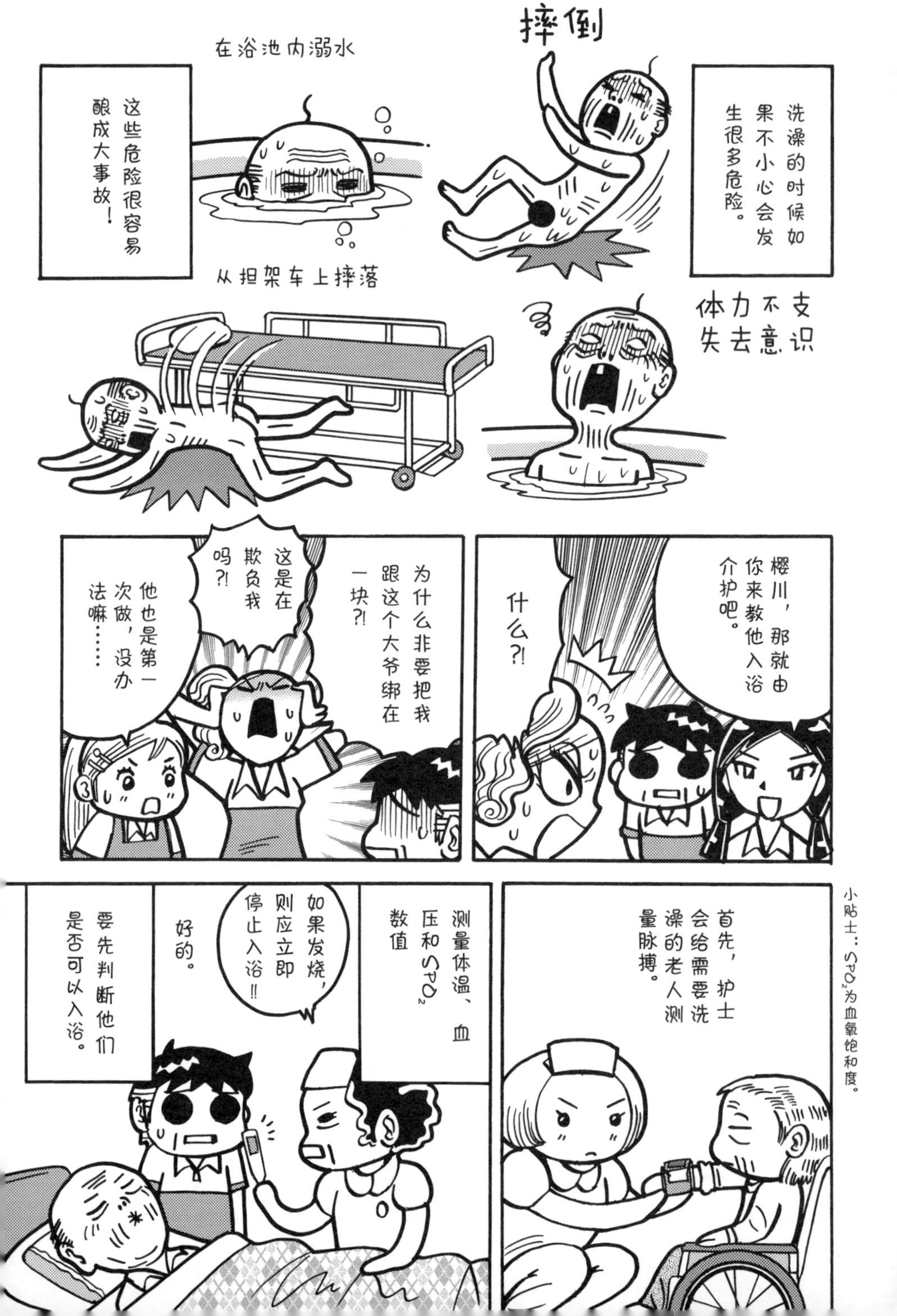

洗澡的时候如果不小心会发生很多危险。
摔倒
在浴池内溺水
这些危险很容易酿成大事故！
体力不支失去意识
从担架车上摔落
樱川，那就由你来教他入浴介护吧。
什么?!
为什么非要把我跟这个大爷绑在一块?!
这是在欺负我吗?!
他也是第一次做，没办法嘛……
首先，护士会给需要洗澡的老人测量脉搏。
测量体温、血压和SPO2数值
如果发烧，则应立即停止入浴!!
好的。
要先判断他们是否可以入浴。
小贴士：SPO2为血氧饱和度。

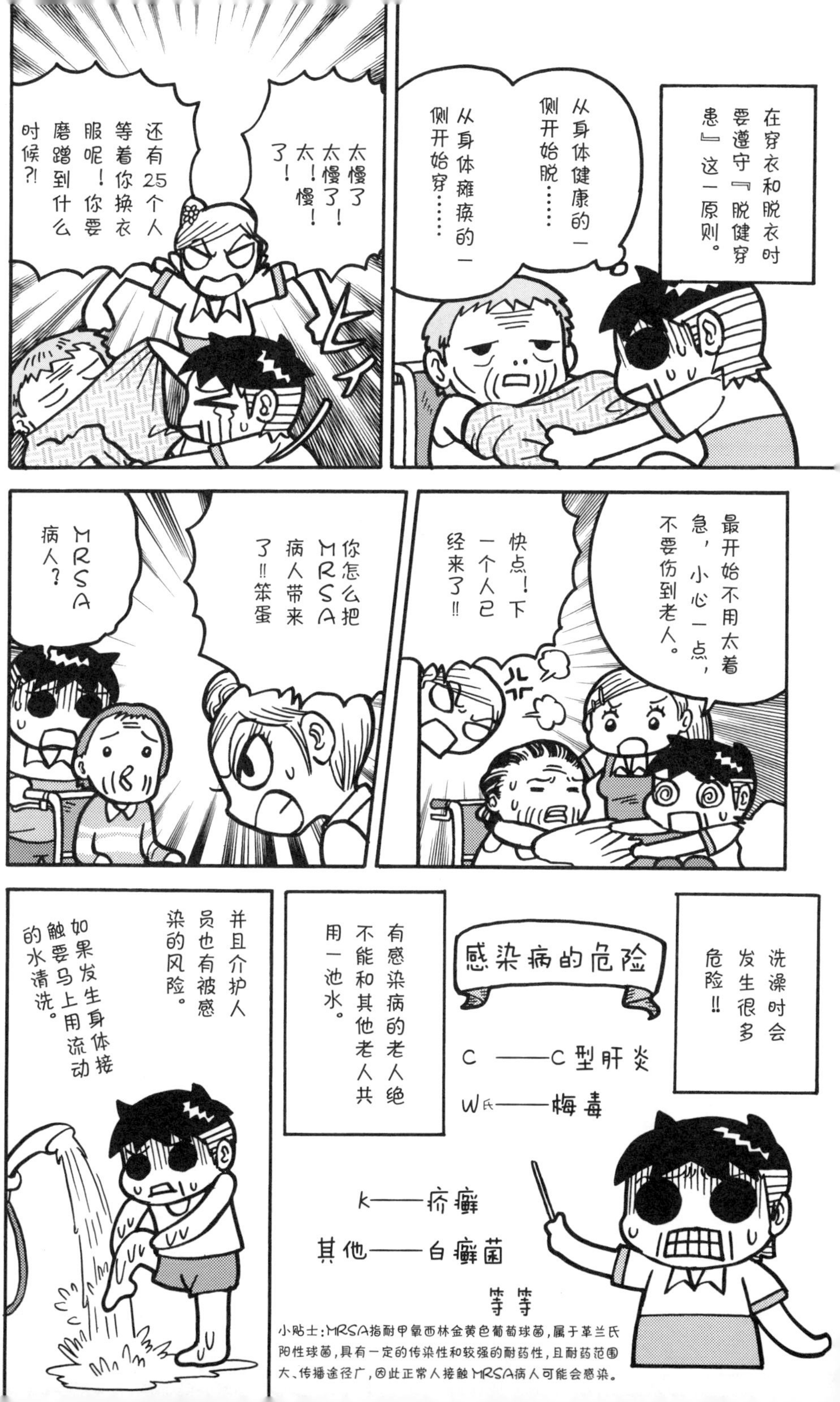

在穿衣和脱衣时要遵守『脱健穿患』这一原则。
从身体健康的一侧开始脱……
从身体瘫痪的一侧开始穿……
太慢了太慢了!太!慢!了!
还有25个人等着你换衣服呢!你要磨蹭到什么时候?!
最开始不用太着急，小心一点，不要伤到老人。
快点!下一个人已经来了!!
你怎么把MRSA病人带来了!!笨蛋
MRSA病人?
洗澡时会发生很多危险!!
感染病的危险
C——C型肝炎
W氏——梅毒
k——疥癣
其他——白癣菌
等等
有感染病的老人绝不能和其他老人共用一池水。
并且介护人员也有被感染的风险。
如果发生身体接触要马上用流动的水清洗。
小贴士：MRSA指耐甲氧西林金黄色葡萄球菌，属于革兰氏阳性球菌，具有一定的传染性和较强的耐药性，且耐药范围大、传播途径广，因此正常人接触MRSA病人可能会感染。

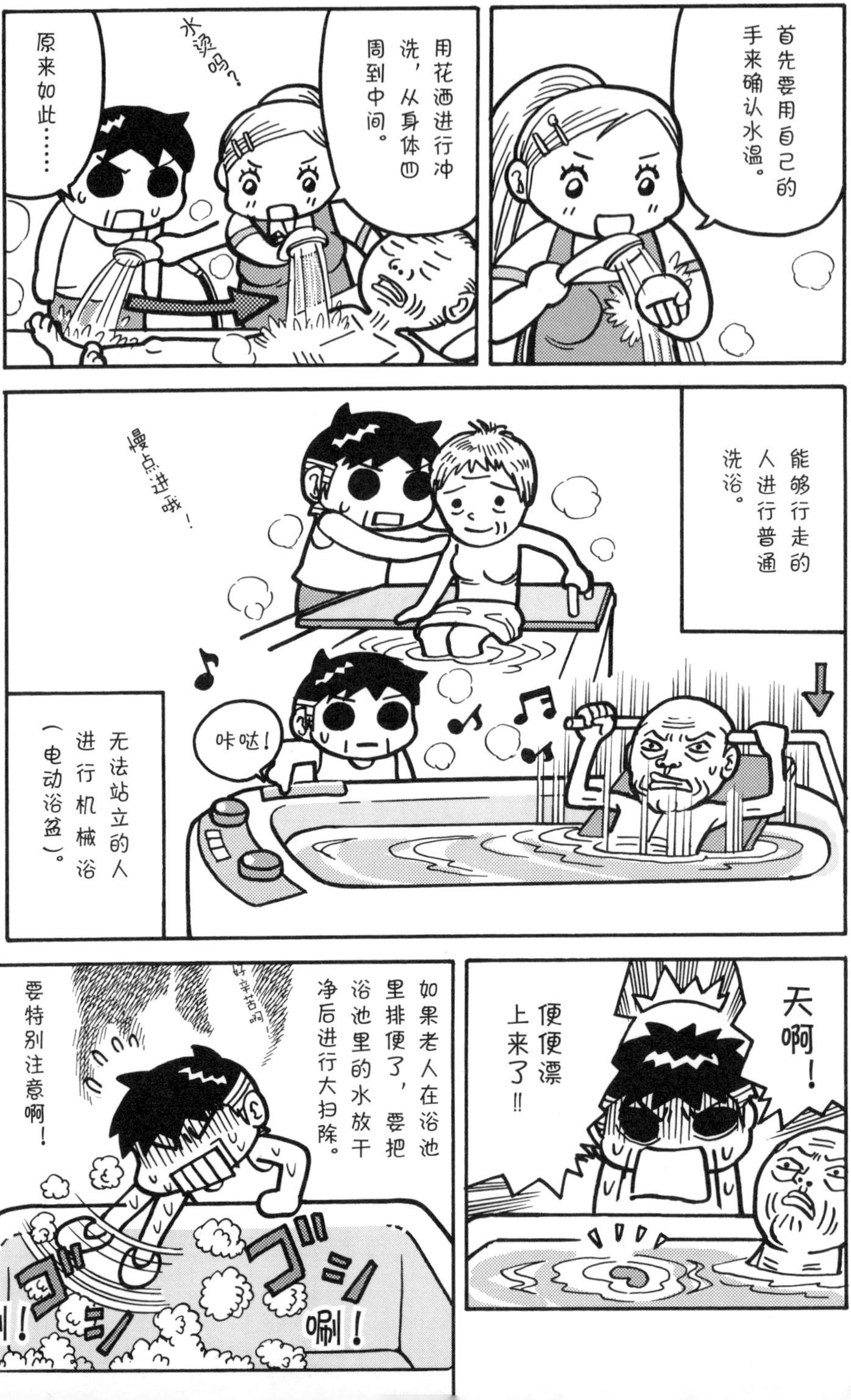
首先要用自己的手来确认水温。
用花洒进行冲洗，从身体四周到中间。
水烫吗？
原来如此……
能够行走的人进行普通洗浴。
慢点进哦！
无法站立的人进行机械浴（电动浴盆）。
咔哒！
天啊！
便便漂上来了!!
如果老人在浴池里排便了，要把浴池里的水放干净后进行大扫除。
好辛苦啊
要特别注意啊！
唰！
唰！

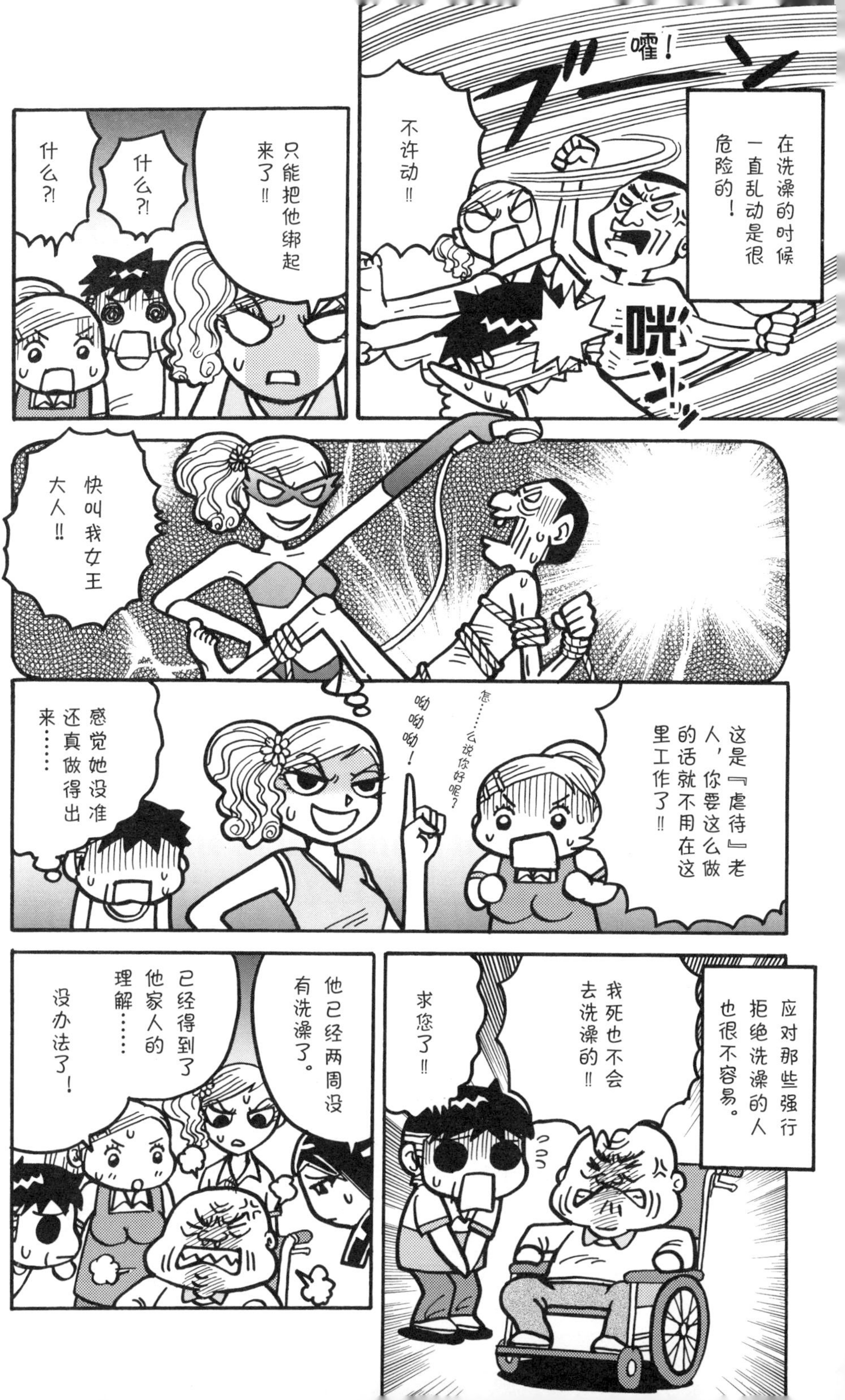

嚯！
在洗澡的时候一直乱动是很危险的！
不许动!!
咣
只能把他绑起来了!!
什么?!
什么?!
快叫我女王大人!!
这是『虐待』老人，你要这么做的话就不用在这里工作了!!
怎……么说你好呢?
呦呦呦！
感觉她没准还真做得出来……
应对那些强行拒绝洗澡的人也很不容易。
我死也不会去洗澡的!!
求您了!!
他已经两周没有洗澡了。
已经得到了他家人的理解……
没办法了！

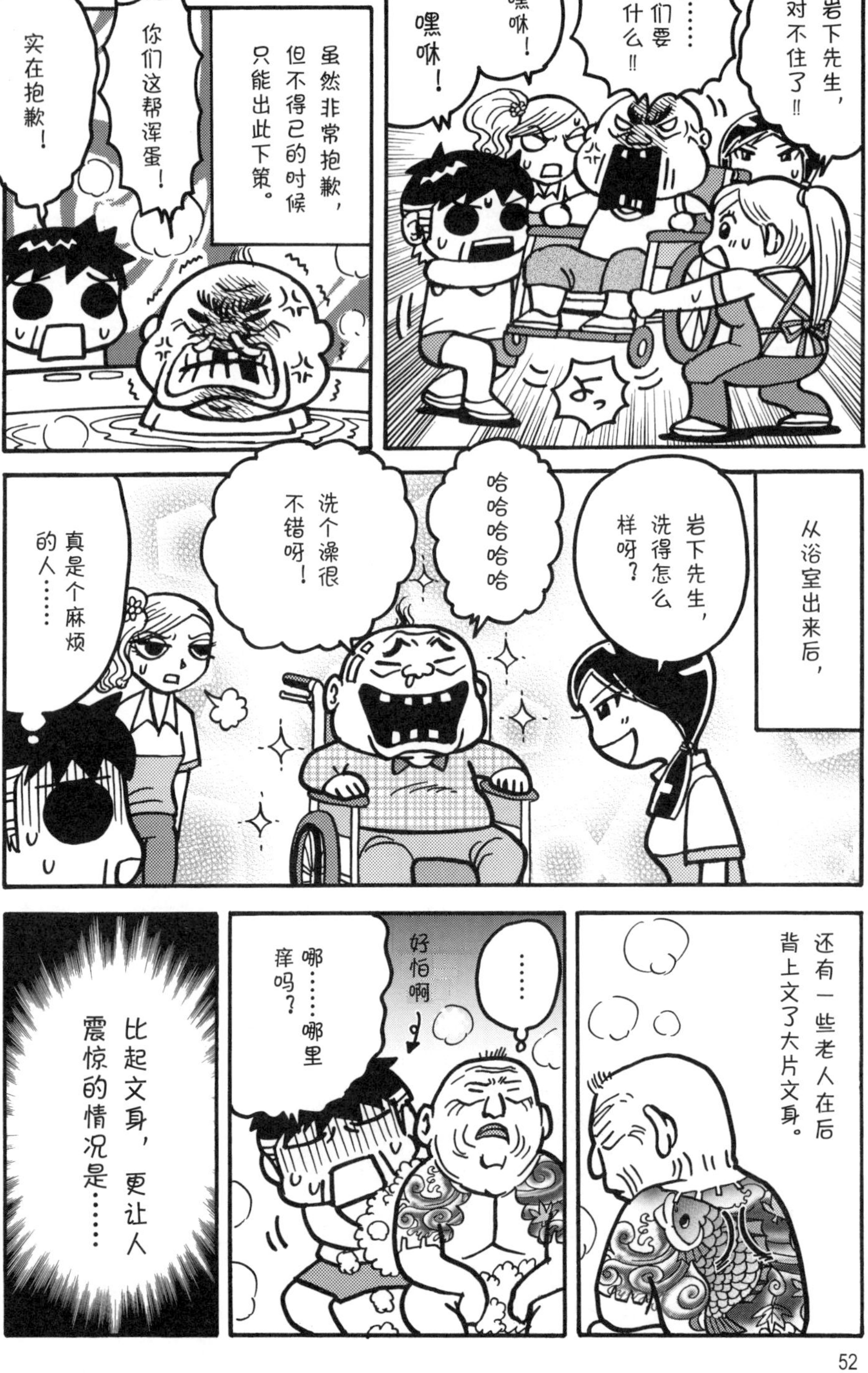
岩下先生，对不住了!!
你……你们要干什么!!
嘿咻！
嘿咻！
よっ
虽然非常抱歉，但不得已的时候只能出此下策。
你们这帮浑蛋！
实在抱歉！
从浴室出来后，
岩下先生，洗得怎么样呀？
哈哈哈哈哈
洗个澡很不错呀！
真是个麻烦的人……
还有一些老人在后背上文了大片文身。
……
好怕啊
哪……哪里痒吗？
比起文身，更让人震惊的情况是……

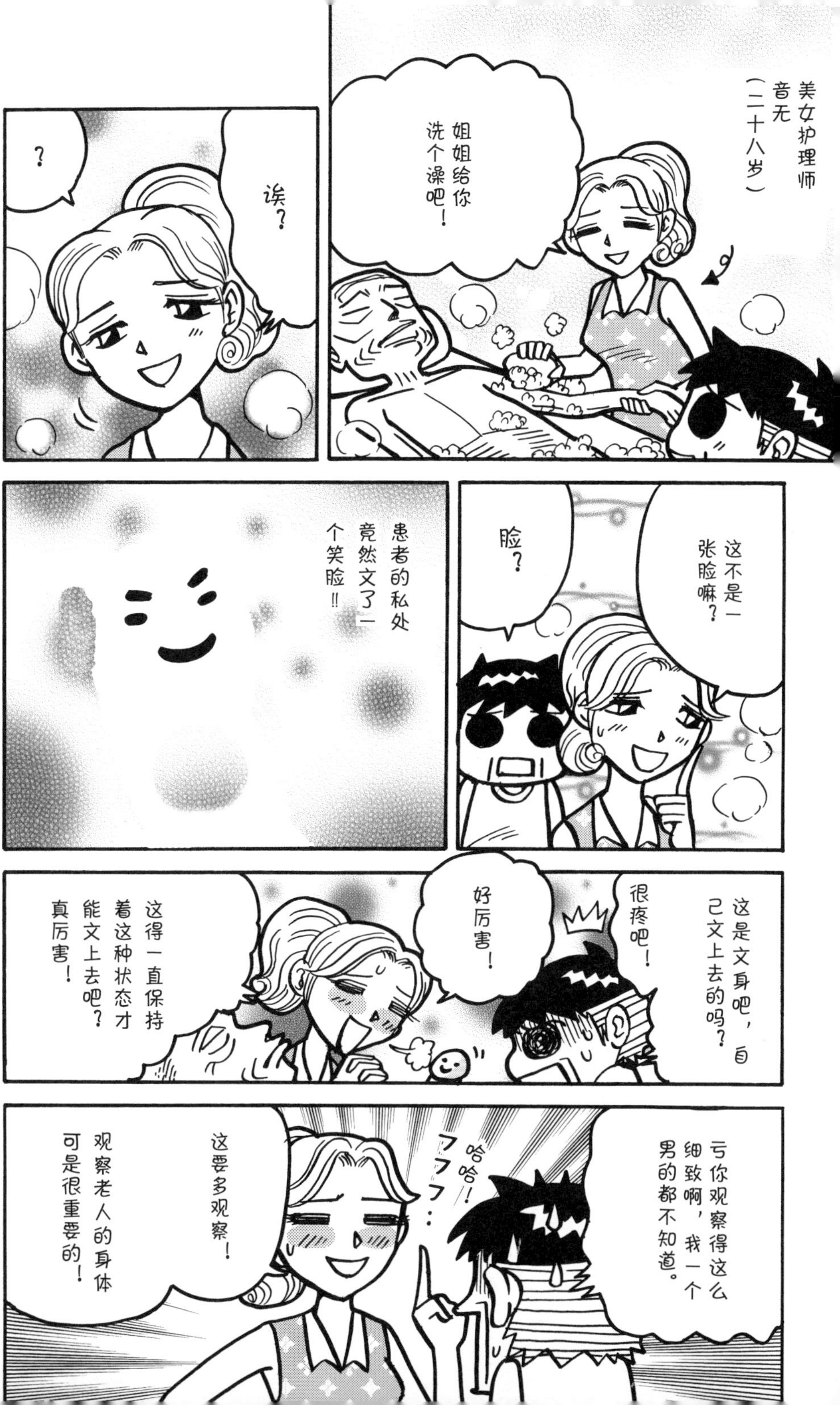

美女护理师
音无
（二十八岁）
姐姐给你洗个澡吧！
诶？
？
这不是一张脸嘛？
脸？
患者的私处竟然文了一个笑脸!!
这是文身吧，自己文上去的吗？
很疼吧！
好厉害！
这得一直保持着这种状态才能文上去吧？真厉害！
亏你观察得这么细致啊，我一个男的都不知道。
哈哈！
フフフ…
这要多观察！
观察老人的身体可是很重要的！

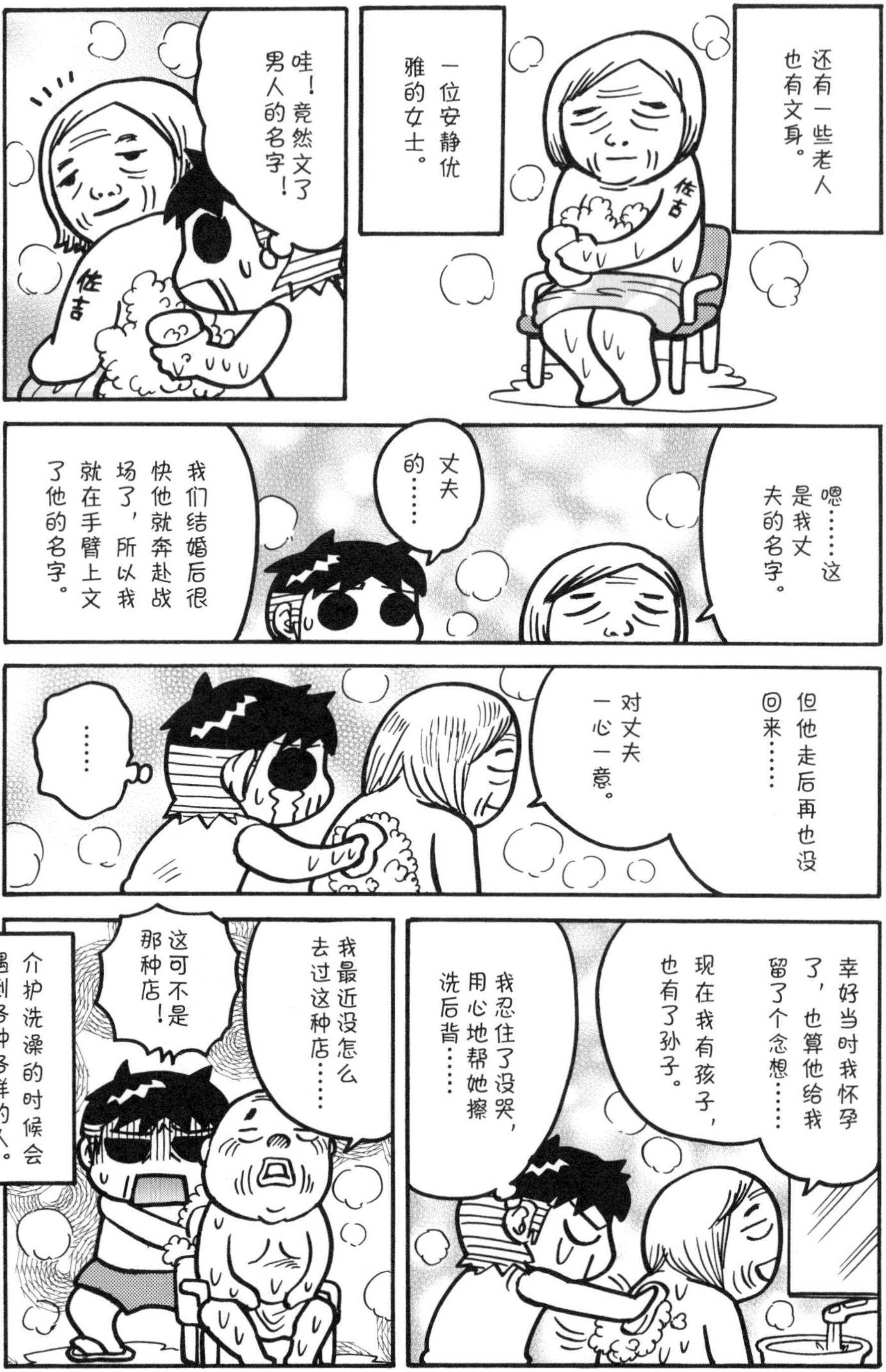
还有一些老人也有文身。
佐吉
一位安静优雅的女士。
哇！竟然文了男人的名字！
佐吉
嗯……这是我丈夫的名字。
丈夫的……
我们结婚后很快他就奔赴战场了，所以我就在手臂上文了他的名字。
但他走后再也没回来……
对丈夫一心一意。
……
幸好当时我怀孕了，也算他给我留了个念想……
现在我有孩子，也有了孙子。
我忍住了没哭，用心地帮她擦洗后背……
我最近没怎么去过这种店……
这可不是那种店！
介护洗澡的时候会遇到各种各样的人。

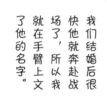

第7话●难懂的介护用语

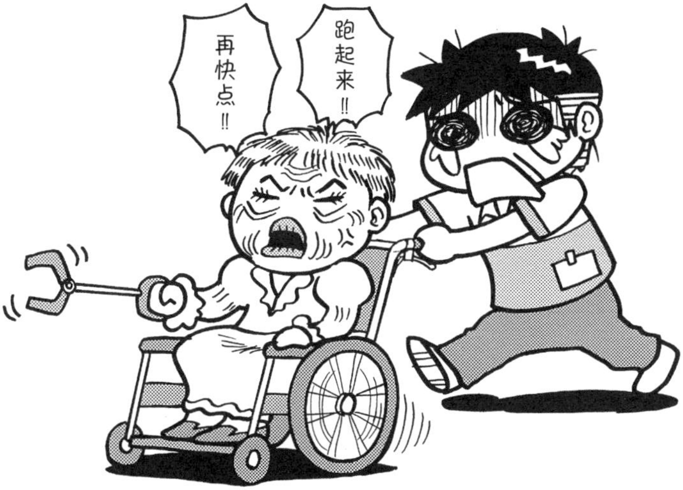
跑起来!!
再快点!!

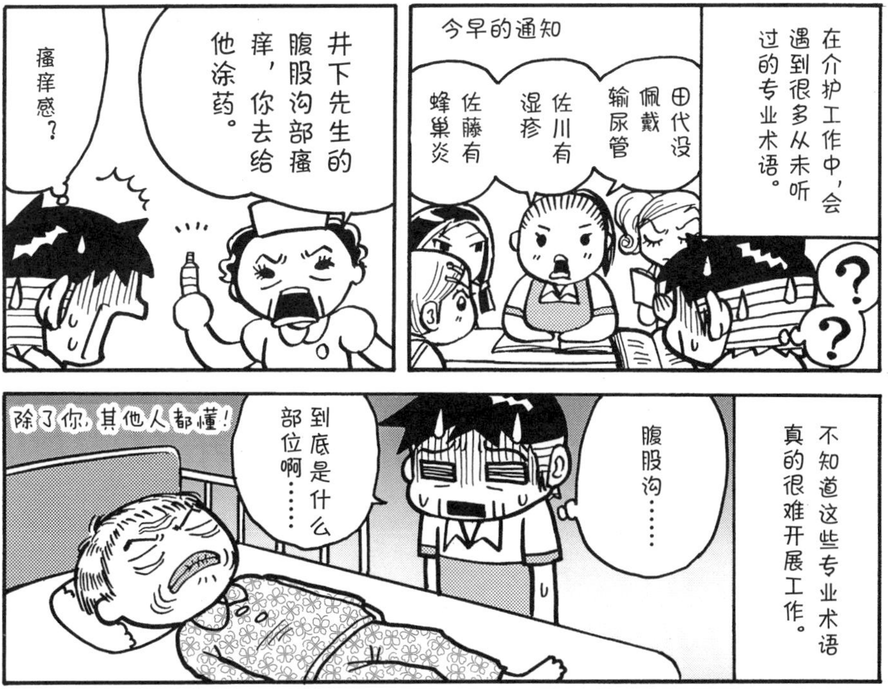
在介护工作中，会遇到很多从未听过的专业术语。
今早的通知
田代没佩戴输尿管
佐川有湿疹
佐藤有蜂巢炎
井下先生的腹股沟部瘙痒，你去给他涂药。
瘙痒感？
不知道这些专业术语真的很难开展工作。
腹股沟……
到底是什么部位啊……
除了你，其他人都懂！

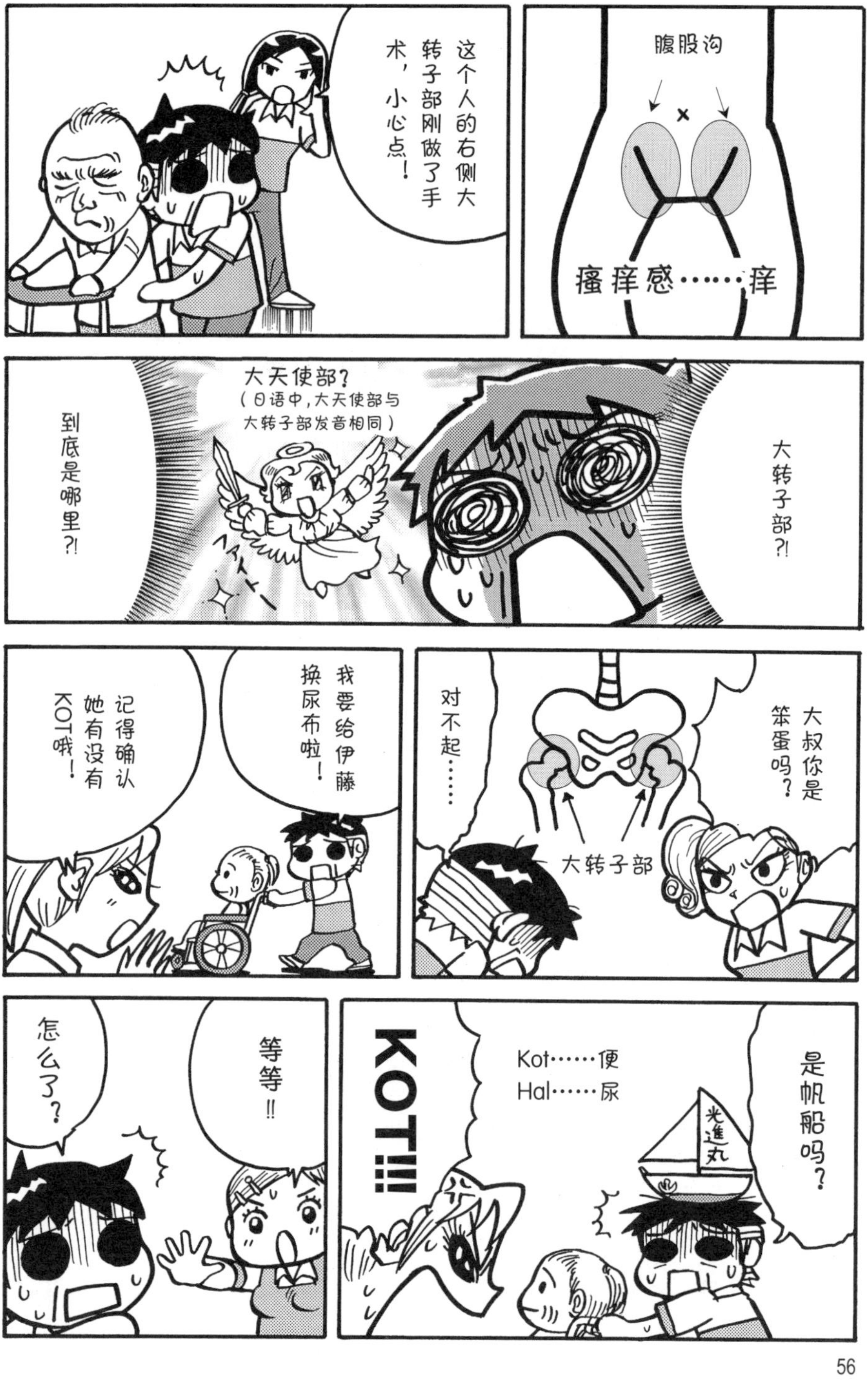

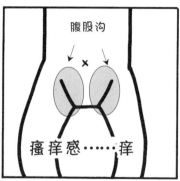

这个人的右侧大转子部刚做了手术，小心点！
腹股沟
瘙痒感……痒
大天使部？
（日语中，大天使部与大转子部发音相同）
大转子部?!
到底是哪里?!
大叔你是笨蛋吗？
大转子部
对不起……
我要给伊藤换尿布啦！
记得确认她有没有KOT哦！
等等!!
怎么了？
KOT!!!!
是帆船吗？
光進丸
Kot……便
Hal……尿

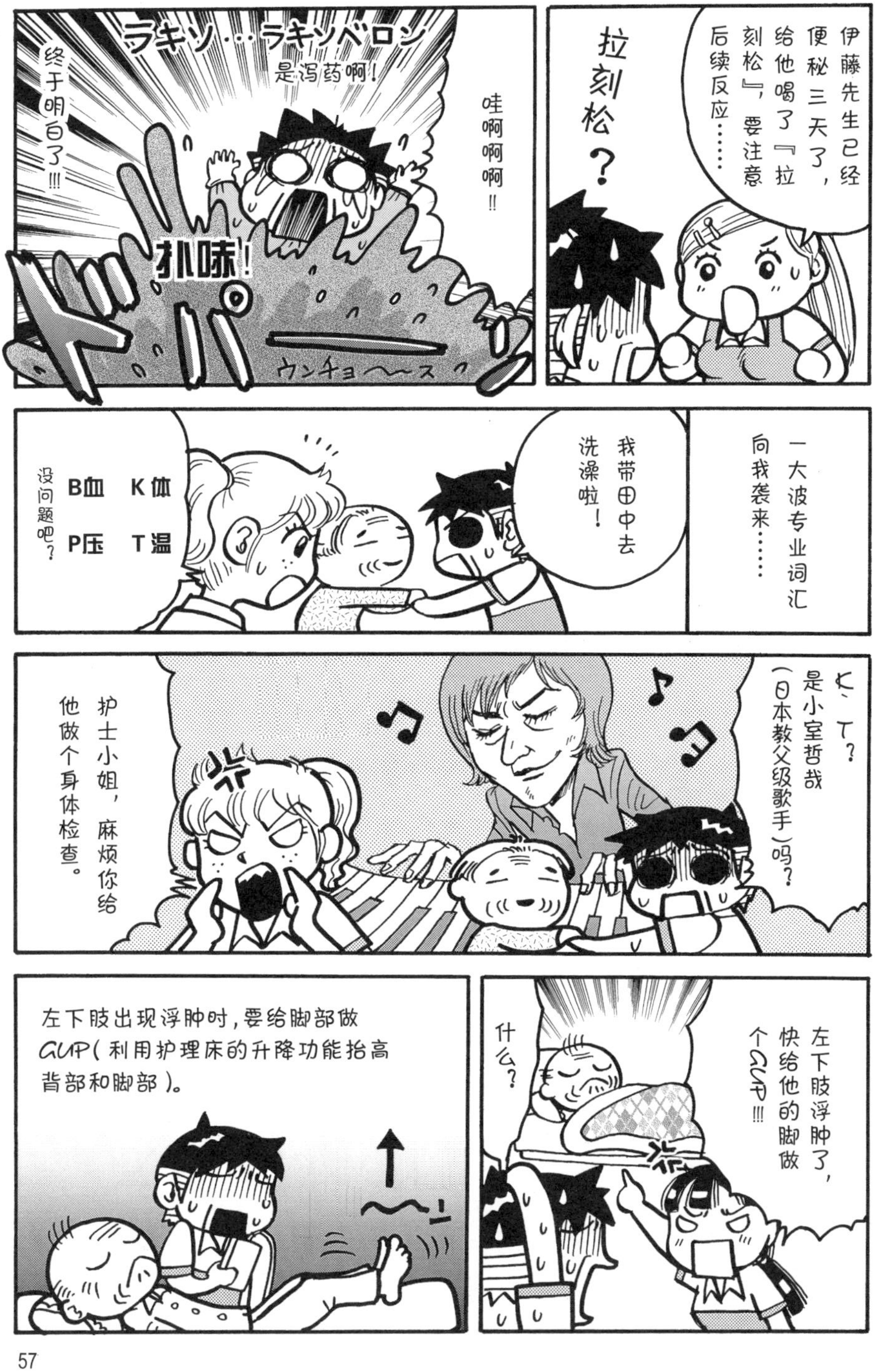
伊藤先生已经便秘三天了，给他喝了『拉刻松』，要注意后续反应……
拉刻松？
ラキソ…ラキソベロン
是泻药啊！
终于明白了!!!
哇啊啊啊!!
扑哧！
ドッパ
ウンチョ～ス
一大波专业词汇向我袭来……
我带田中去洗澡啦！
K体 T温
B血 P压
没问题吧？
K、T？是小室哲哉（日本教父级歌手）吗？
护士小姐，麻烦你给他做个身体检查。
左下肢浮肿了，快给他的脚做个GUP!!!
什么？
左下肢出现浮肿时，要给脚部做GUP（利用护理床的升降功能抬高背部和脚部）。

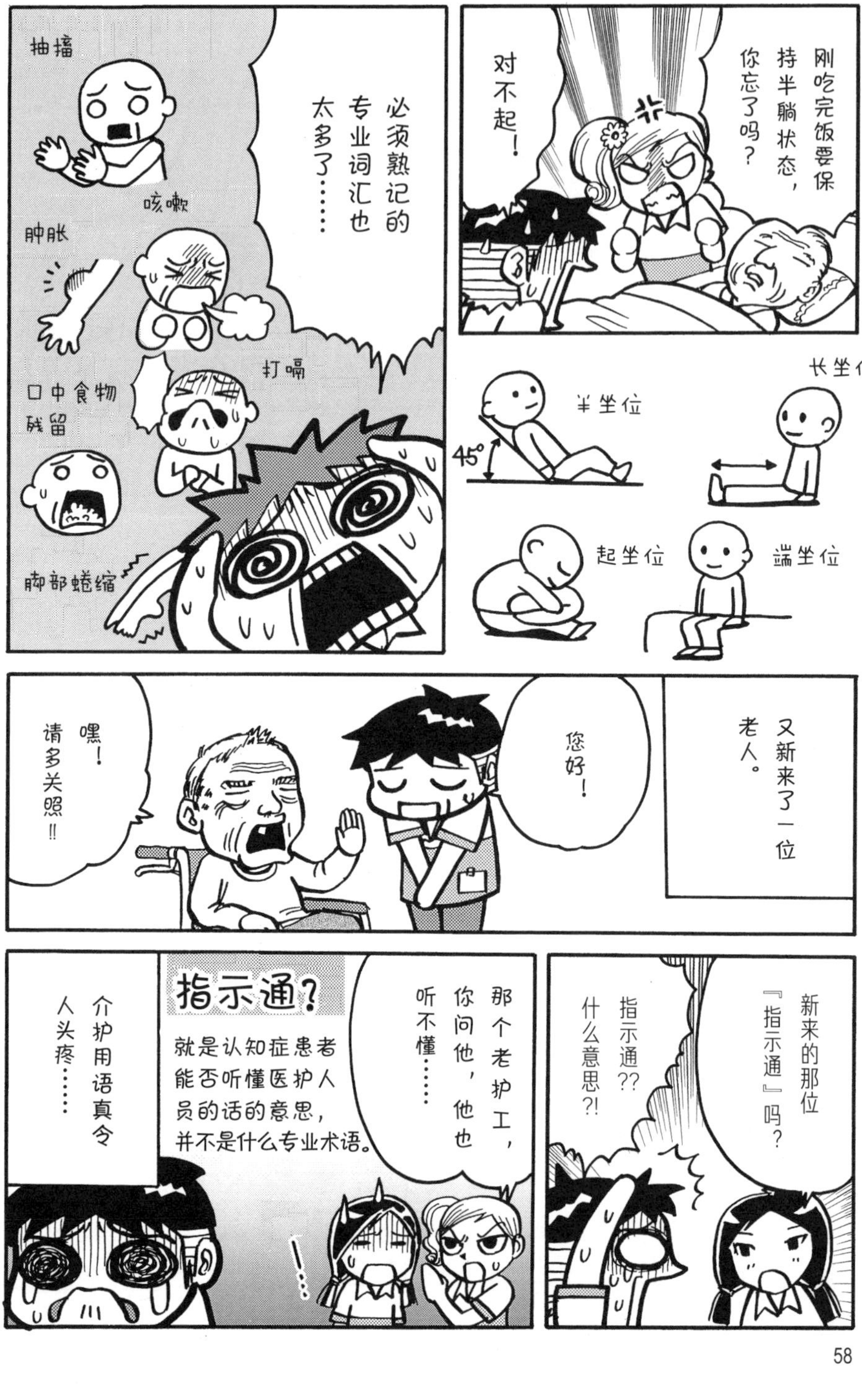

刚吃完饭要保持半躺状态，你忘了吗？
对不起！
必须熟记的专业词汇也太多了……
抽搐
咳嗽
肿胀
打嗝
口中食物残留
脚部蜷缩
半坐位
45°
长坐位
起坐位
端坐位
又新来了一位老人。
您好！
嘿！请多关照!!
新来的那位『指示通』吗？
指示通??什么意思?!
那个老护工，你问他，他也听不懂……
指示通？
就是认知症患者能否听懂医护人员的话的意思，并不是什么专业术语。
介护用语真令人头疼……

介护的工作内容

介护的工作内容，简单来说，就是为住在介护机构的人提供生活援助。在过去，介护人员会帮助老人完成任何事，但现在老人能够做到的事情介护人员就会让他们独立完成，做不到的再去进行援助，这种『自立支援』模式正成为主流，照顾过度会让老人身体衰弱得很快，所以日本主张『自立支援』。

当然，在最开始就明确究竟应该支援到何种程度是很难的，但随着经验的积累渐渐地就能够做到心中有数了。

在日本介护工作的内容分为以下三项：

○饮食介护：帮助那些自己无法进食的老人。根据老人身体状况的不同，分为从一般看护到全方位介护等不同程度的护理。

扫码查看我国养老护理基础知识

○排便介护：对于能够自己独立上厕所的老人，只进行看护即可，那些无法独立上厕所的老人则需要介护。而连走到卫生间都很困难的人就要使用纸尿裤。

○入浴介护：对于无法自己独立洗澡的老人要进行介护，根据老人的身体状况不同，介护程度也不同。

除了上述三项介护工作，还有基本的步行介助和更衣介助，另外，还会陪老人进行娱乐活动，倾听老人的心声。若只懂些皮毛的话，做起工作会有些困难，所以需要具备一定的工作经验。

介护人员要从这三项基本介护工作做起。最开始的时候，很多没经验的人会被换纸尿裤和入浴介护所困扰。但是只要能在一家有专业人员指导的机构学习，即使个人能力不同，也能够在两周内掌握这些工作技能。

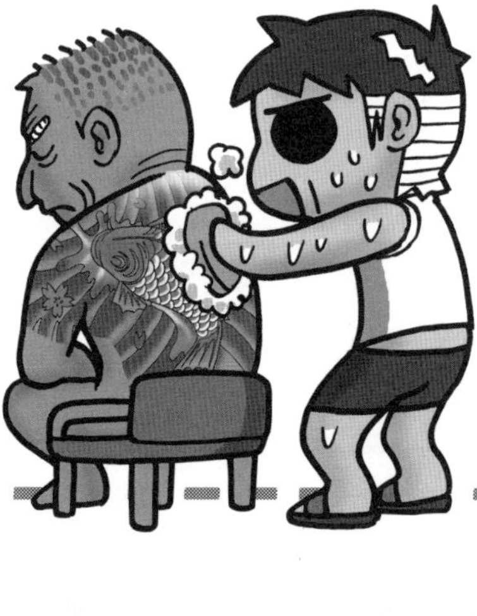

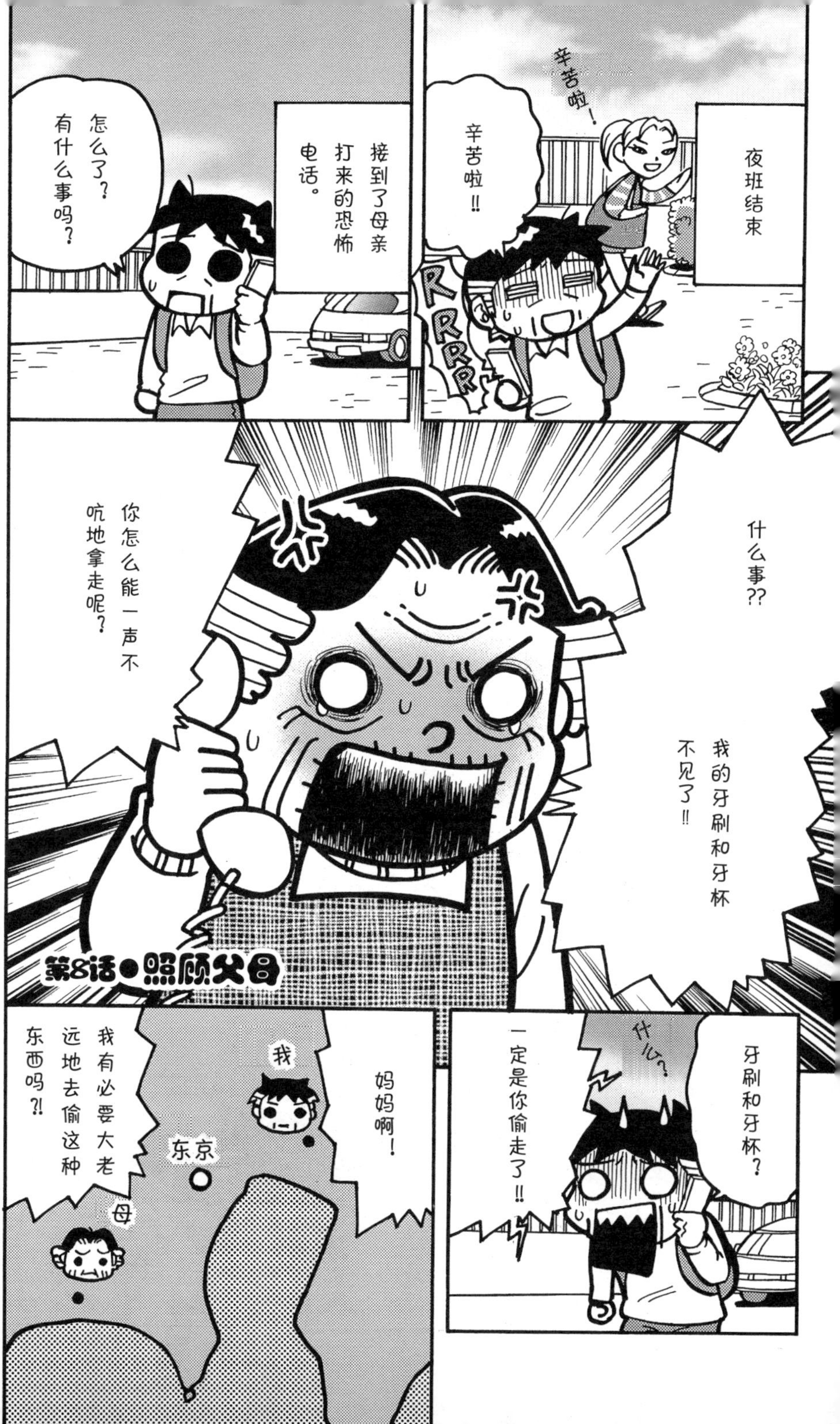
夜班结束
辛苦啦！
辛苦啦!!
RRRRR
接到了母亲打来的恐怖电话。
怎么了？有什么事吗？
什么事??
我的牙刷和牙杯不见了!!
你怎么能一声不吭地拿走呢？
第8话●照顾父母
牙刷和牙杯？
什么？
一定是你偷走了!!
妈妈啊！
我
东京
母
我有必要大老远地去偷这种东西吗?!

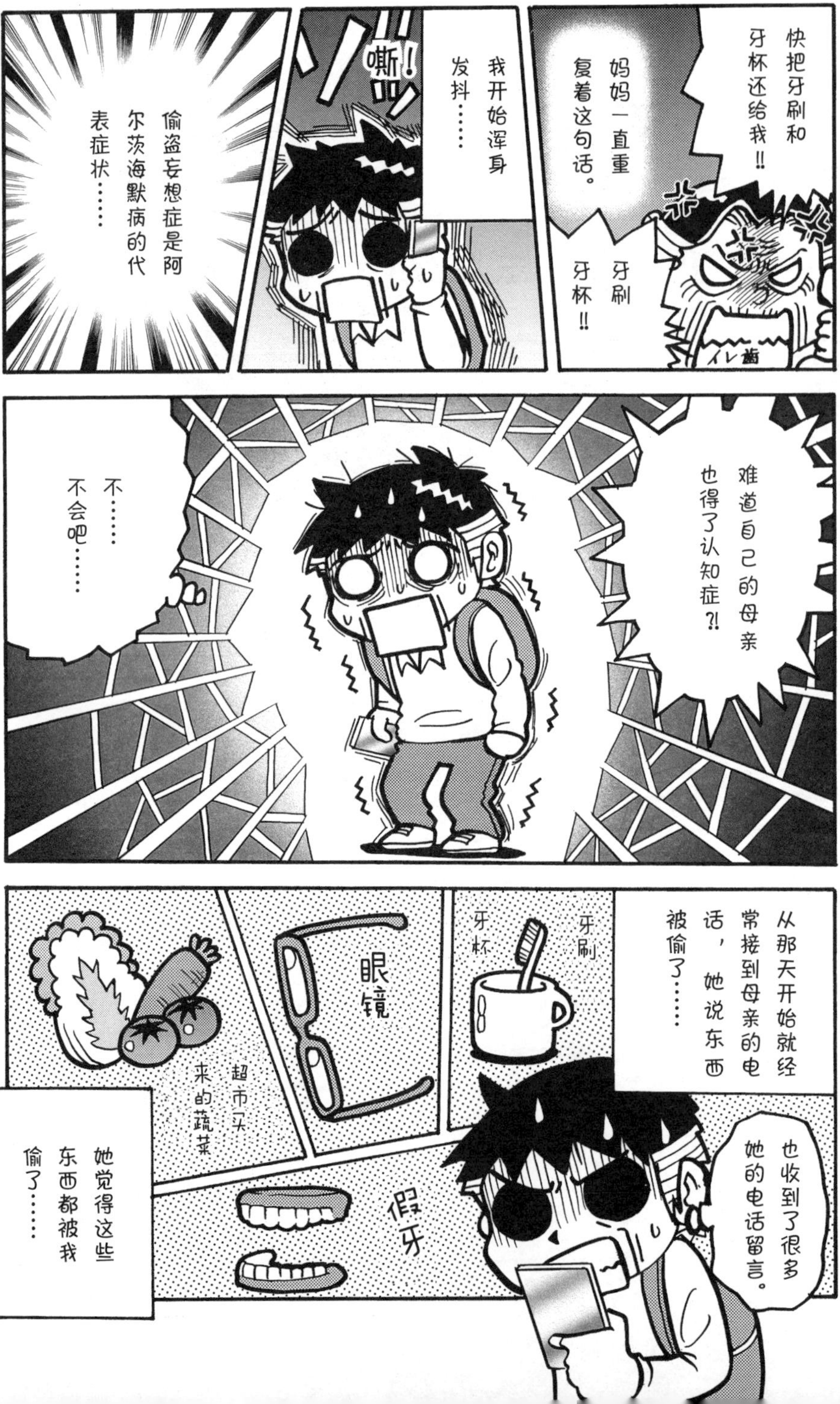
快把牙刷和牙杯还给我!!
妈妈一直重复着这句话。
牙刷 牙杯!!
イレ歯
嘶!
我开始浑身发抖……
偷盗妄想症是阿尔茨海默病的代表症状……
难道自己的母亲也得了认知症?!
不……不会吧……
从那天开始就经常接到母亲的电话，她说东西被偷了……
牙刷
牙杯
眼镜
超市买来的蔬菜
假牙
她觉得这些东西都被我偷了……
也收到了很多她的电话留言。

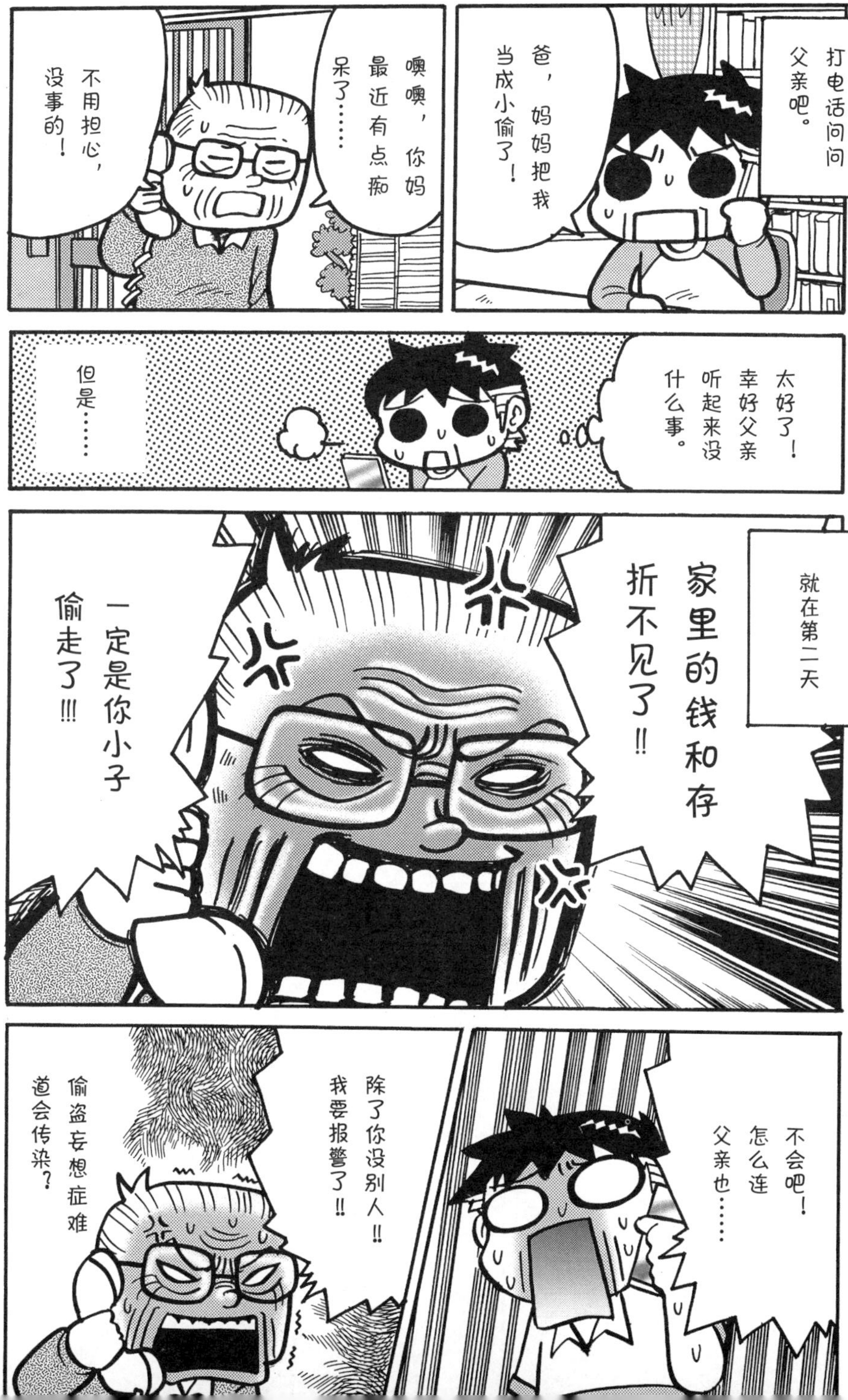

打电话问问父亲吧。
爸，妈妈把我当成小偷了！
噢噢，你妈最近有点痴呆了……
不用担心，没事的！
太好了！幸好父亲听起来没什么事。
但是……
就在第二天
家里的钱和存折不见了!!
一定是你小子偷走了!!!
不会吧！怎么连父亲也……
除了你没别人!!我要报警了!!
偷盗妄想症难道会传染？

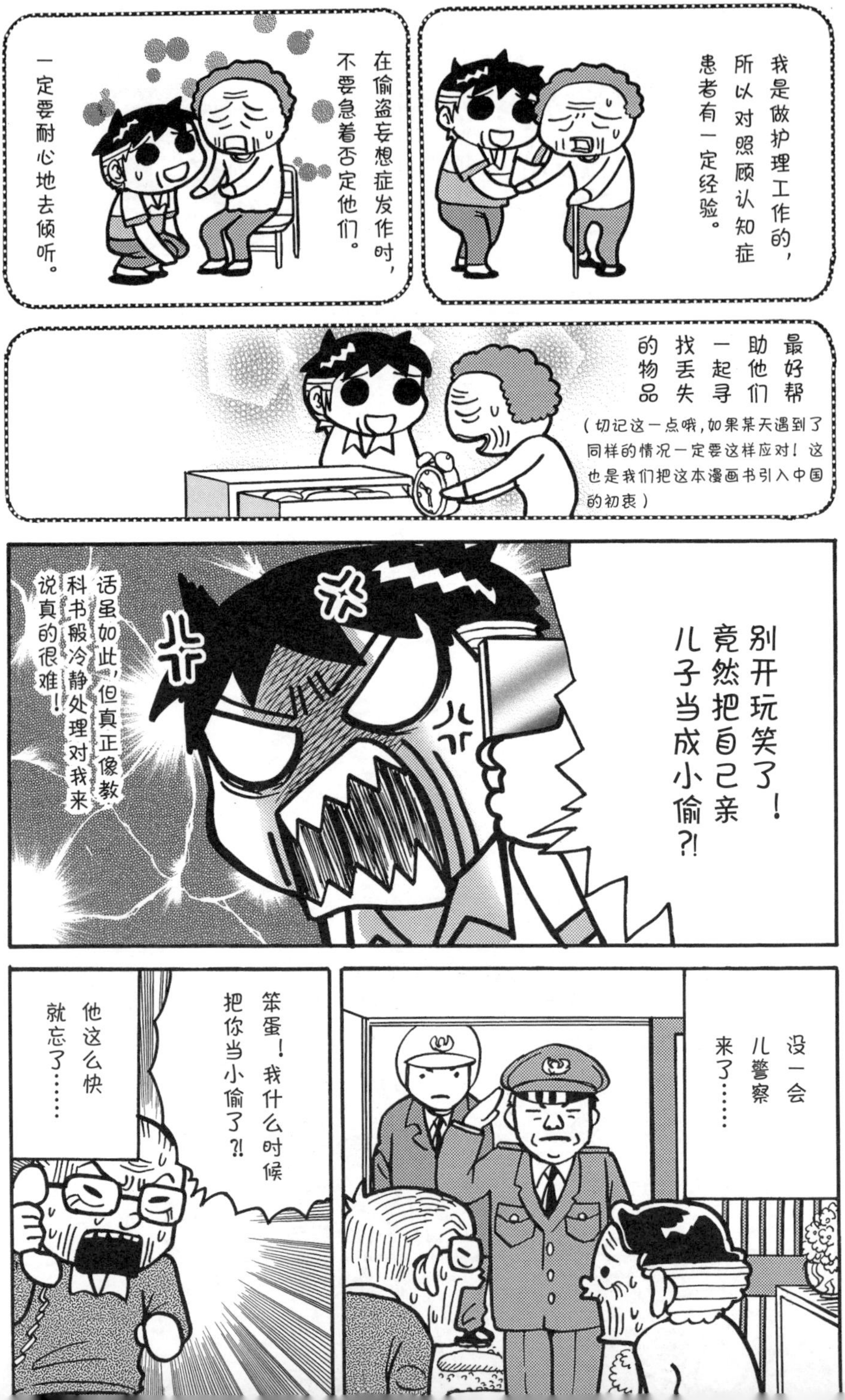
我是做护理工作的，所以对照顾认知症患者有一定经验。
在偷盗妄想症发作时，不要急着否定他们。
一定要耐心地去倾听。
最好帮助他们一起寻找丢失的物品
（切记这一点哦，如果某天遇到了同样的情况一定要这样应对！这也是我们把这本漫画书引入中国的初衷）
别开玩笑了！竟然把自己亲儿子当成小偷?!
话虽如此，但真正像教科书般冷静处理对我来说真的很难！
没一会儿警察来了……
笨蛋！我什么时候把你当小偷了?!
他这么快就忘了……

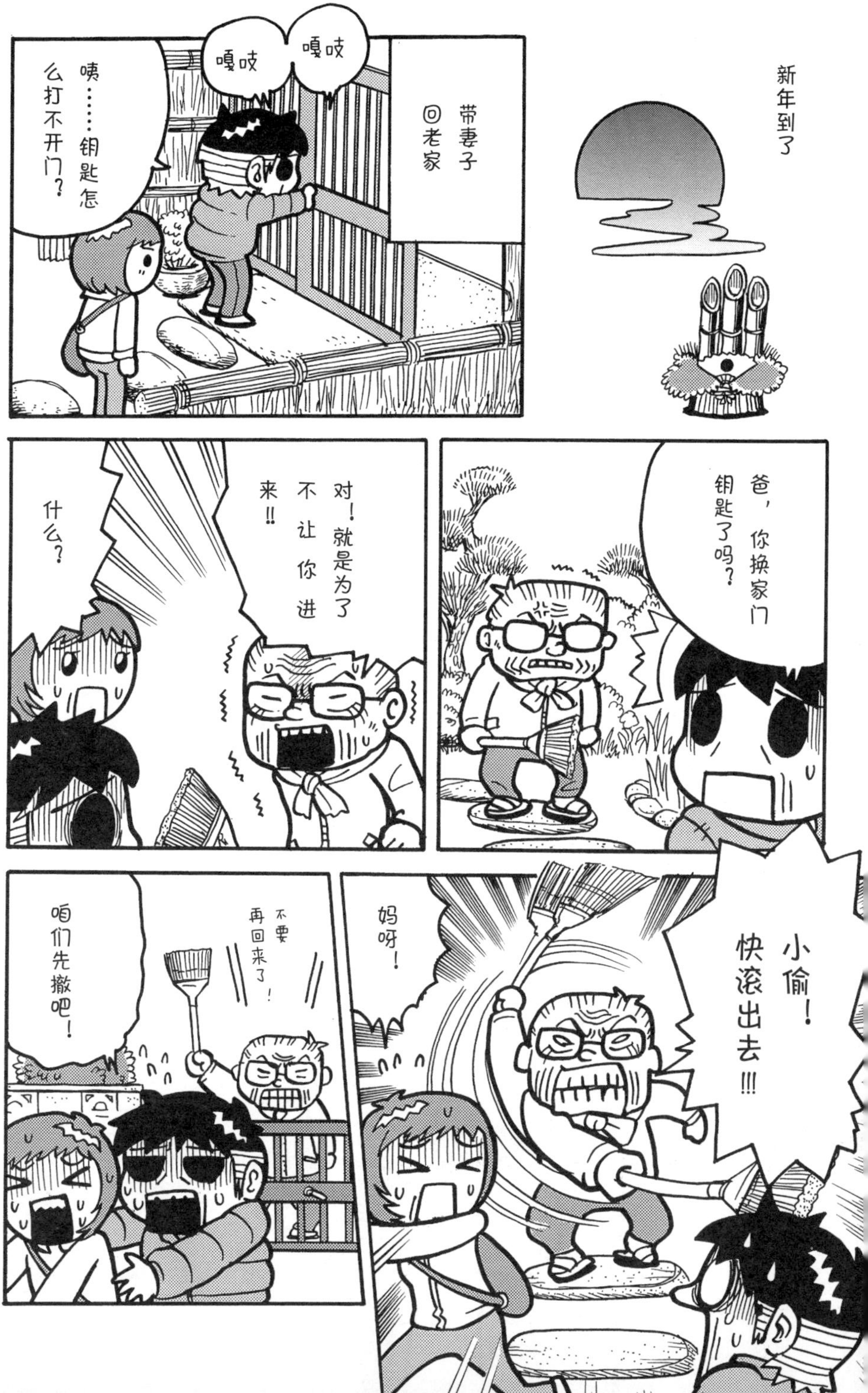
新年到了
带妻子回老家
嘎吱
嘎吱
咦……钥匙怎么打不开门？
爸，你换家门钥匙了吗？
对！就是为了不让你进来!!
什么？
小偷！快滚出去!!!
妈呀！
不要再回来了！
咱们先撤吧！

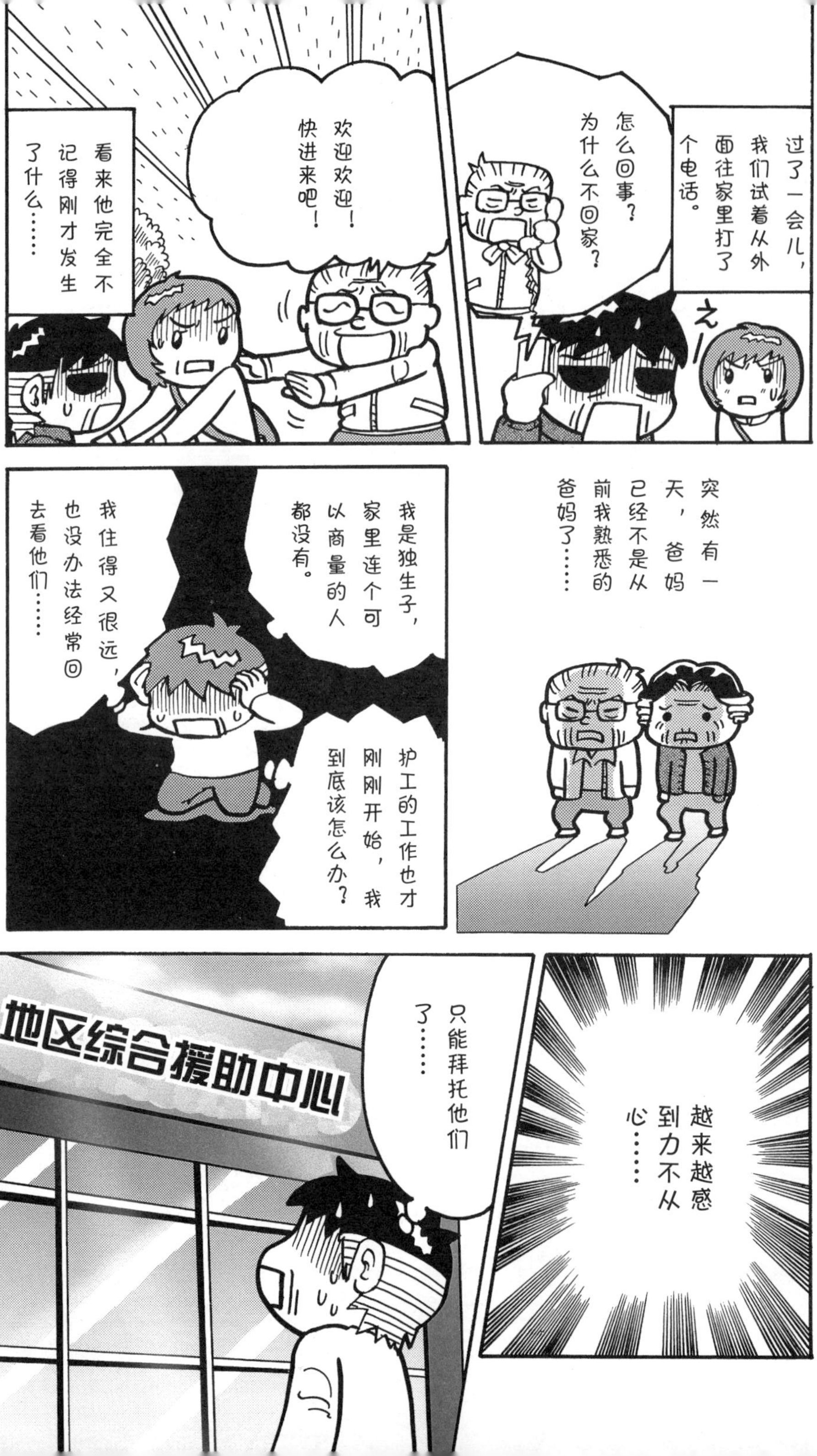
过了一会儿，我们试着从外面往家里打了个电话。
怎么回事？为什么不回家？
え
欢迎欢迎！快进来吧！
看来他完全不记得刚才发生了什么……
突然有一天，爸妈已经不是从前我熟悉的爸妈了……
我是独生子，家里连个可以商量的人都没有。
我住得又很远，也没办法经常回去看他们……
护工的工作也才刚刚开始，我到底该怎么办？
越来越感到力不从心……
只能拜托他们了……
地区综合援助中心

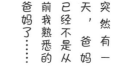

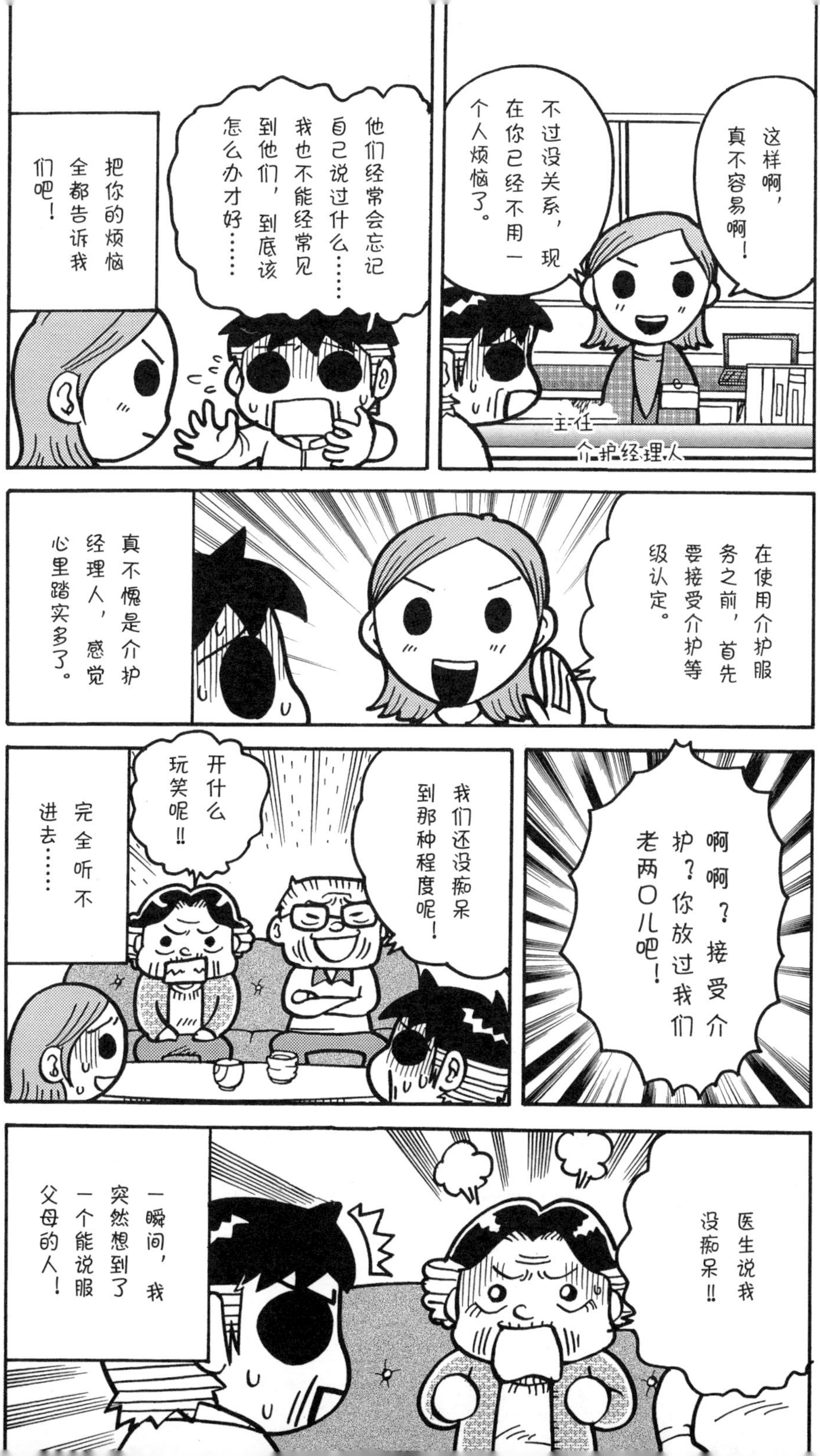
这样啊，真不容易啊！
不过没关系，现在你已经不用一个人烦恼了。
主任
介护经理人
他们经常会忘记自己说过什么……我也不能经常见到他们，到底该怎么办才好……
把你的烦恼全都告诉我们吧！
在使用介护服务之前，首先要接受介护等级认定。
真不愧是介护经理人，感觉心里踏实多了。
啊啊？接受介护？你放过我们老两口儿吧！
我们还没痴呆到那种程度呢！
开什么玩笑呢!!
完全听不进去……
医生说我没痴呆!!
一瞬间，我突然想到了一个能说服父母的人！

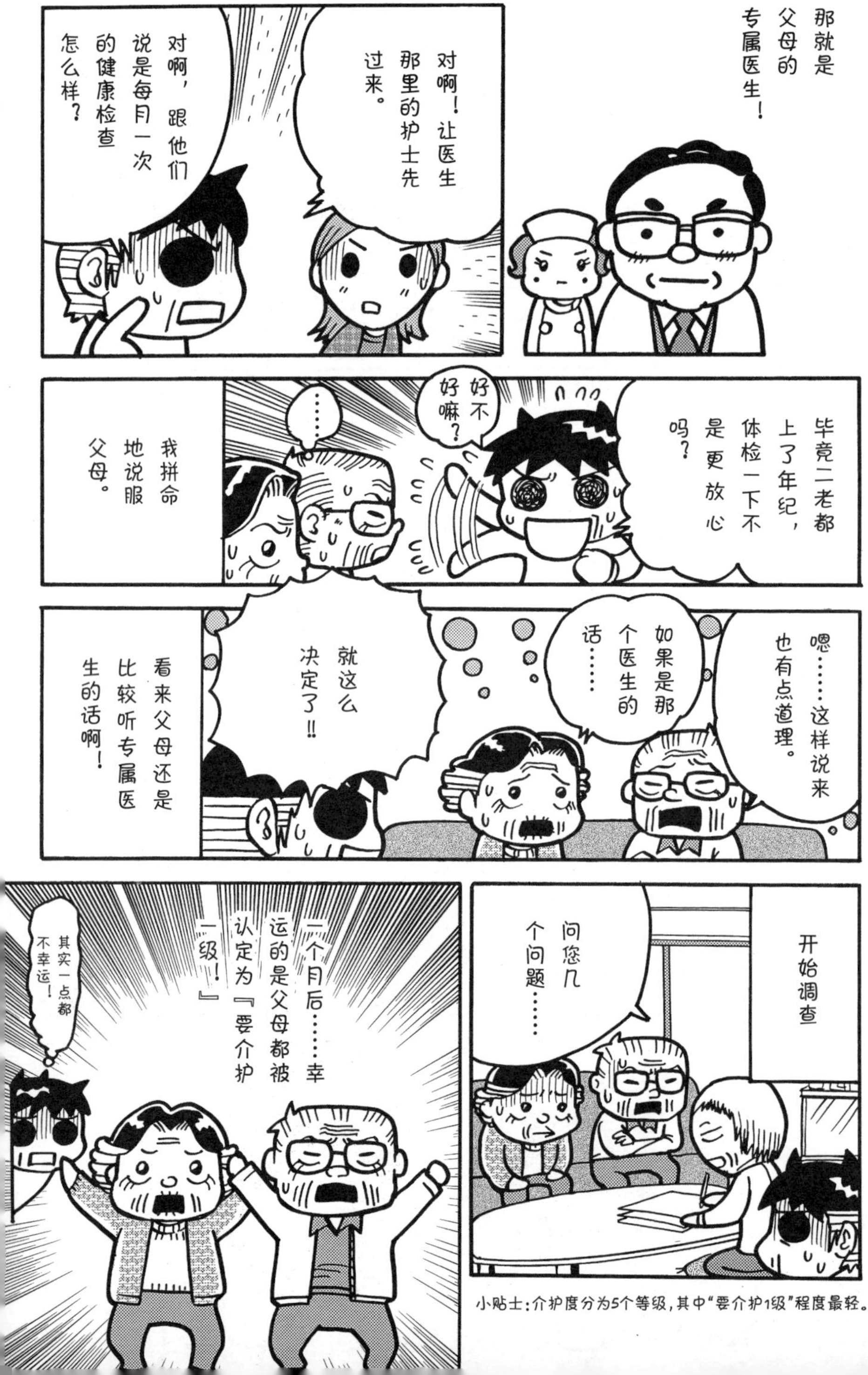
那就是父母的专属医生！
对啊！让医生那里的护士先过来。
对啊，跟他们说是每月一次的健康检查怎么样？
毕竟二老都上了年纪，体检一下不是更放心吗？
好不好嘛？
……
我拼命地说服父母。
嗯……这样说来也有点道理。
如果是那个医生的话……
就这么决定了!!
看来父母还是比较听专属医生的话啊！
开始调查
问您几个问题……
一个月后……幸运的是父母都被认定为『要介护一级！』
其实一点都不幸运！

小贴士：介护度分为5个等级，其中“要介护1级”程度最轻。

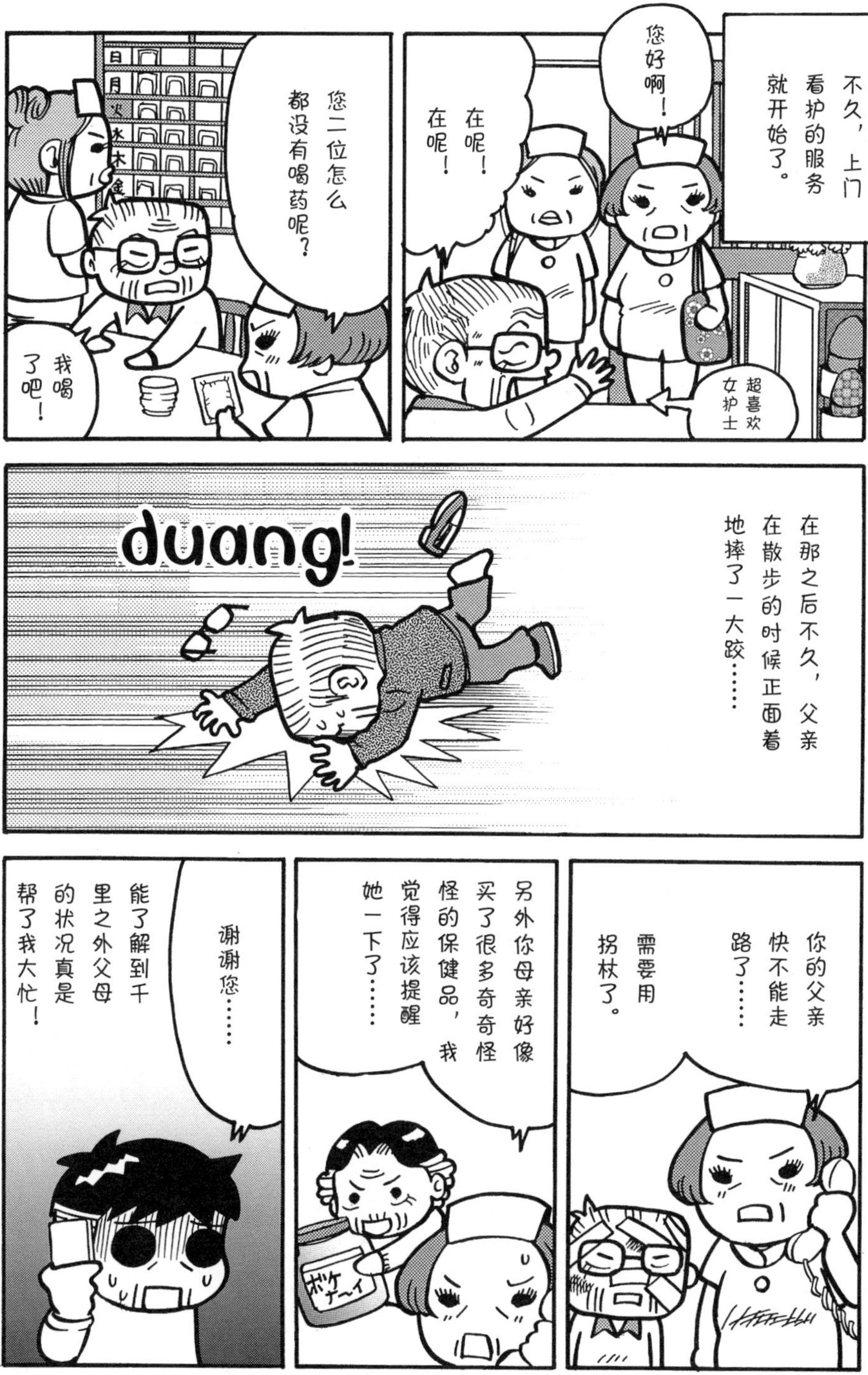
不久，上门看护的服务就开始了。
您好啊！
在呢！在呢！
超喜欢女护士
日 月 火 水 木 金
您二位怎么都没有喝药呢？
我喝了吧！
在那之后不久，父亲在散步的时候正面着地摔了一大跤……
duang!
你的父亲快不能走路了……
需要用拐杖了。
另外你母亲好像买了很多奇奇怪怪的保健品，我觉得应该提醒她一下了……
ボケナ~イ
谢谢您……
能了解到千里之外父母的状况真是帮了我大忙！

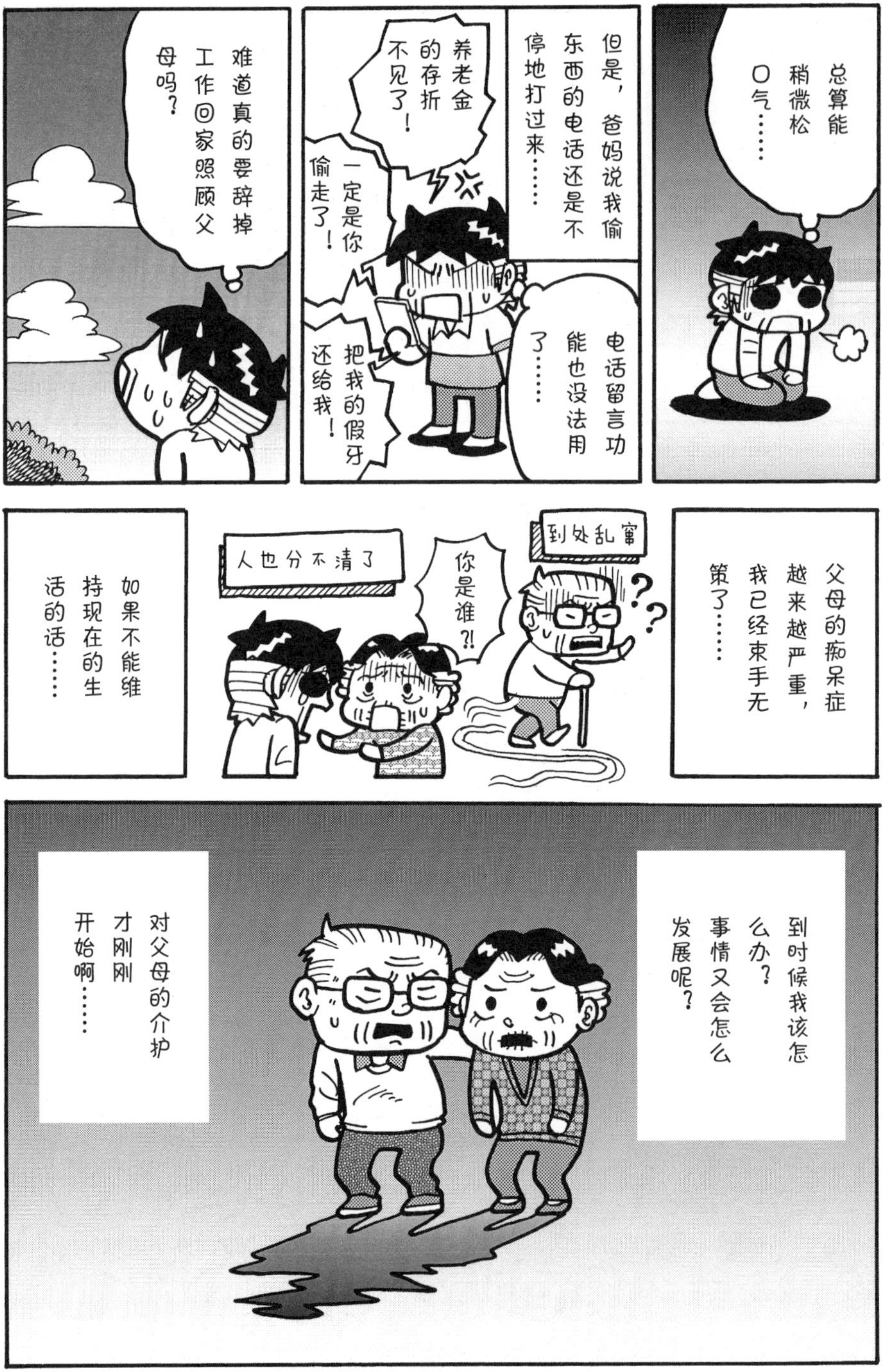
总算能稍微松口气……
但是，爸妈说我偷东西的电话还是不停地打过来……
养老金的存折不见了！
一定是你偷走了！
把我的假牙还给我！
电话留言功能也没法用了……
难道真的要辞掉工作回家照顾父母吗？
父母的痴呆症越来越严重，我已经束手无策了……
到处乱窜
你是谁?!
人也分不清了
如果不能维持现在的生活的话……
到时候我该怎么办？事情又会怎么发展呢？
对父母的介护才刚刚开始啊……

第9话●工作时间与薪水

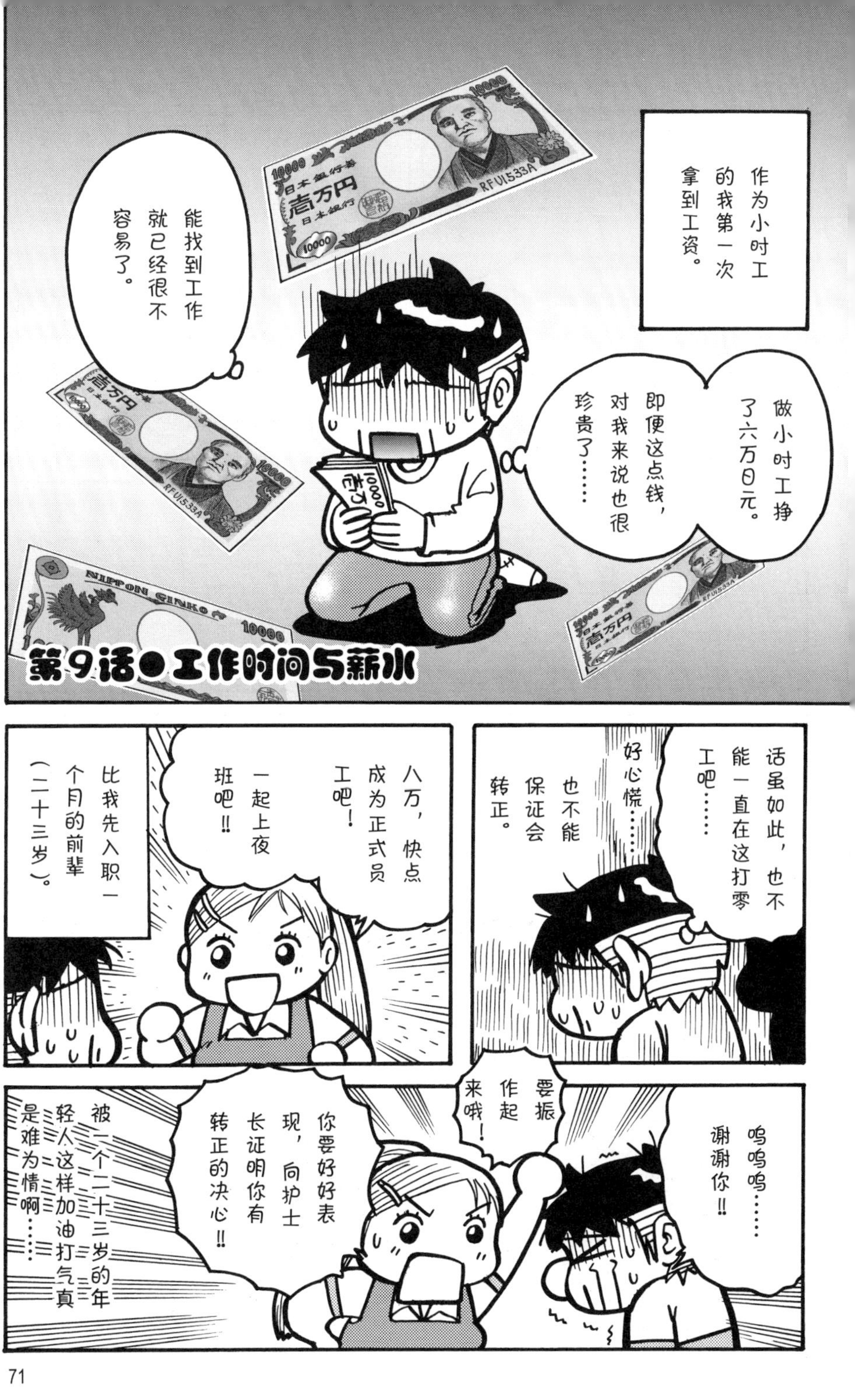
作为小时工的我第一次拿到工资。
做小时工挣了六万日元。即便这点钱，对我来说也很珍贵了……
能找到工作就已经很不容易了。
话虽如此，也不能一直在这打零工吧……
好心慌……
也不能保证会转正。
八万，快点成为正式员工吧！一起上夜班吧!!
比我先入职一个月的前辈（二十三岁）。
呜呜呜……谢谢你!!
要振作起来哦！
你要好好表现，向护士长证明你有转正的决心!!
被一个二十三岁的年轻人这样加油打气真是难为情啊……

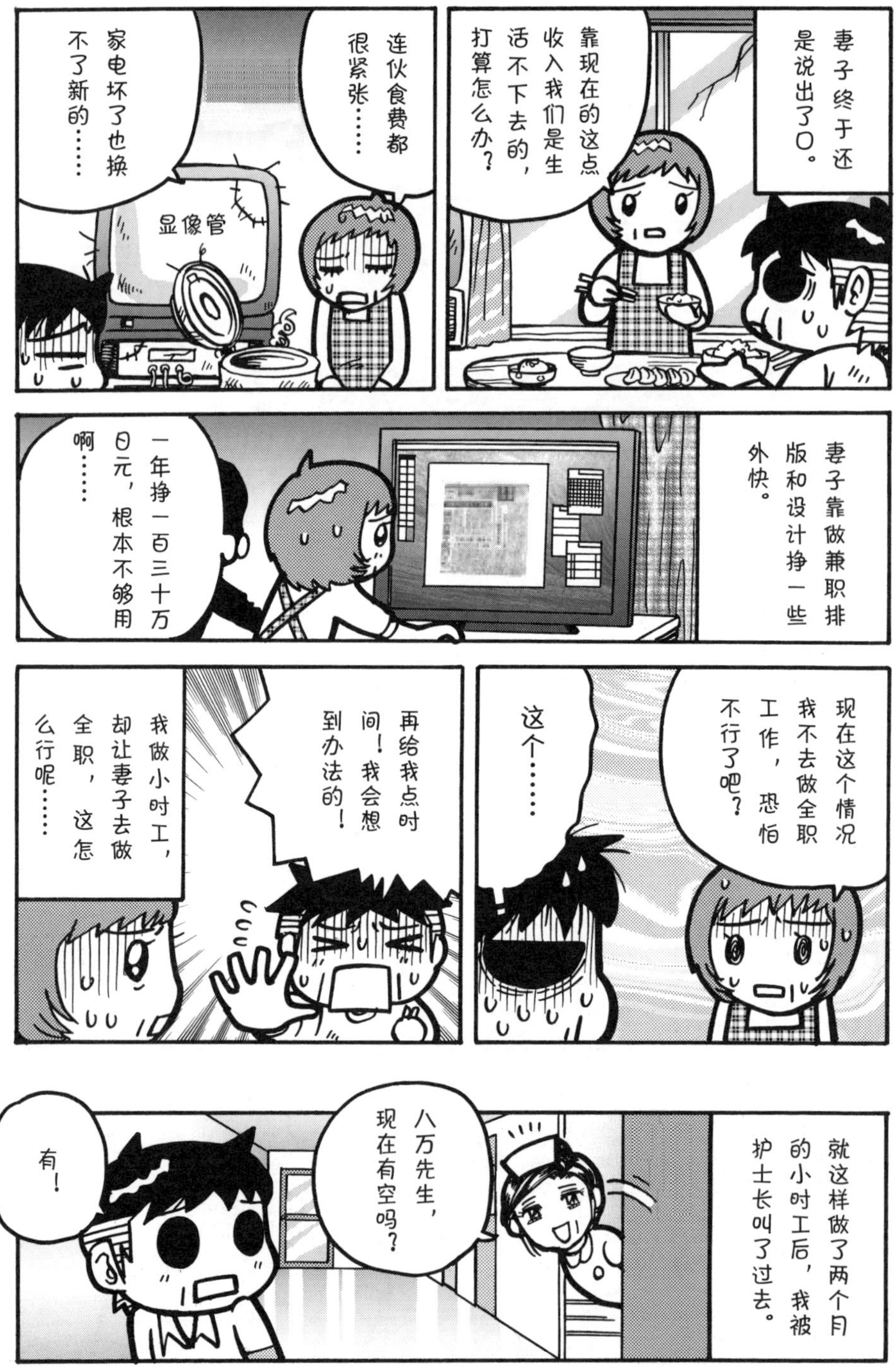
妻子终于还是说出了口。
靠现在的这点收入我们是生活不下去的，打算怎么办？
连伙食费都很紧张……
家电坏了也换不了新的……
显像管
妻子靠做兼职排版和设计挣一些外快。
一年挣一百三十万日元，根本不够用啊……
现在这个情况我不去做全职工作，恐怕不行了吧？
这个……
再给我点时间！我会想到办法的！
我做小时工，却让妻子去做全职，这怎么行呢……
就这样做了两个月的小时工后，我被护士长叫了过去。
八万先生，现在有空吗？
有！

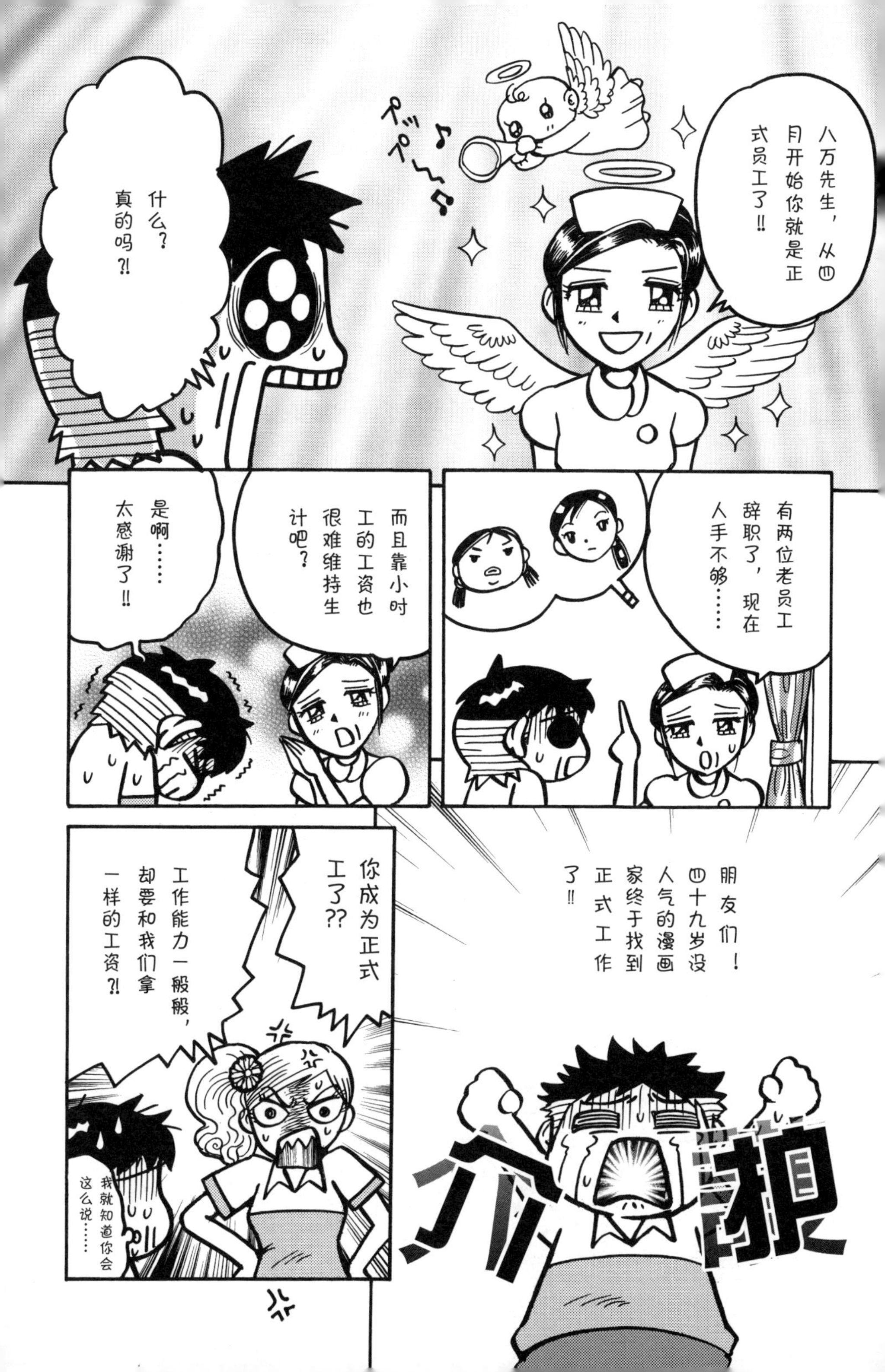
八万先生，从四月开始你就是正式员工了!!
什么？真的吗?!
有两位老员工辞职了，现在人手不够……
而且靠小时工的工资也很难维持生计吧？
是啊……太感谢了!!
朋友们！四十九岁没人气的漫画家终于找到正式工作了!!
你成为正式工了??
工作能力一般般，却要和我们拿一样的工资?!
我就知道你会这么说……

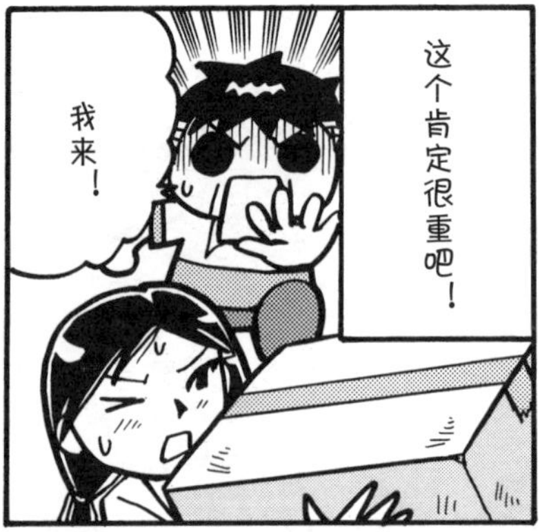
这个肯定很重吧!
我来!

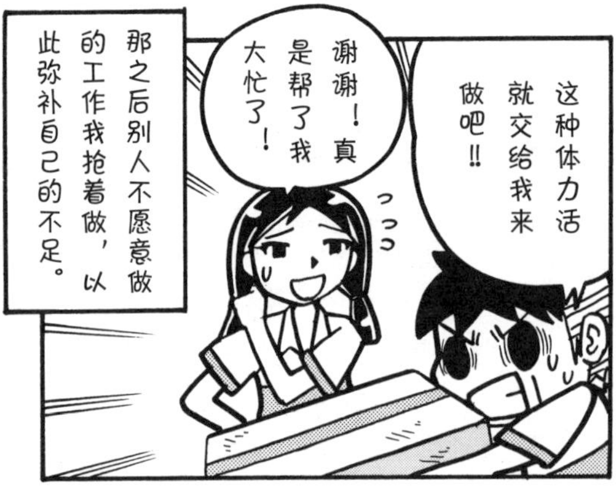
这种体力活就交给我来做吧!!
谢谢!真是帮了我大忙了!
那之后别人不愿意做的工作我抢着做,以此弥补自己的不足。

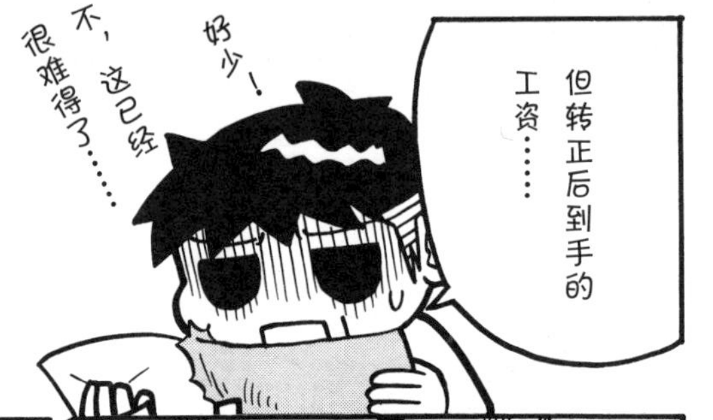
但转正后到手的工资……
好少!
不,这已经很难得了……

基本工资	146,500日元
住房补贴	16,000日元
调节补贴	2,930日元
地区补贴	5,000日元
家庭补贴	16,000日元
交通费	5,200日元
(扣除的税)	34,782日元
实际到手金额	156,848日元

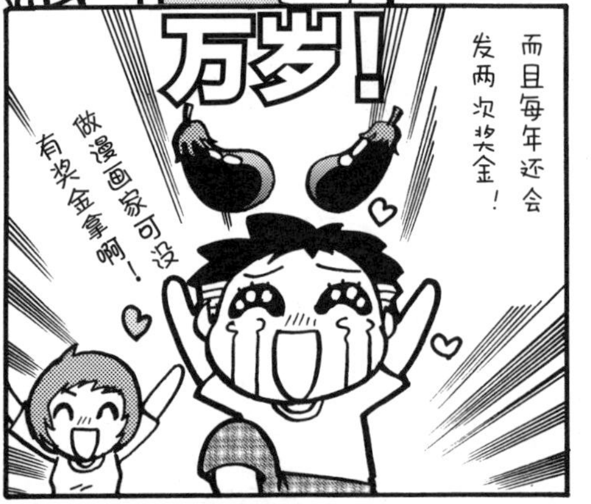
而且每年还会发两次奖金!
万岁!
做漫画家可没有奖金拿啊!

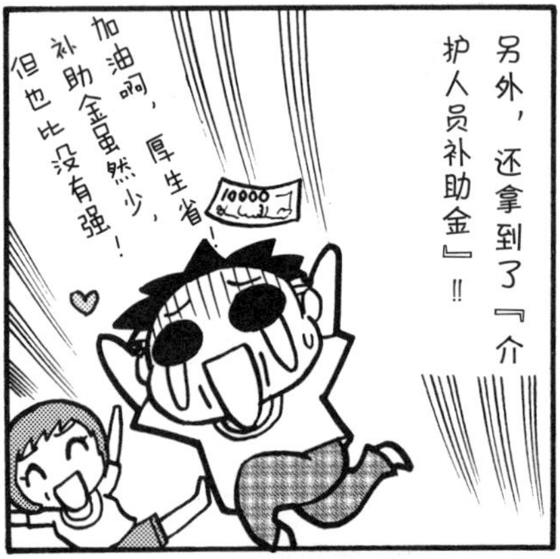
另外,还拿到了『介护人员补助金』!!
加油啊,厚生省!
补助金虽然少,但也比没有强!

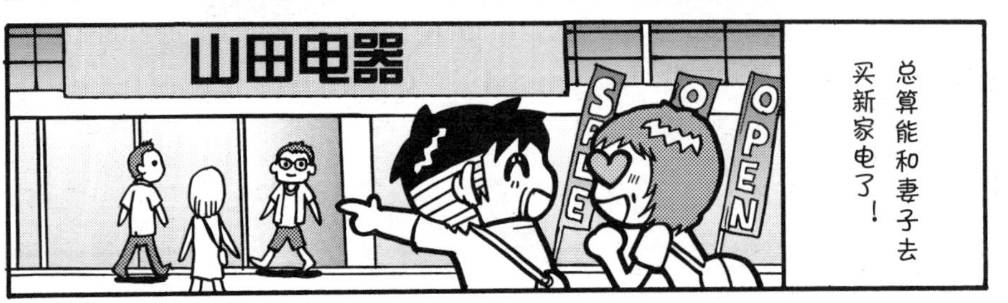
总算能和妻子去买新家电了!
山田电器
SALE
OPEN

小贴士:厚生省全称厚生劳动省,在日本发挥劳动部、卫生部、福利部的职能。

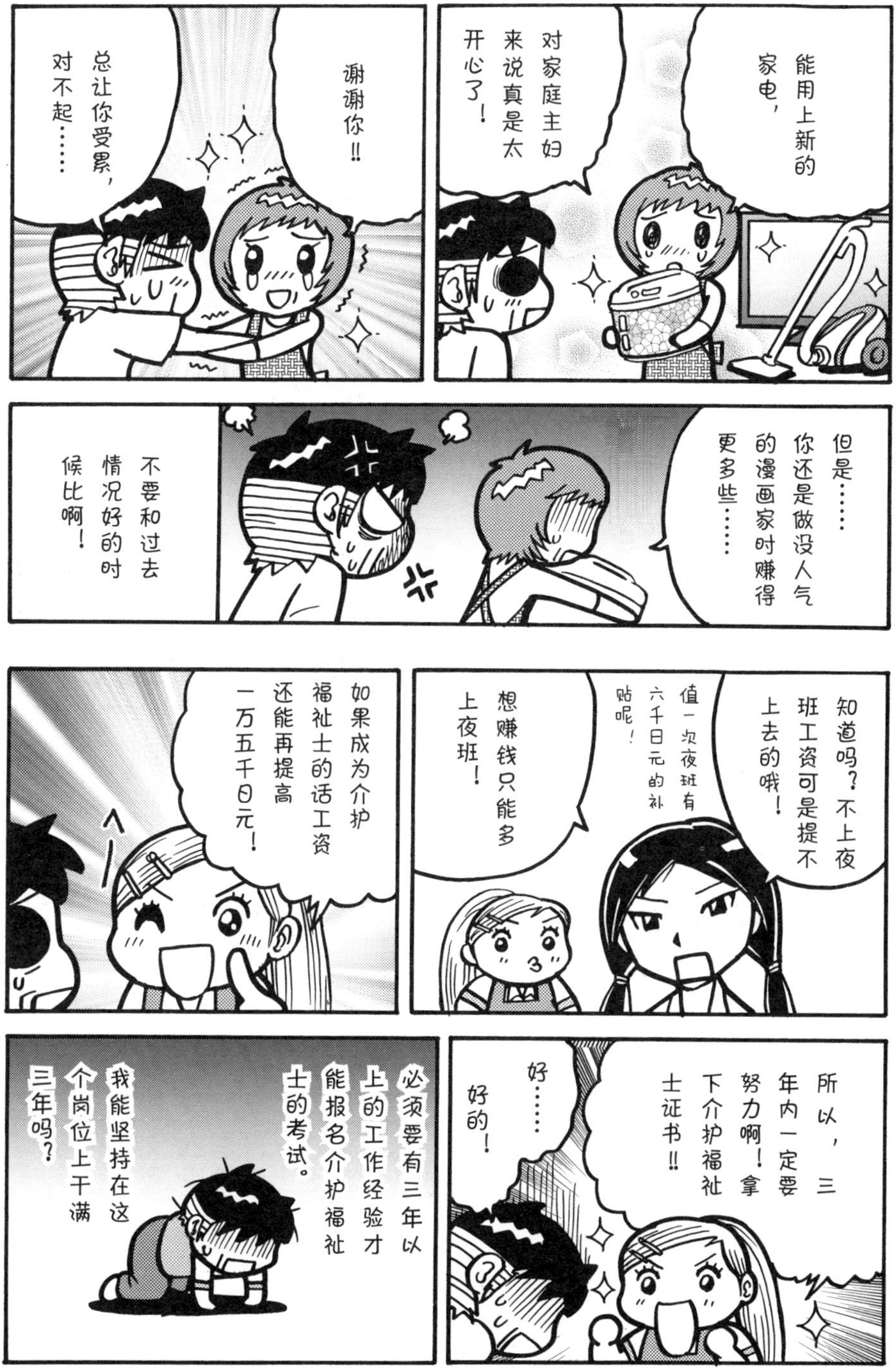

能用上新的家电，
对家庭主妇来说真是太开心了！
谢谢你!!
总让你受累，对不起……
但是……你还是做没人气的漫画家时赚得更多些……
不要和过去情况好的时候比啊！
知道吗？不上夜班工资可是提不上去的哦！
值一次夜班有六千日元的补贴呢！
想赚钱只能多上夜班！
如果成为介护福祉士的话工资还能再提高一万五千日元！
所以，三年内一定要努力啊！拿下介护福祉士证书!!
好……
好的！
必须要有三年以上的工作经验才能报名介护福祉士的考试。
我能坚持在这介岗位上干满三年吗？

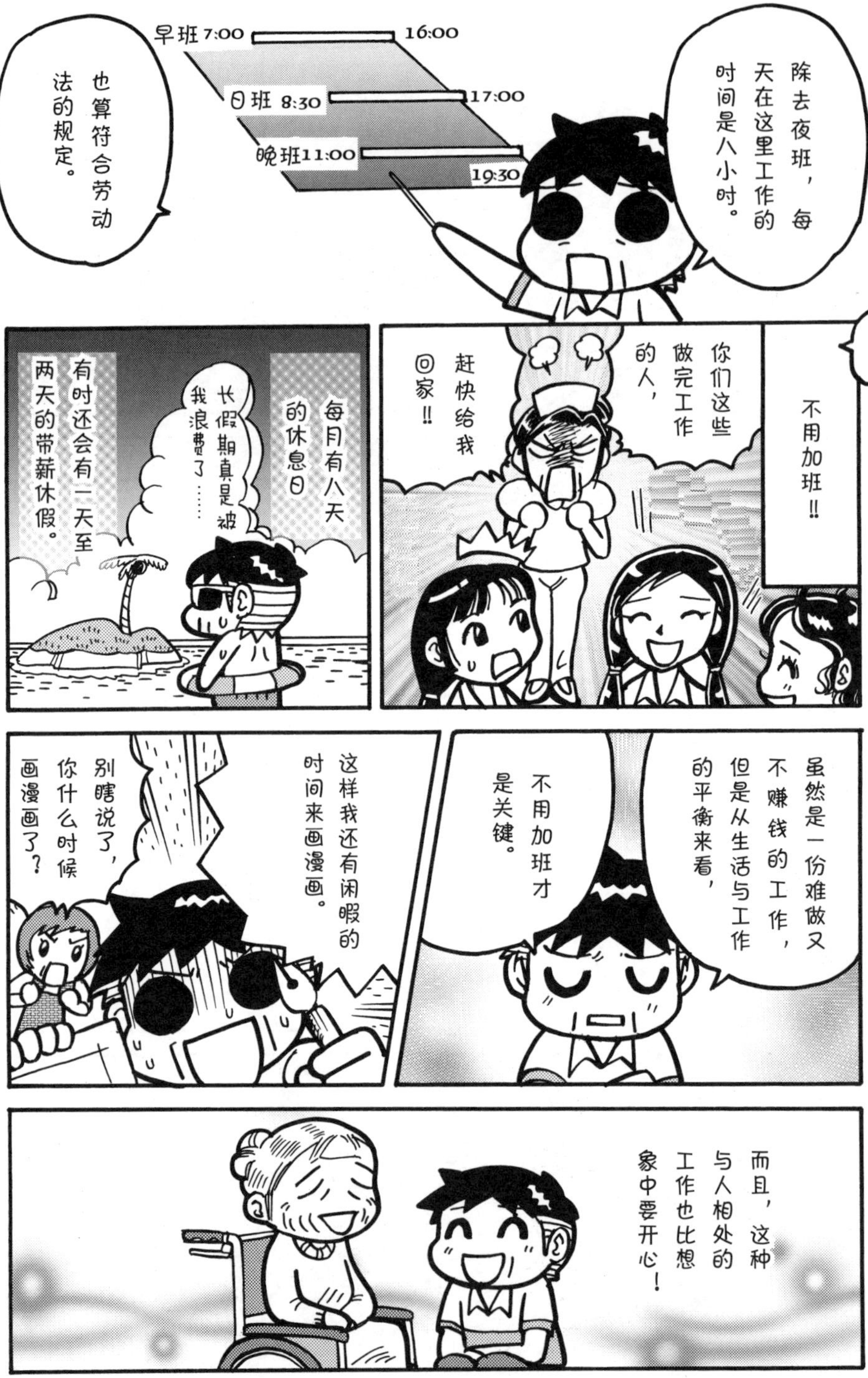
除去夜班，每天在这里工作的时间是八小时。
早班7:00
16:00
日班 8:30
17:00
晚班11:00
19:30
也算符合劳动法的规定。
不用加班!!
你们这些做完工作的人，赶快给我回家!!
每月有八天的休息日
长假期真是被我浪费了……
有时还会有一天至两天的带薪休假。
虽然是一份难做又不赚钱的工作，但是从生活与工作的平衡来看，
不用加班才是关键。
这样我还有闲暇的时间来画漫画。
别瞎说了，你什么时候画漫画了？
而且，这种与人相处的工作也比想象中要开心！

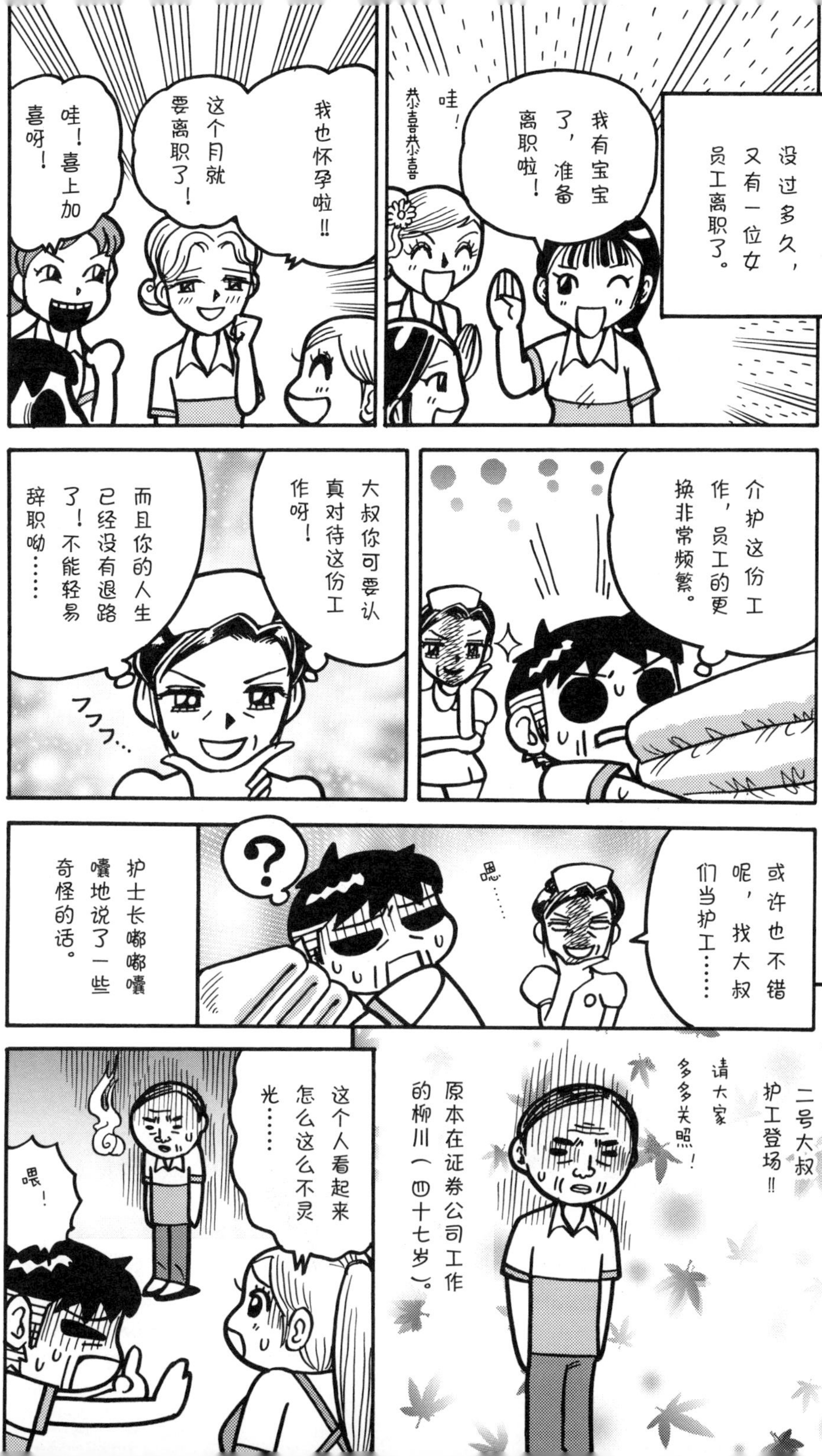
没过多久，又有一位女员工离职了。
我有宝宝了，准备离职啦！
哇！
恭喜恭喜
我也怀孕啦!!
这个月就要离职了！
哇！喜上加喜呀！
介护这份工作，员工的更换非常频繁。
大叔你可要认真对待这份工作呀！
而且你的人生已经没有退路了！不能轻易辞职哟……
フフフ…
或许也不错呢，找大叔们当护工……
嗯……
?
护士长嘟嘟囔囔地说了一些奇怪的话。
二号大叔护工登场!!
请大家多多关照！
原本在证券公司工作的柳川（四十七岁）。
这个人看起来怎么这么不灵光……
喂！

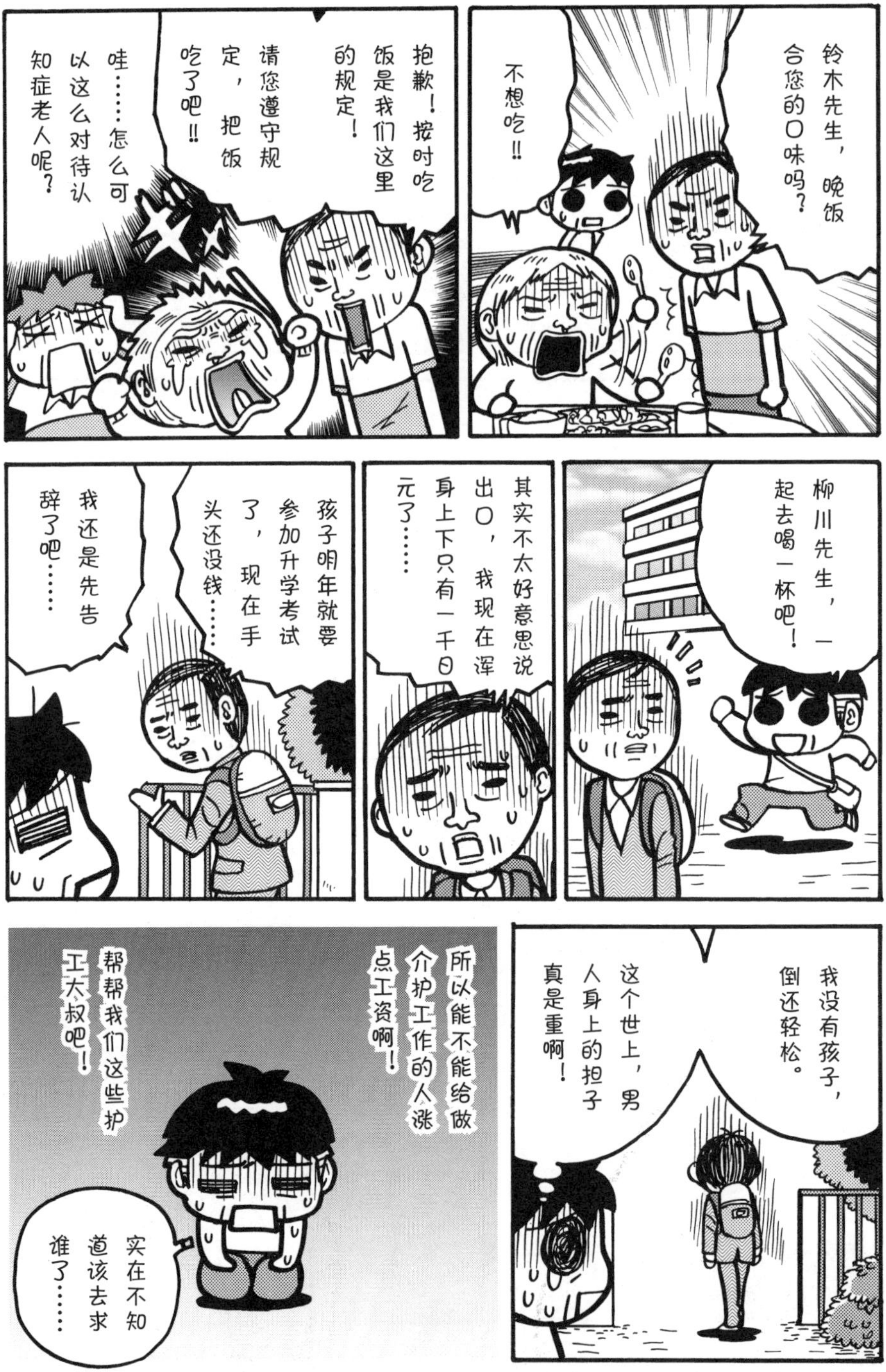
铃木先生，晚饭合您的口味吗？
不想吃!!
抱歉！按时吃饭是我们这里的规定！
请您遵守规定，把饭吃了吧!!
哇……怎么可以这么对待认知症老人呢？
柳川先生，一起去喝一杯吧！
其实不太好意思说出口，我现在浑身上下只有一千日元了……
孩子明年就要参加升学考试了，现在手头还没钱……
我还是先告辞了吧……
我没有孩子，倒还轻松。
这个世上，男人身上的担子真是重啊！
所以能不能给做介护工作的人涨点工资啊！
帮帮我们这些护工大叔吧！
实在不知道该去求谁了……

小贴士：1000日元相当于60元人民币，在日本只能吃一碗拉面！

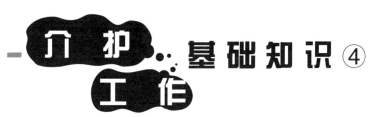

介护工作 基础知识④

介护工作的劳动时间与工资

在日本，介护机构在招募、录用新员工时要求具备三年以上工作经验并具有『介护福祉士』资格。

但是这样的要求导致人手不够，为此一些机构在招募新员工时降低了条件，只需完成介护职员初任者研修课程即可。

基本上在任何一家机构，只要完成了介护职员初任者研修课程，就能被当作正式员工录用，但也存在一些特殊情况，只能被录用为『小时工』。

关于工作的时间段，上门介护和在日间照料中心的介护基本上都是日间的工作，除此之外其他大部分机构都是轮班制。除了分为早班和晚班，还有午班和夜班。

特别是在一些需要二十四小时介护的机构，员工要实行二十四小时轮班制。如果员工人数充足的话还好，在人手不足的情况下经常会需要一些『小时工』，在选择工作的时候需要调查一下。

扫码查看我国养老护理基础知识

二〇一二年，日本介护人员的平均月工资是二十七万六千日元，
比前一年提高了大概六千日元。
完成介护职员初任者研修课程并取得『介护福祉士』资格的
员工年收入大概在三百万日元。
实际到手的月工资大概为二十万～二十一万日元。
在取得『介护福祉士』资格之前，收入
接近介护行业平均工资，今后介护工作的待遇将会逐步改善，
薪水也将提高，日本政府会给予职业资格补贴，
另外管理层还会有专门的职务津贴。
介护这项工作，除能收获患者的感谢之外，
也能为社会作出巨大的贡献，
对于那些挖掘介护工作的意义并努力
提升职业技能成为『专业人士』的人来说，
介护工作是一项十分具有价值和前途的工作。

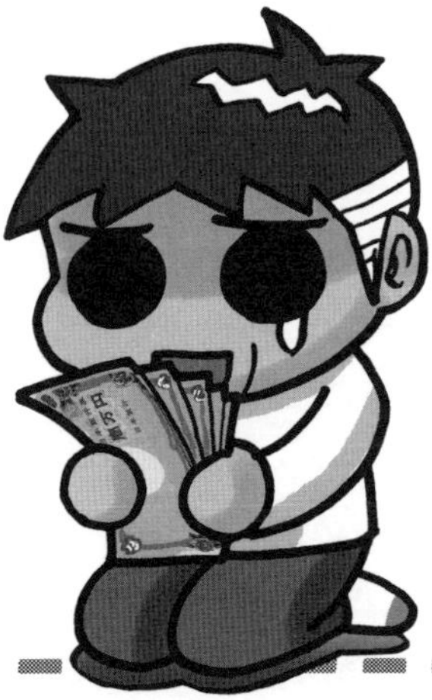

小贴士：目前介护工作在日本的64个行业中工资水平最低。

第10话●被护理者们过去的人生

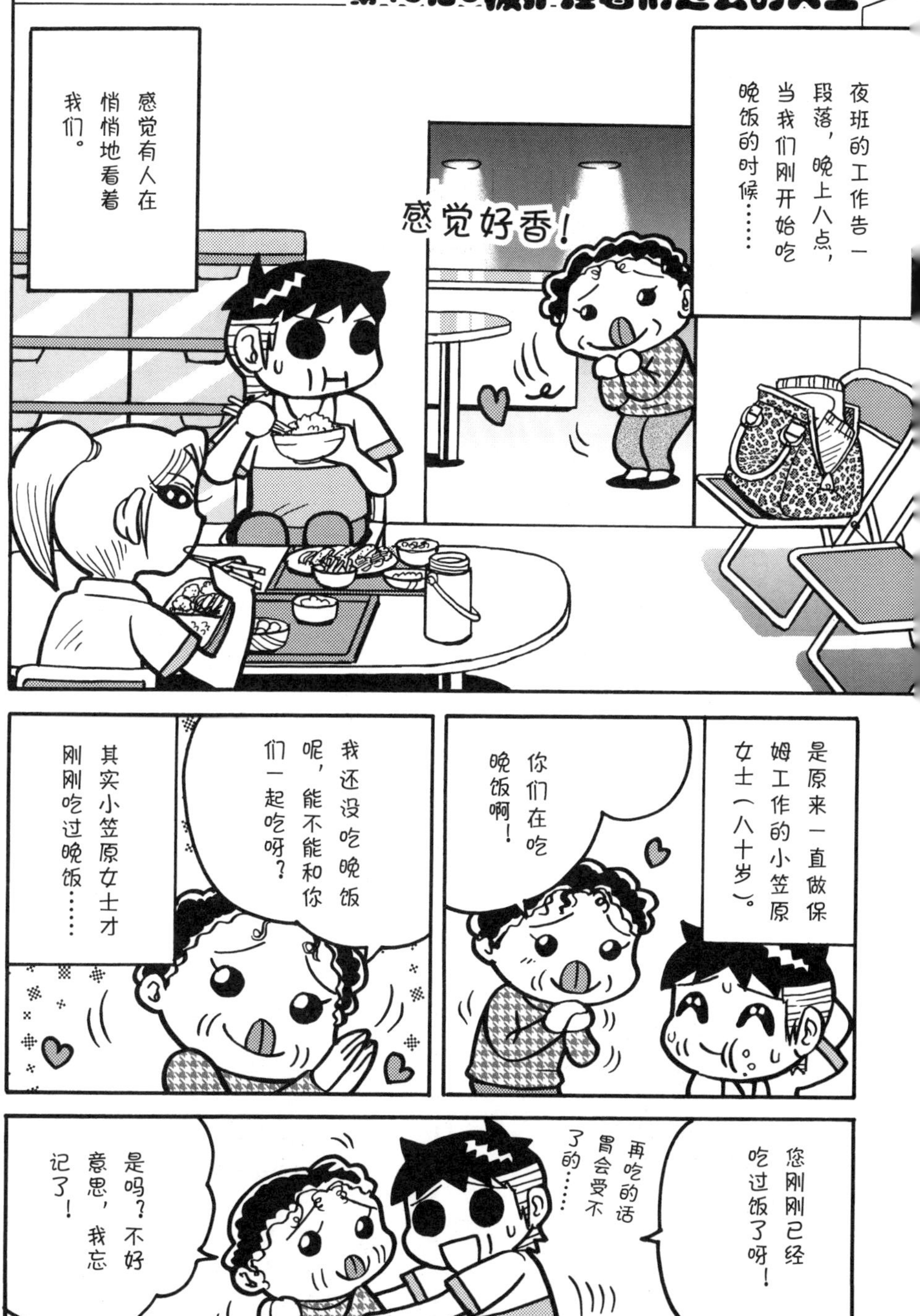
夜班的工作告一段落，晚上八点，当我们刚开始吃晚饭的时候……
感觉好香！
感觉有人在悄悄地看着我们。
是原来一直做保姆工作的小笠原女士（八十岁）。
你们在吃晚饭啊！
我还没吃晚饭呢，能不能和你们一起吃呀？
其实小笠原女士才刚刚吃过晚饭……
您刚刚已经吃过饭了呀！
再吃的话胃会受不了的……
是吗？不好意思，我忘记了！

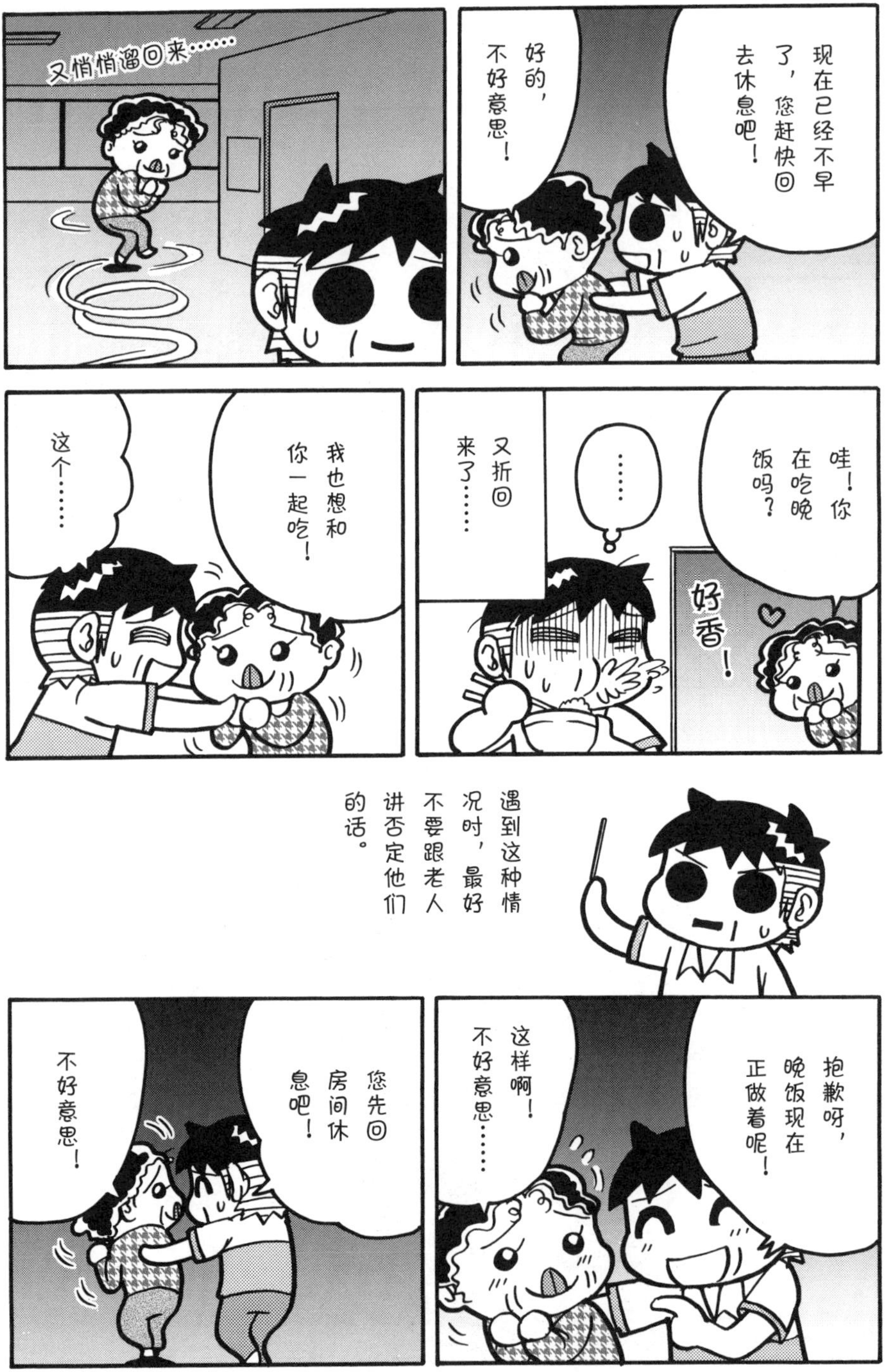
现在已经不早了，您赶快回去休息吧！
好的，不好意思！
又悄悄溜回来……
哇！你在吃晚饭吗？
好香！
……
又折回来了……
我也想和你一起吃！
这个……
遇到这种情况时，最好不要跟老人讲否定他们的话。
抱歉呀，晚饭现在正做着呢！
这样啊！不好意思……
您先回房间休息吧！
不好意思！

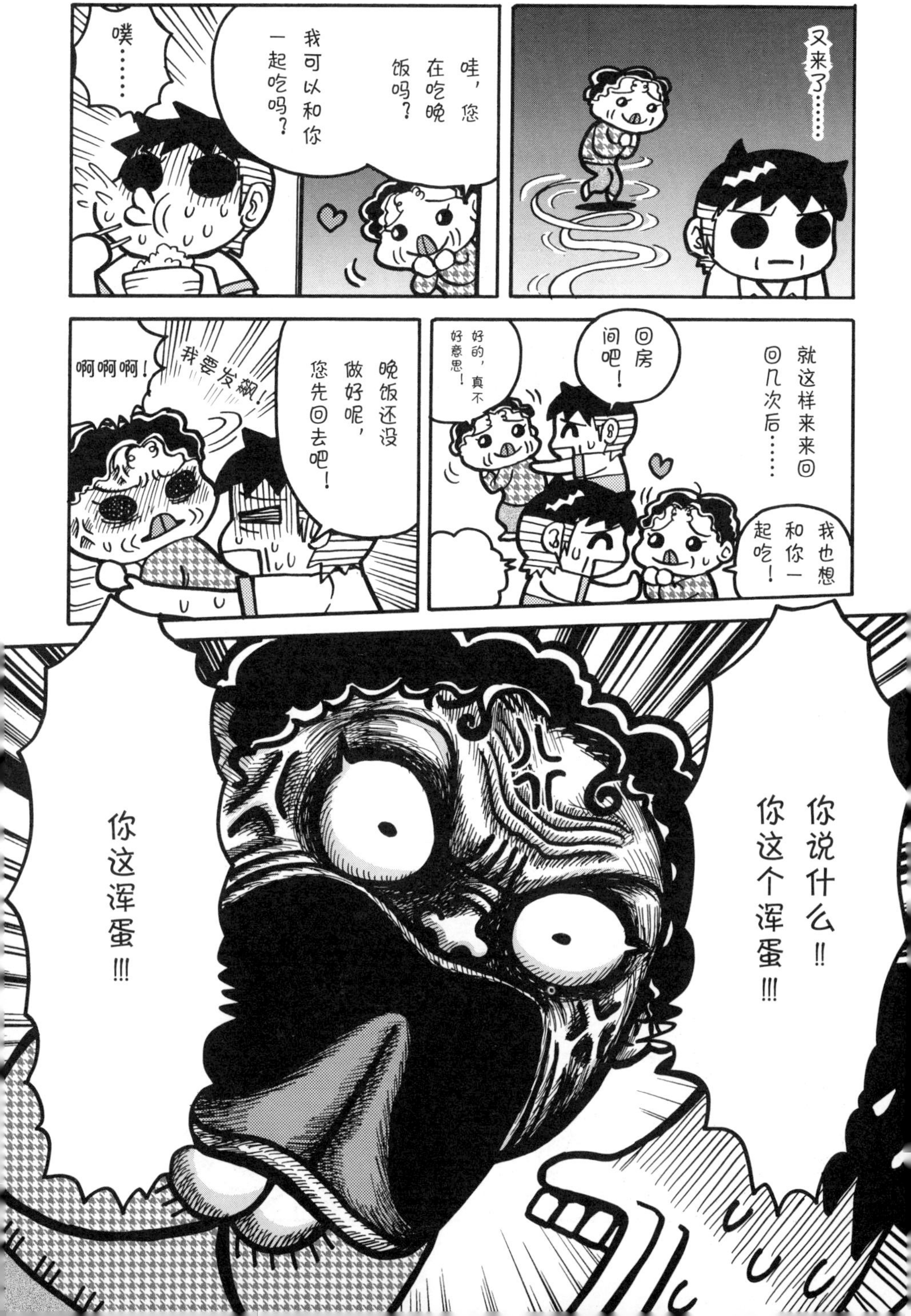
又来了……
哇，您在吃晚饭吗？
我可以和你一起吃吗？
噗……
就这样来来回回几次后……
回房间吧！
好的，真不好意思！
我也想和你一起吃！
晚饭还没做好呢，您先回去吧！
我要发飙！
啊啊啊！
你说什么！！你这个浑蛋!!!
你这浑蛋!!!

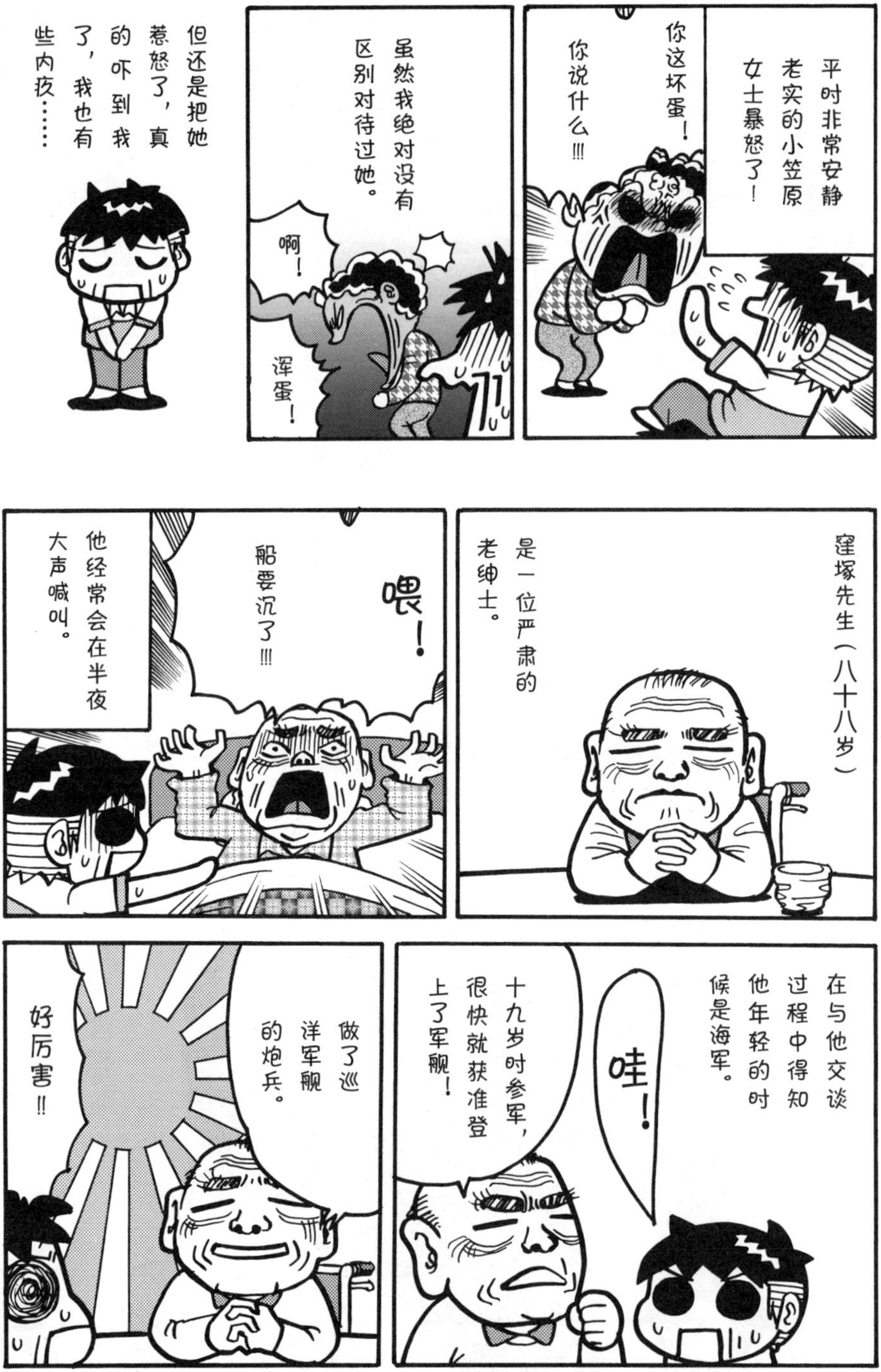
平时非常安静老实的小笠原女士暴怒了！
你这坏蛋！
你说什么!!!
虽然我绝对没有区别对待过她。
啊！
浑蛋！
但还是把她惹怒了，真的吓到我了，我也有些内疚……
窪塚先生（八十八岁）
是一位严肃的老绅士。
他经常会在半夜大声喊叫。
喂！
船要沉了!!!
在与他交谈过程中得知他年轻的时候是海军。
哇！
十九岁时参军，很快就获准登上了军舰！
做了巡洋军舰的炮兵。
好厉害!!

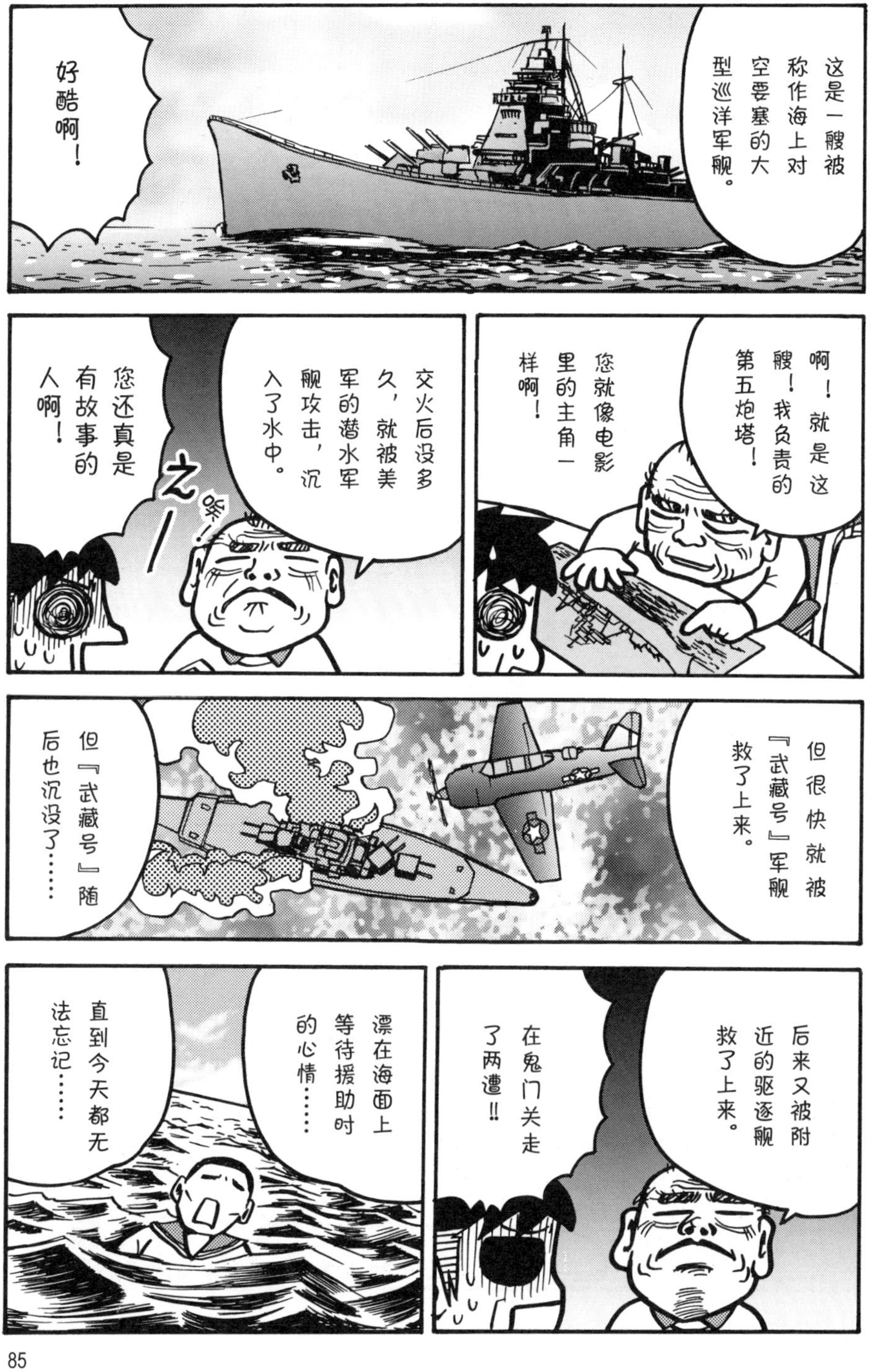
这是一艘被称作海上对空要塞的大型巡洋军舰。
好酷啊！
啊！就是这艘！我负责的第五炮塔！
您就像电影里的主角一样啊！
交火后没多久，就被美军的潜水军舰攻击，沉入了水中。
之——
您还真是有故事的人啊！
但很快就被『武藏号』军舰救了上来。
但『武藏号』随后也沉没了……
后来又被附近的驱逐舰救了上来。
在鬼门关走了两遭!!
漂在海面上等待援助时的心情……
直到今天都无法忘记……

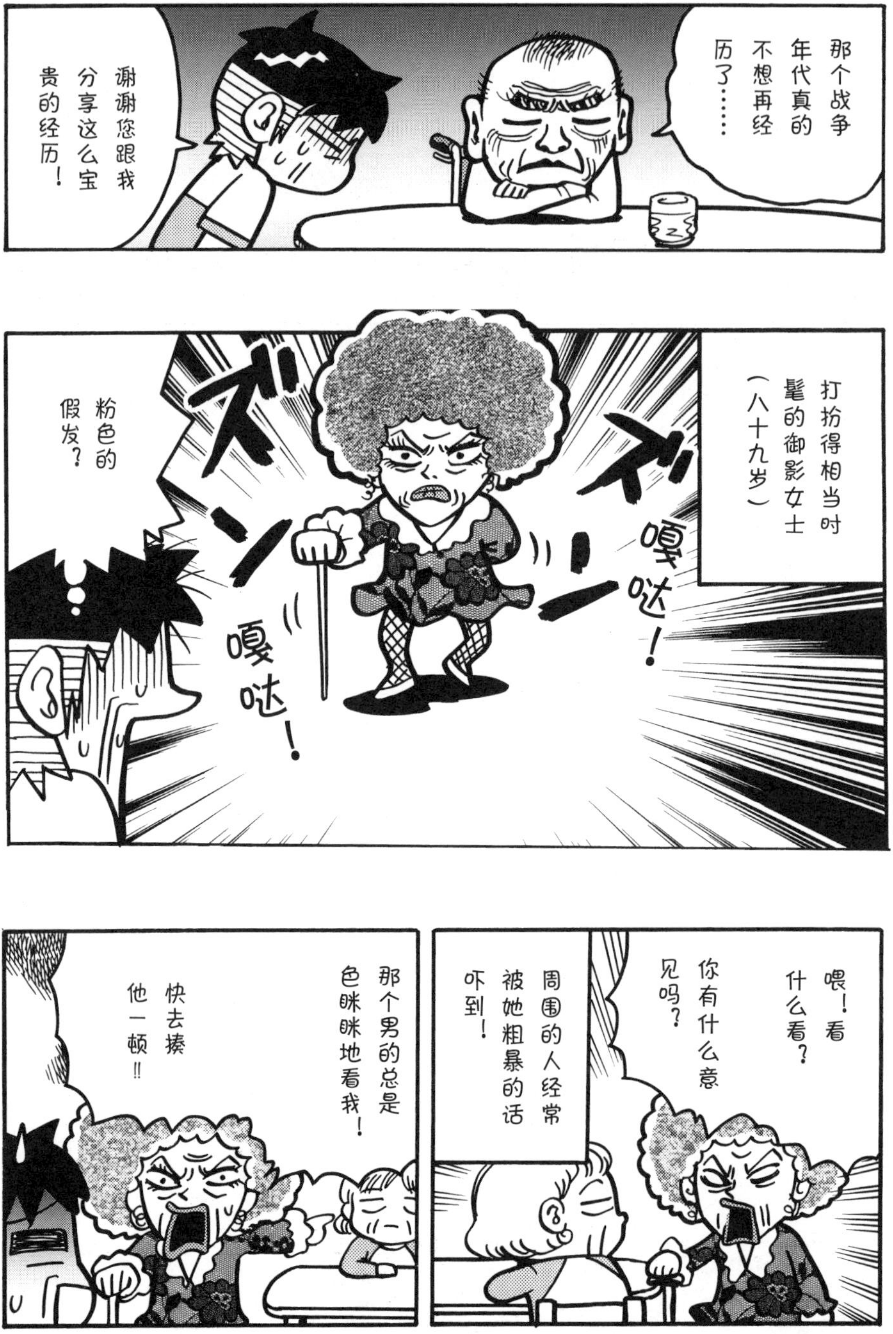
那个战争年代真的不想再经历了……
谢谢您跟我分享这么宝贵的经历！
打扮得相当时髦的御影女士（八十九岁）
ズン
嘎哒！
ズン
嘎哒！
粉色的假发？
喂！看什么看？你有什么意见吗？
周围的人经常被她粗暴的话吓到！
那个男的总是色眯眯地看我！
快去揍他一顿!!

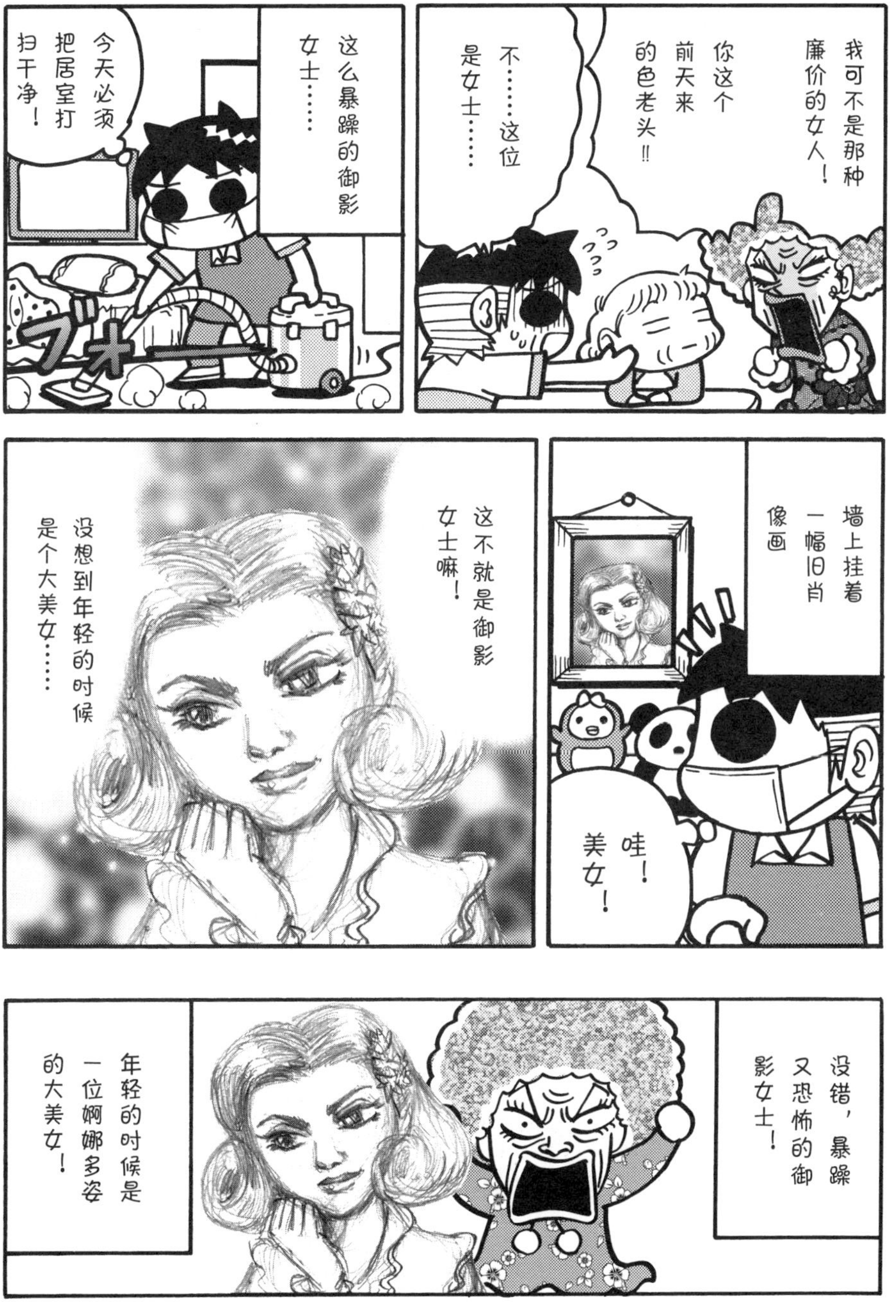
我可不是那种廉价的女人！
你这个前天来的色老头!!
不……这位是女士……
这么暴躁的御影女士……
今天必须把居室打扫干净！
ブオー
墙上挂着一幅旧肖像画
哇！美女！
这不就是御影女士嘛！
没想到年轻的时候是个大美女……
没错，暴躁又恐怖的御影女士！
年轻的时候是一位婀娜多姿的大美女！

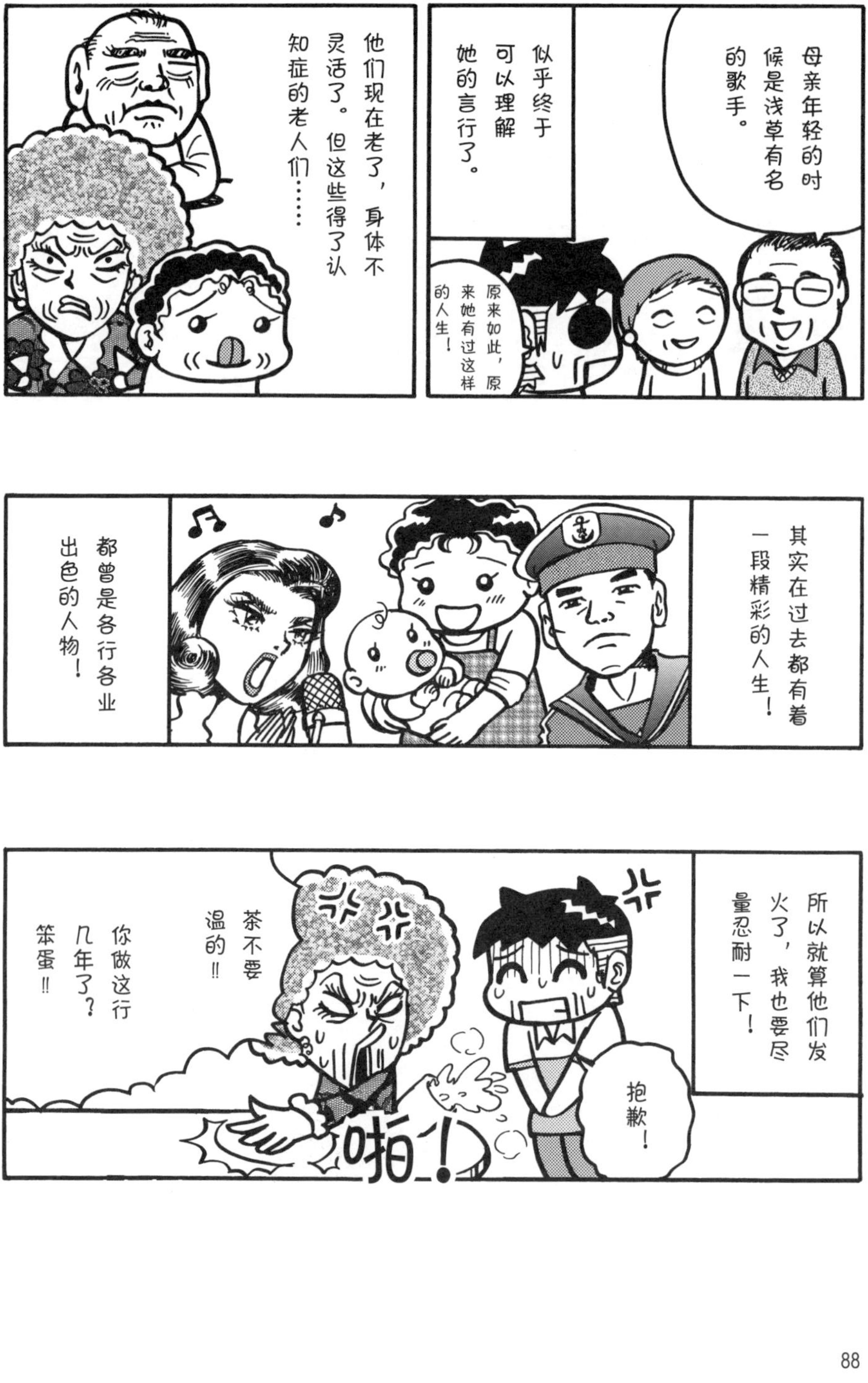
母亲年轻的时候是浅草有名的歌手。
似乎终于可以理解她的言行了。
原来如此，原来她有过这样的人生！
他们现在老了，身体不灵活了。但这些得了认知症的老人们……
其实在过去都有着一段精彩的人生！
都曾是各行各业出色的人物！
所以就算他们发火了，我也要尽量忍耐一下！
茶不要温的!!
你做这行几年了？笨蛋!!
抱歉！
啪！

第11话● 养老院的极品员工们

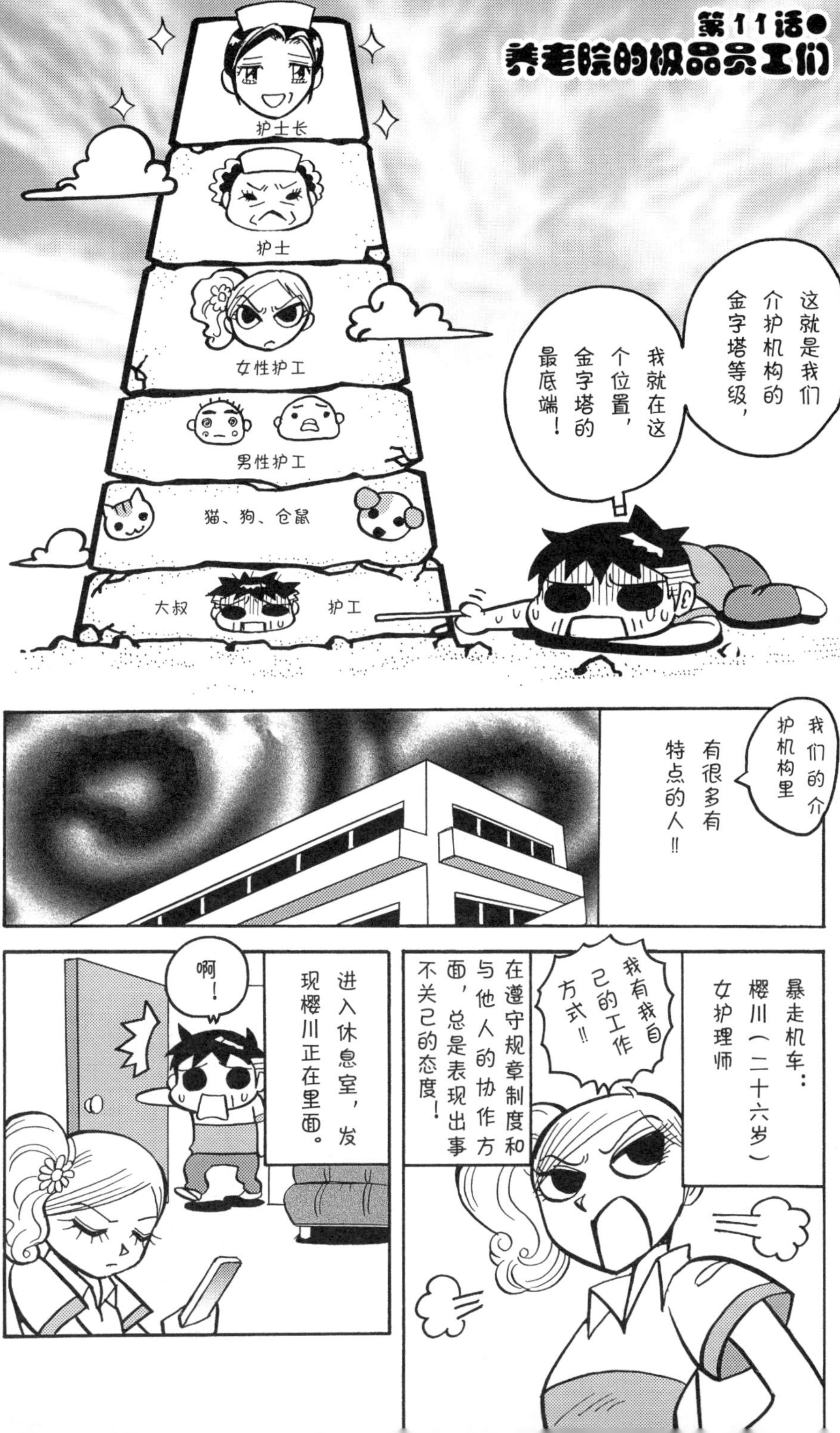
护士长
护士
女性护工
男性护工
猫、狗、仓鼠
大叔 护工
这就是我们介护机构的金字塔等级，我就在这个位置，金字塔的最底端！
我们的介护机构里有很多有特点的人!!
暴走机车：樱川（二十六岁）女护理师
我有我自己的工作方式!!
在遵守规章制度和与他人的协作方面，总是表现出事不关己的态度！
进入休息室，发现樱川正在里面。
啊！

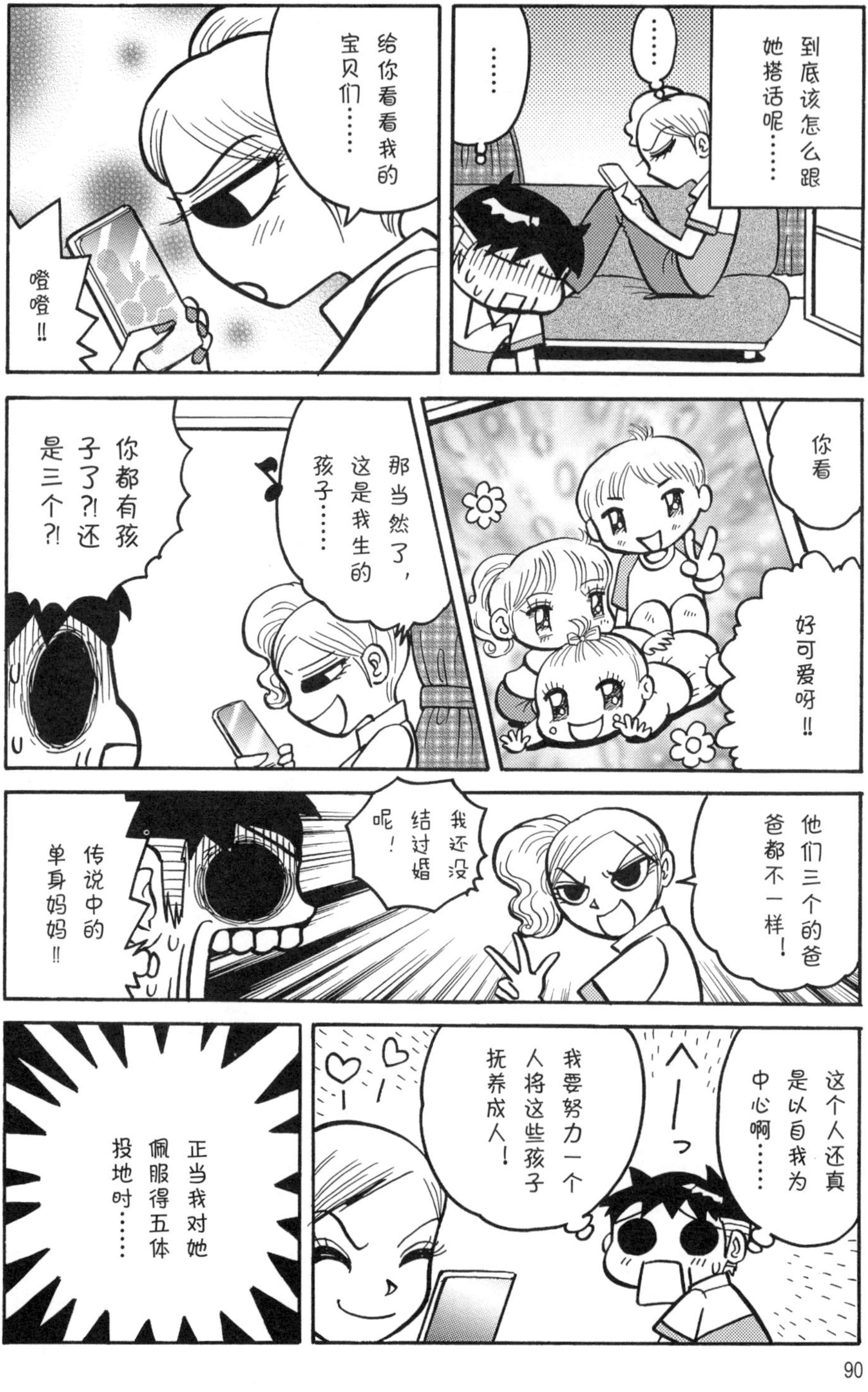
到底该怎么跟她搭话呢……
……
……
给你看看我的宝贝们……
噔噔!!
你看
好可爱呀!!
那当然了，这是我生的孩子……
你都有孩子了?!还是三个?!
他们三个的爸爸都不一样!
我还没结过婚呢!
传说中的单身妈妈!!
这个人还真是以自我为中心啊……
へーっ
我要努力一个人将这些孩子抚养成人!
正当我对她佩服得五体投地时……

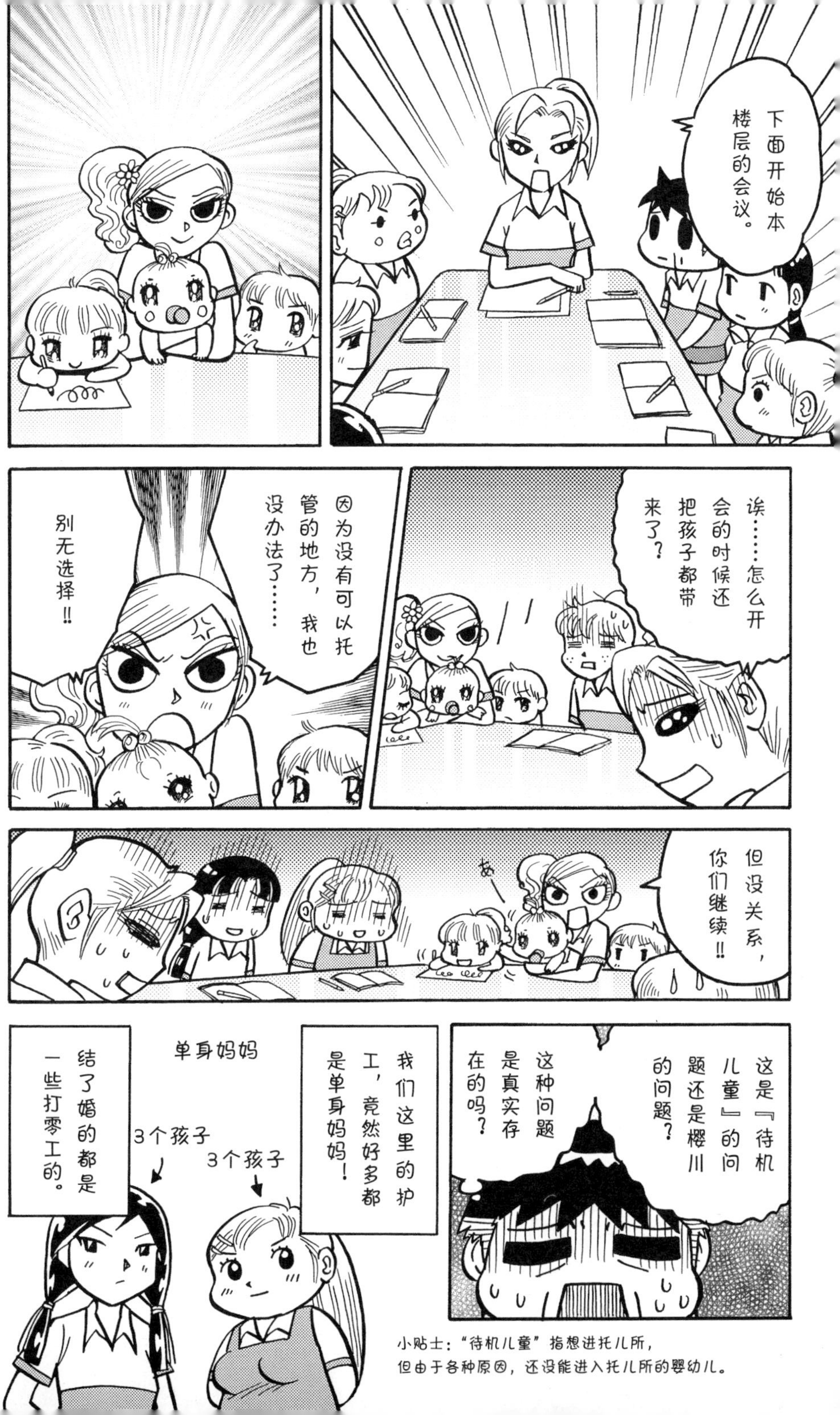
下面开始本楼层的会议。
诶……怎么开会的时候还把孩子都带来了？
因为没有可以托管的地方，我也没办法了……
别无选择!!
但没关系，你们继续!!
あ
这是『待机儿童』的问题还是樱川的问题？
这种问题是真实存在的吗？
我们这里的护工，竟然好多都是单身妈妈！
单身妈妈
3个孩子
3个孩子
结了婚的都是一些打零工的。

小贴士：“待机儿童”指想进托儿所，但由于各种原因，还没能进入托儿所的婴幼儿。

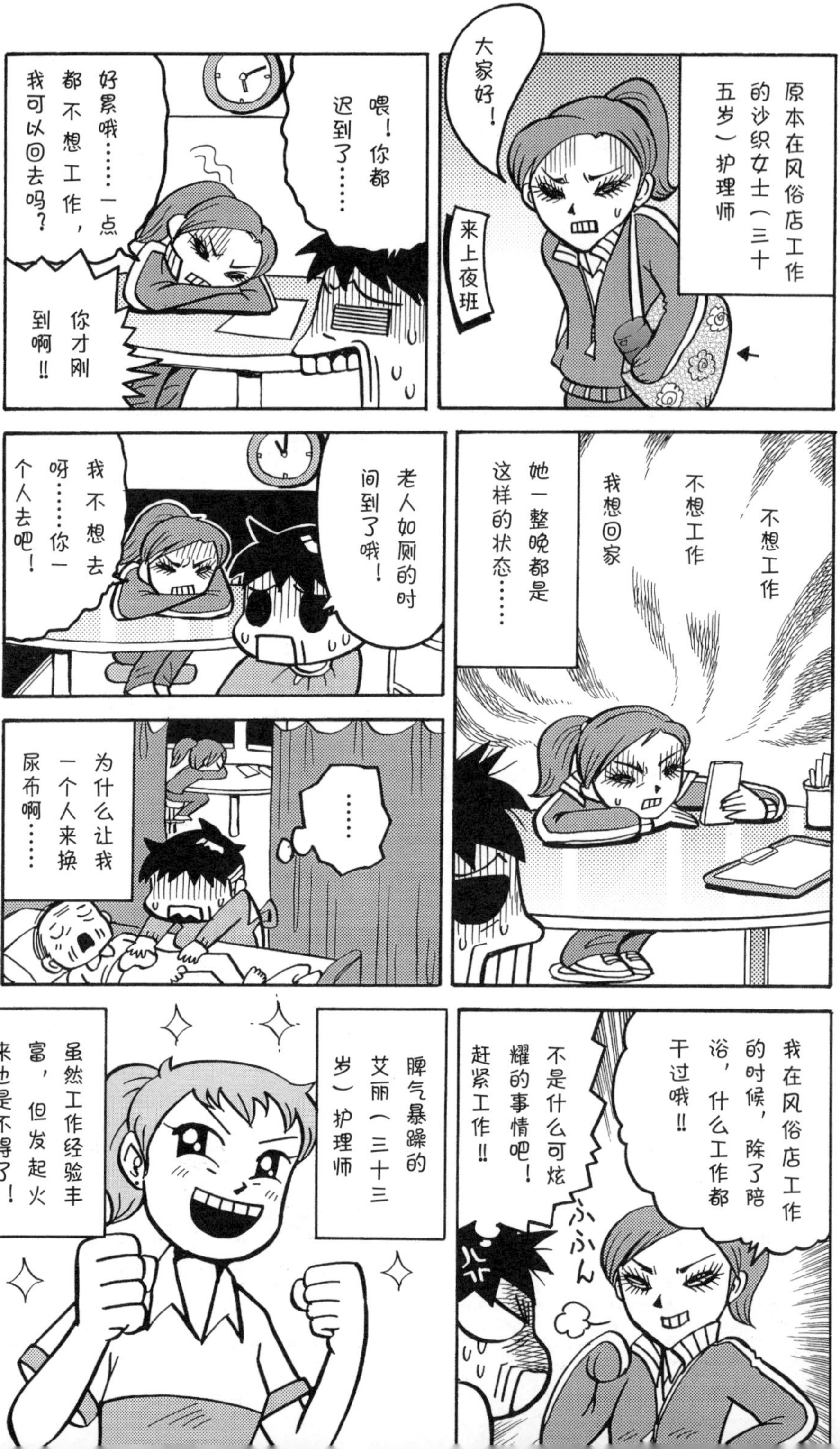

原本在风俗店工作的沙织女士（三十五岁）护理师
大家好！
来上夜班
喂！你都迟到了……
好累哦……一点都不想工作，我可以回去吗？
你才刚到啊!!
不想工作
不想工作
我想回家
她一整晚都是这样的状态……
老人如厕的时间到了哦！
我不想去呀……你一个人去吧！
……
为什么让我一个人来换尿布啊……
我在风俗店工作的时候，除了陪浴，什么工作都干过哦!!
ふふん
不是什么可炫耀的事情吧！赶紧工作!!
脾气暴躁的艾丽（三十三岁）护理师
虽然工作经验丰富，但发起火来也是不得了！

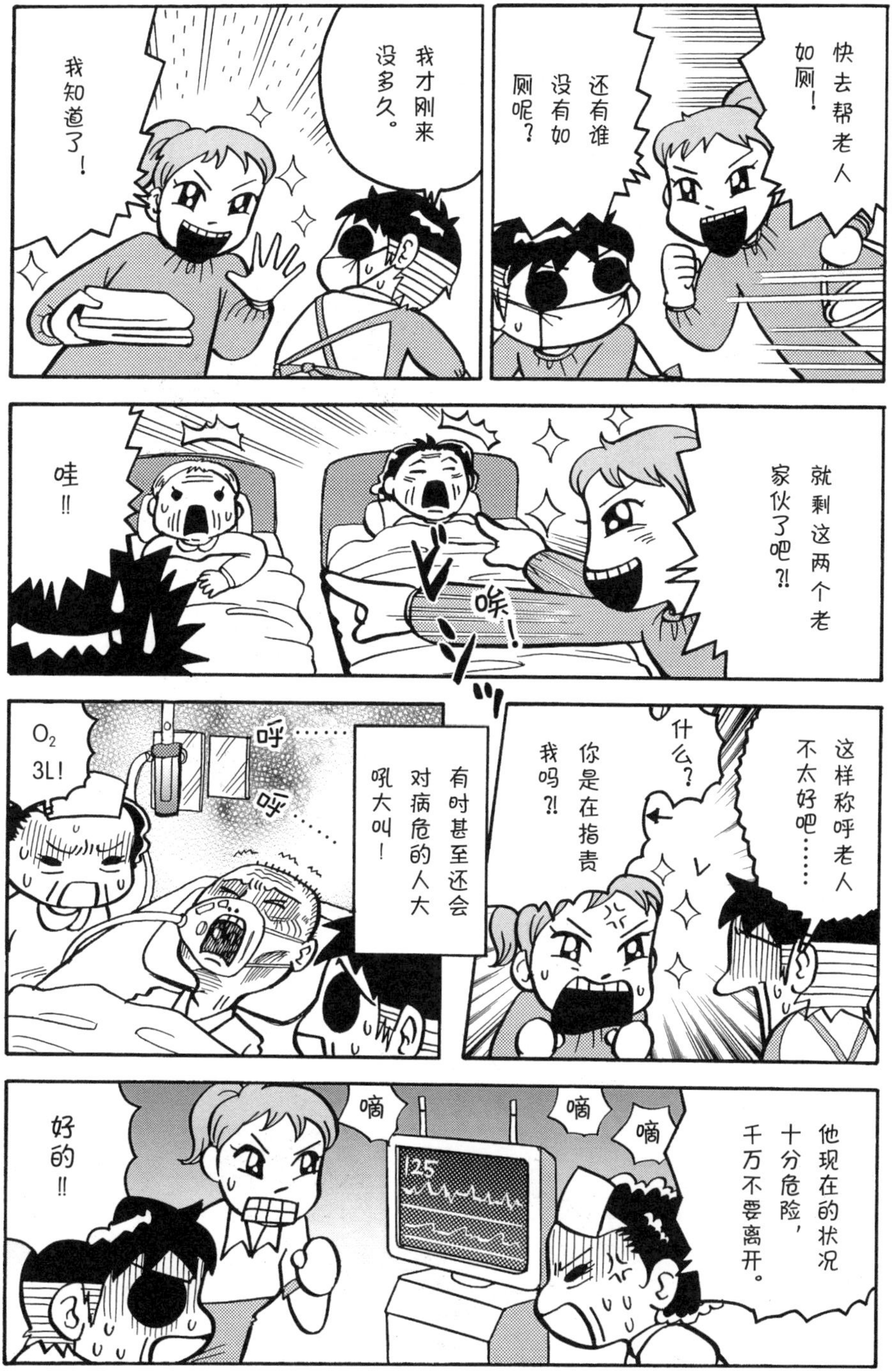
快去帮老人如厕！
还有谁没有如厕呢？
我才刚来没多久。
我知道了！
就剩这两个老家伙了吧?!
唉！
哇!!
这样称呼老人不太好吧……
什么？
你是在指责我吗?!
有时甚至还会对病危的人大吼大叫！
呼……
呼……
O2 3L!
他现在的状况十分危险，千万不要离开。
嘀
嘀
嘀
好的!!

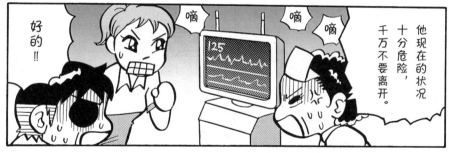

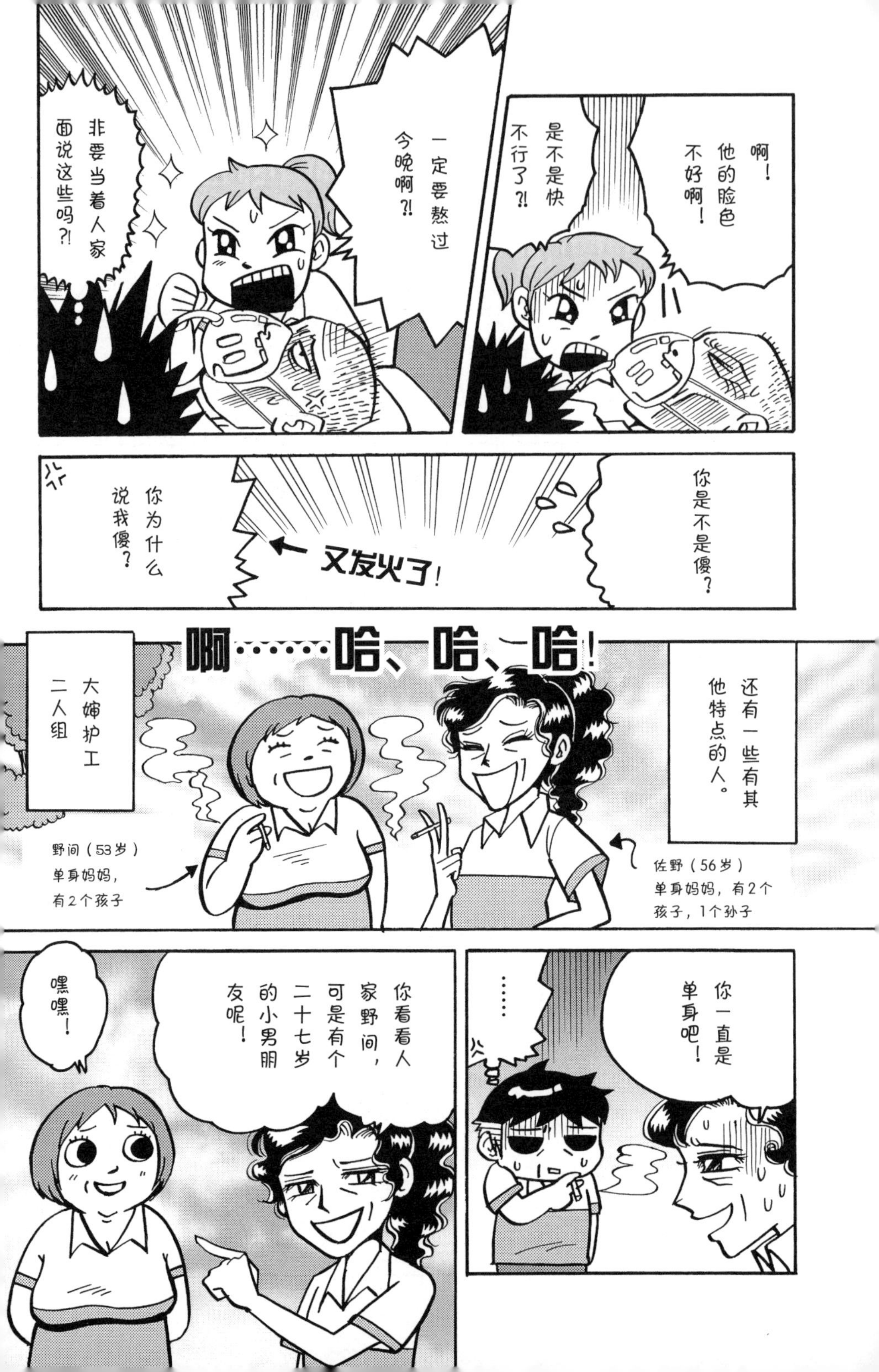

啊！他的脸色不好啊！
是不是快不行了?!
一定要熬过今晚啊?!
非要当着人家面说这些吗?!
你是不是傻？
又发火了！
你为什么说我傻？
还有一些有其他特点的人。
啊……哈、哈、哈！
大婶护工二人组
佐野（56岁）单身妈妈，有2个孩子，1个孙子
野间（53岁）单身妈妈，有2个孩子
你一直是单身吧！
……
你看看人家野间，可是有个二十七岁的小男朋友呢！
嘿嘿！

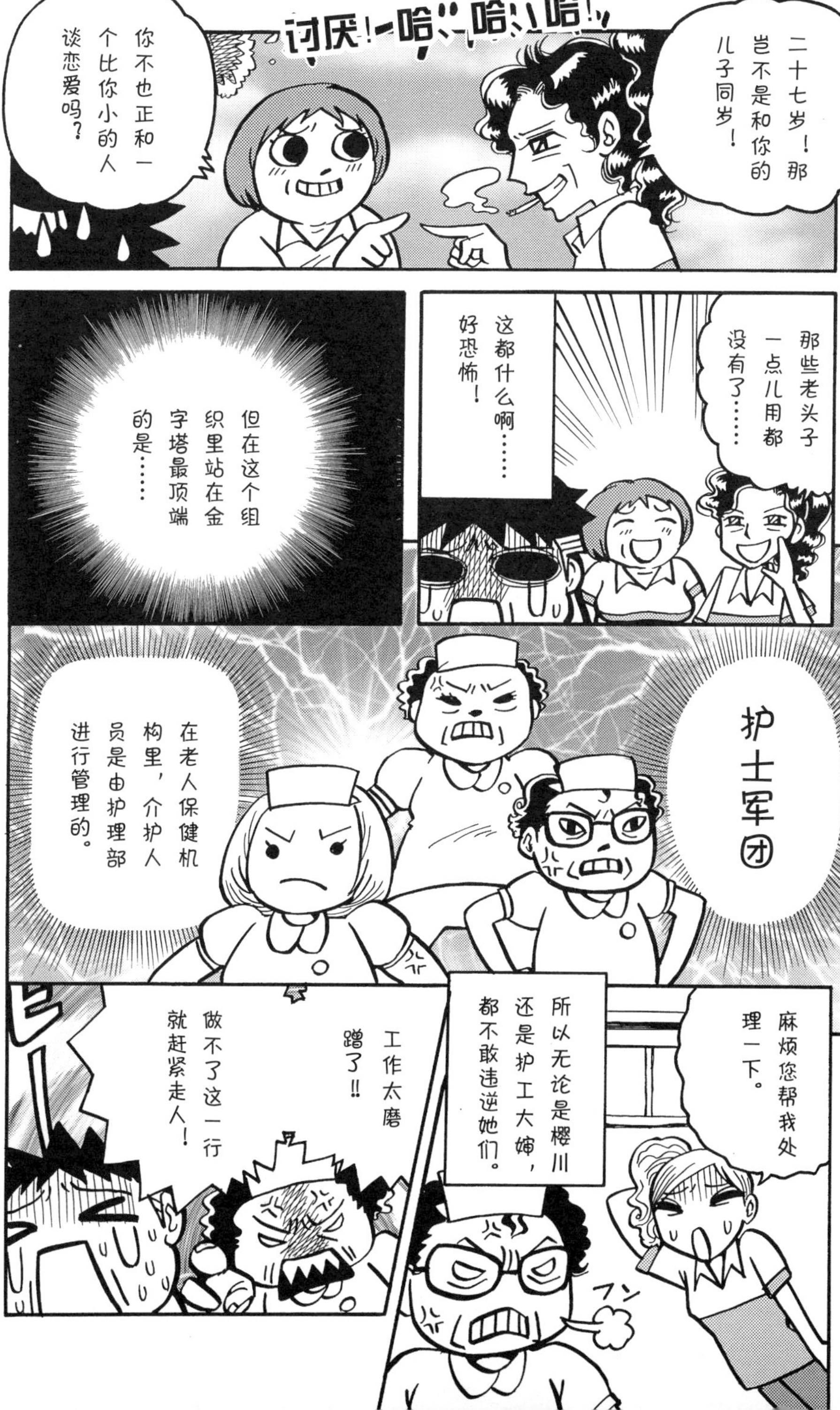
讨厌！哈!! 哈!! 哈!!
二十七岁！那岂不是和你的儿子同岁！
你不也正和一个比你小的人谈恋爱吗？
那些老头子一点儿用都没有了……
这都什么啊……好恐怖！
但在这个组织里站在金字塔最顶端的是……
护士军团
在老人保健机构里，介护人员是由护理部进行管理的。
麻烦您帮我处理一下。
所以无论是樱川还是护工大婶，都不敢违逆她们。
フン
工作太磨蹭了!!
做不了这一行就赶紧走人！

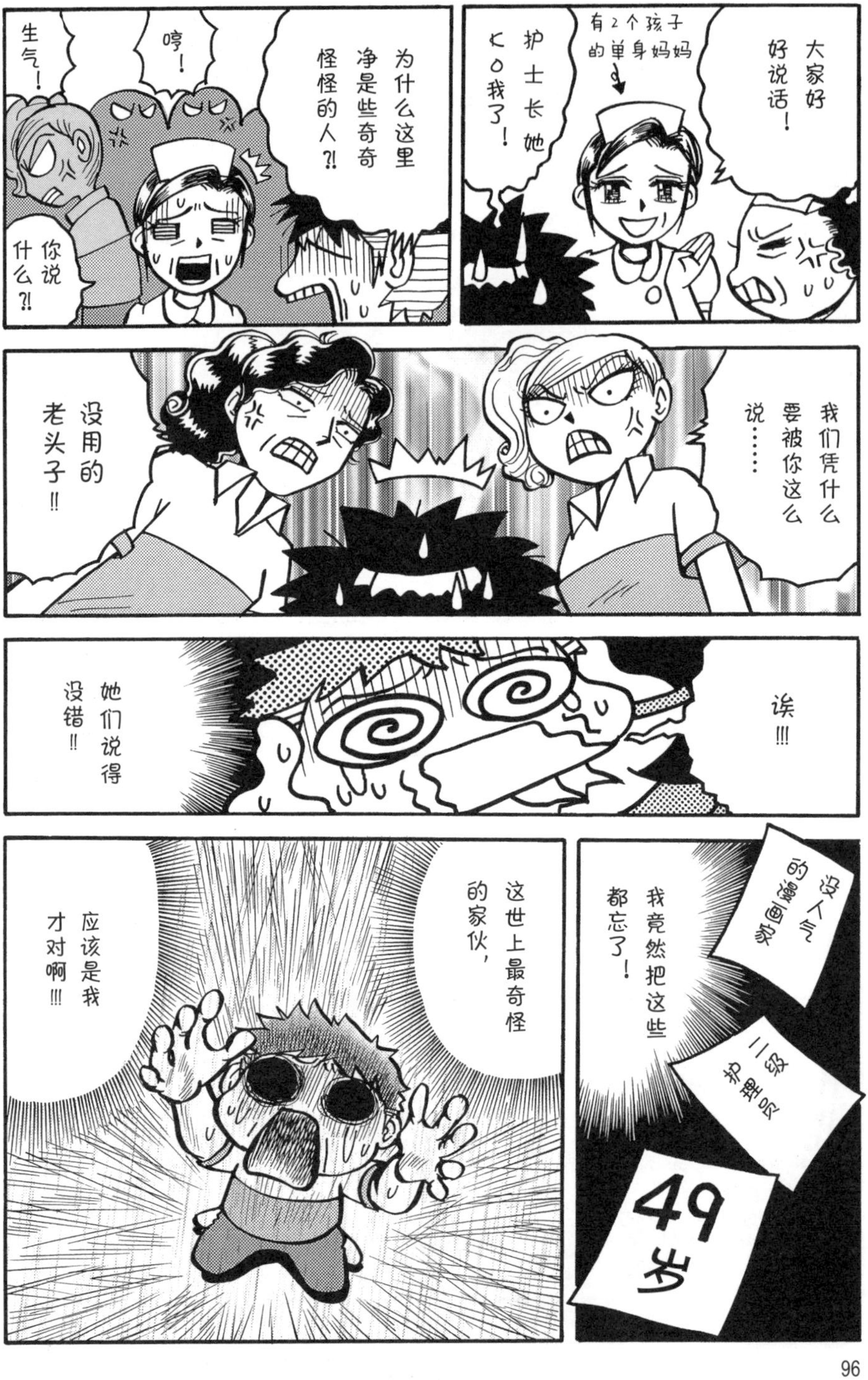
大家好好说话！
有2个孩子的单身妈妈
护士长她KO我了！
为什么这里净是些奇奇怪怪的人?!
哼！
生气！
你说什么?!
我们凭什么要被你这么说……
没用的老头子!!
诶!!!
她们说得没错!!
没人气的漫画家
二级护理员
49岁
我竟然把这些都忘了！
这世上最奇怪的家伙，
应该是我才对啊!!!

介护工作基础知识⑤

日本的介护等级划分

在日本，对于六十五岁以上，需要政府帮助的老人要进行『要支援』或『要介护』的等级认定。具体等级划分如下：

○要支援一：日常生活动作（饮食、排便、洗浴、穿衣、脱衣等）基本均可自行完成；日常生活（家务、购物、服药、理财、驾驶等）或多或少需要帮助的状态。

○要支援二：比『要支援一』在日常生活动作方面能力稍差的状态。

○要介护一：与『要支援』状态相比，日常生活动作能力更加低下，转身或移动的时候都需要一定的介护。同时带有一些问题行为，理解能力也逐渐减弱。

○要介护二：与『要介护一』相比，日常生活动作能力更加低下，饮食和如厕均需介护的状态。

○要介护三：日常生活动作能力显著低下，需要提供全方位介护的状态。

○要介护四：与『要介护三』相比，行动能力更加低下，如果不接受介护，生活就会十分困难。

○要介护五：与『要介护四』相比，行动能力更加低下，问题行为增加，理解能力变差，不接受介护就没法生活。

扫码查看我国养老护理基础知识

可以说，被认定为『要支援』一级和二级或『要介护』一级和二级的人，
还处于可以在自家生活的水平，症状相对较轻。

例如，那些腿脚不方便，想让别人帮忙做家务的人就可以选择上门护理服务。
另外，还可以在自家过夜的人，可以选择定期往返类的机构。

在采取二十四小时介护体制的特别养护老人院、老人保健机构、
老年公寓里，大都是一些需要介护度较高，在自家生活困难，
仅靠家人介护已经很难在家生活的老人（『要介护』三级到五级）。

这些居住在不同养老机构的老人有着各自不同的身体状况，
其中卧床不起和患认知症的人较为普遍。

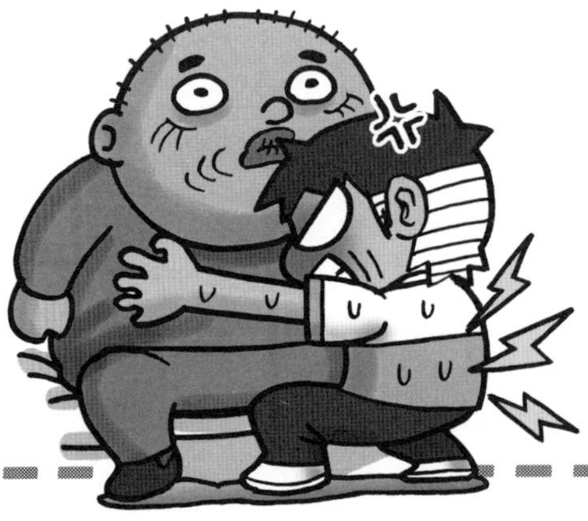

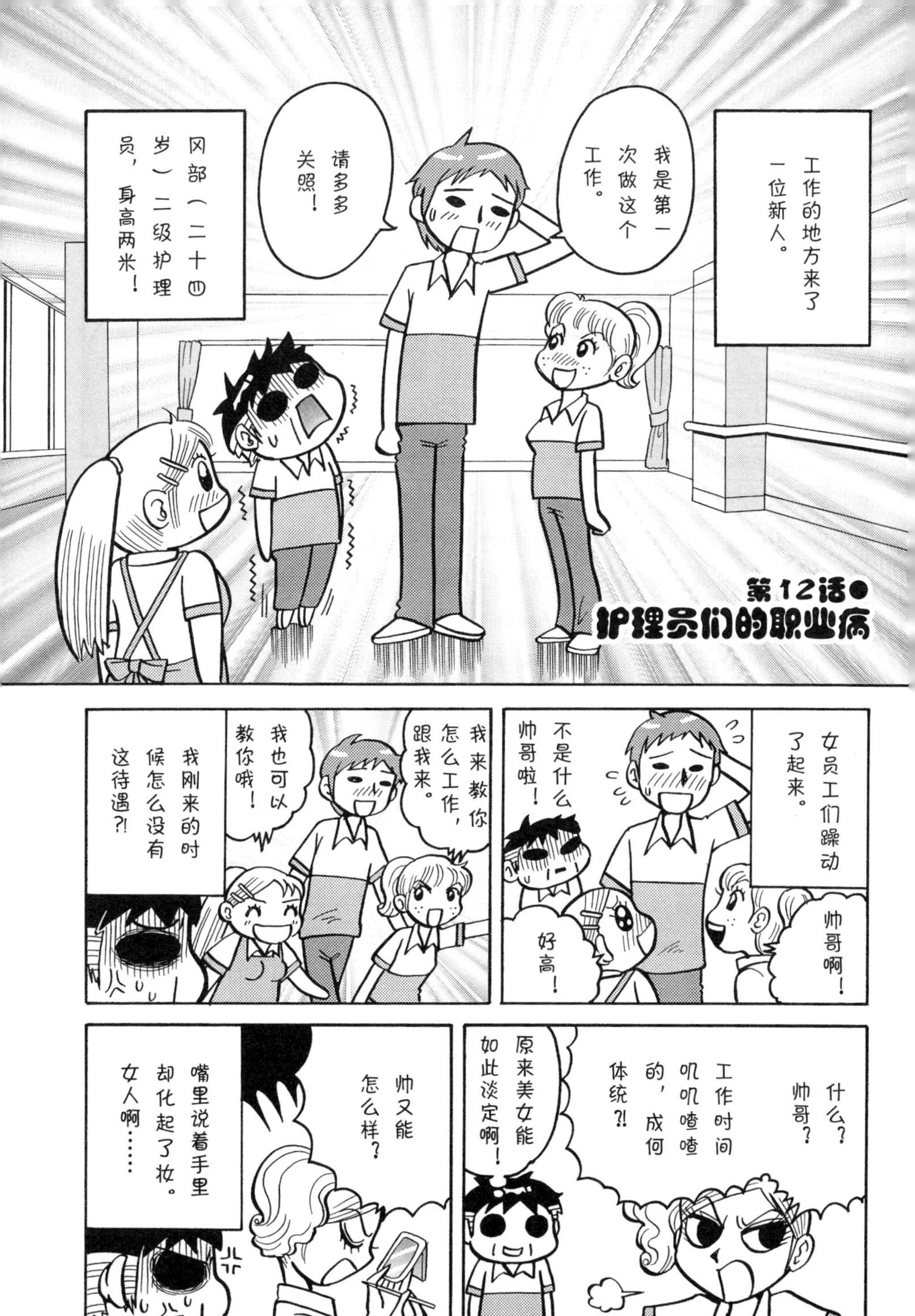
工作的地方来了一位新人。
我是第一次做这个工作。
请多多关照！
风部（二十四岁）二级护理员，身高两米！
第12话●
护理员们的职业病
女员工们躁动了起来。
帅哥啊！
好高！
不是什么帅哥啦！
我来教你怎么工作，跟我来。
我也可以教你哦！
我刚来的时候怎么没有这待遇?!
什么？帅哥？
工作时间叽叽喳喳的，成何体统?!
原来美女能如此淡定啊！
帅又能怎么样？
嘴里说着手里却化起了妆。女人啊……

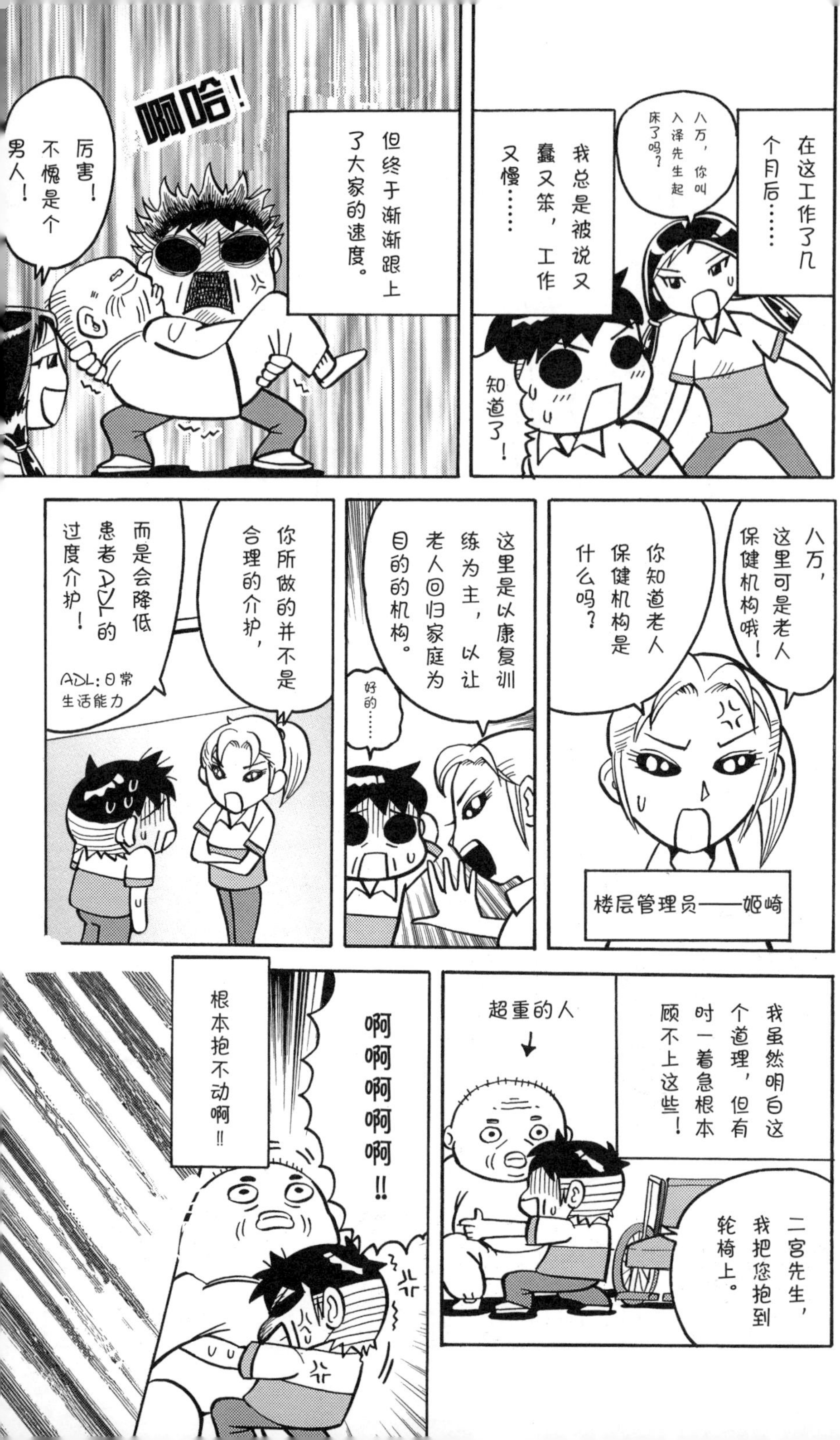

在这工作了几个月后……
八万，你叫入泽先生起床了吗？
我总是被说又蠢又笨，工作又慢……
知道了！
但终于渐渐跟上了大家的速度。
啊哈！
厉害！不愧是个男人！
八万，这里可是老人保健机构哦！
你知道老人保健机构是什么吗？
楼层管理员——姬崎
这里是以康复训练为主，以让老人回归家庭为目的的机构。
好的……
你所做的并不是合理的介护，
而是会降低患者ADL的过度介护！
ADL：日常生活能力
我虽然明白这个道理，但有时一着急根本顾不上这些！
超重的人
二宫先生，我把您抱到轮椅上。
根本抱不动啊!!
啊啊啊啊啊!!

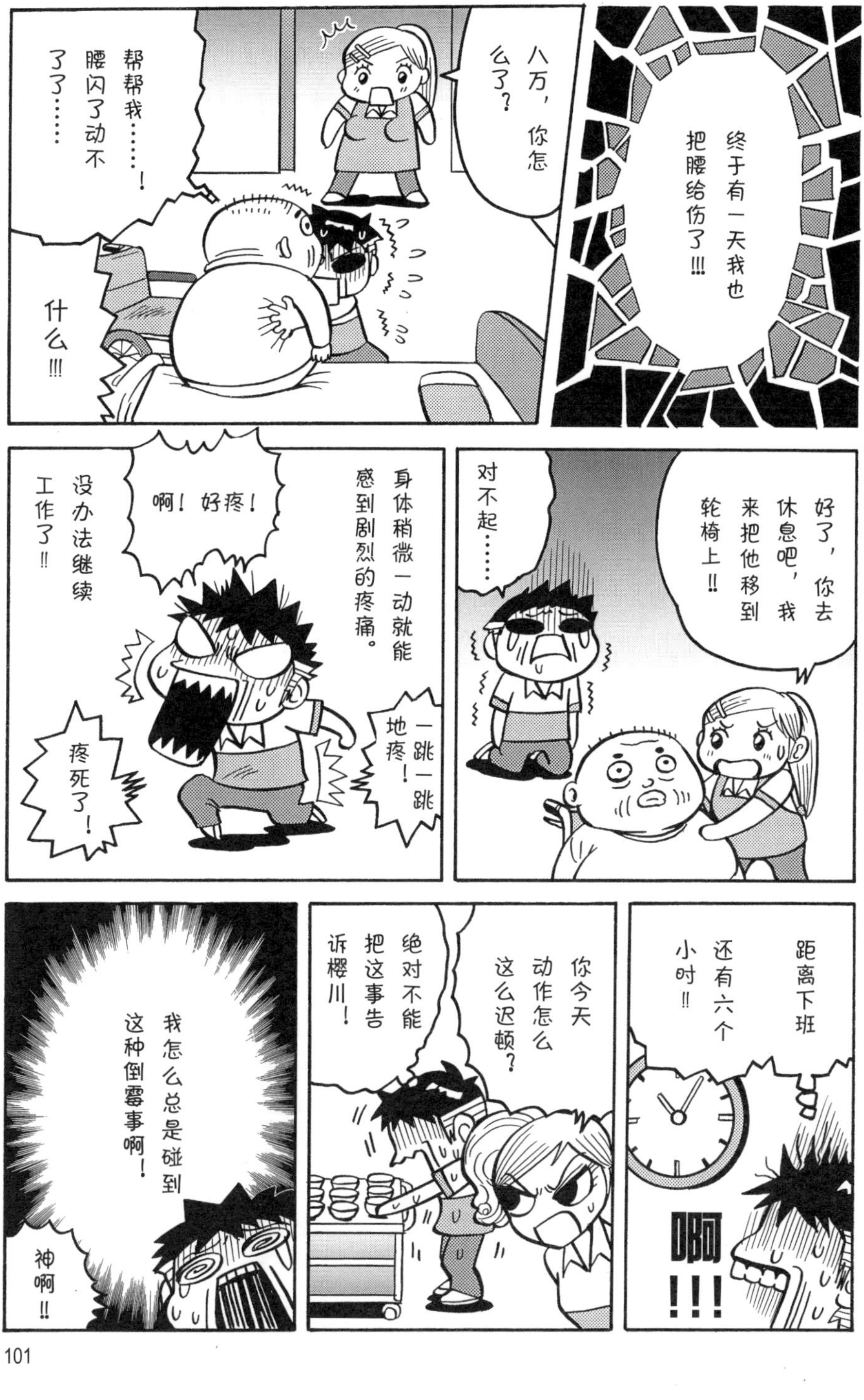
终于有一天我也把腰给伤了!!!
八万，你怎么了？
帮帮我……！腰闪了动不了了……
什么!!!
好了，你去休息吧，我来把他移到轮椅上!!
对不起……
身体稍微一动就能感到剧烈的疼痛。
啊！好疼！
没办法继续工作了!!
一跳一跳地疼！
疼死了！
距离下班还有六个小时!!
啊!!!
你今天动作怎么这么迟顿？
绝对不能把这事告诉樱川！
我怎么总是碰到这种倒霉事啊！
神啊!!

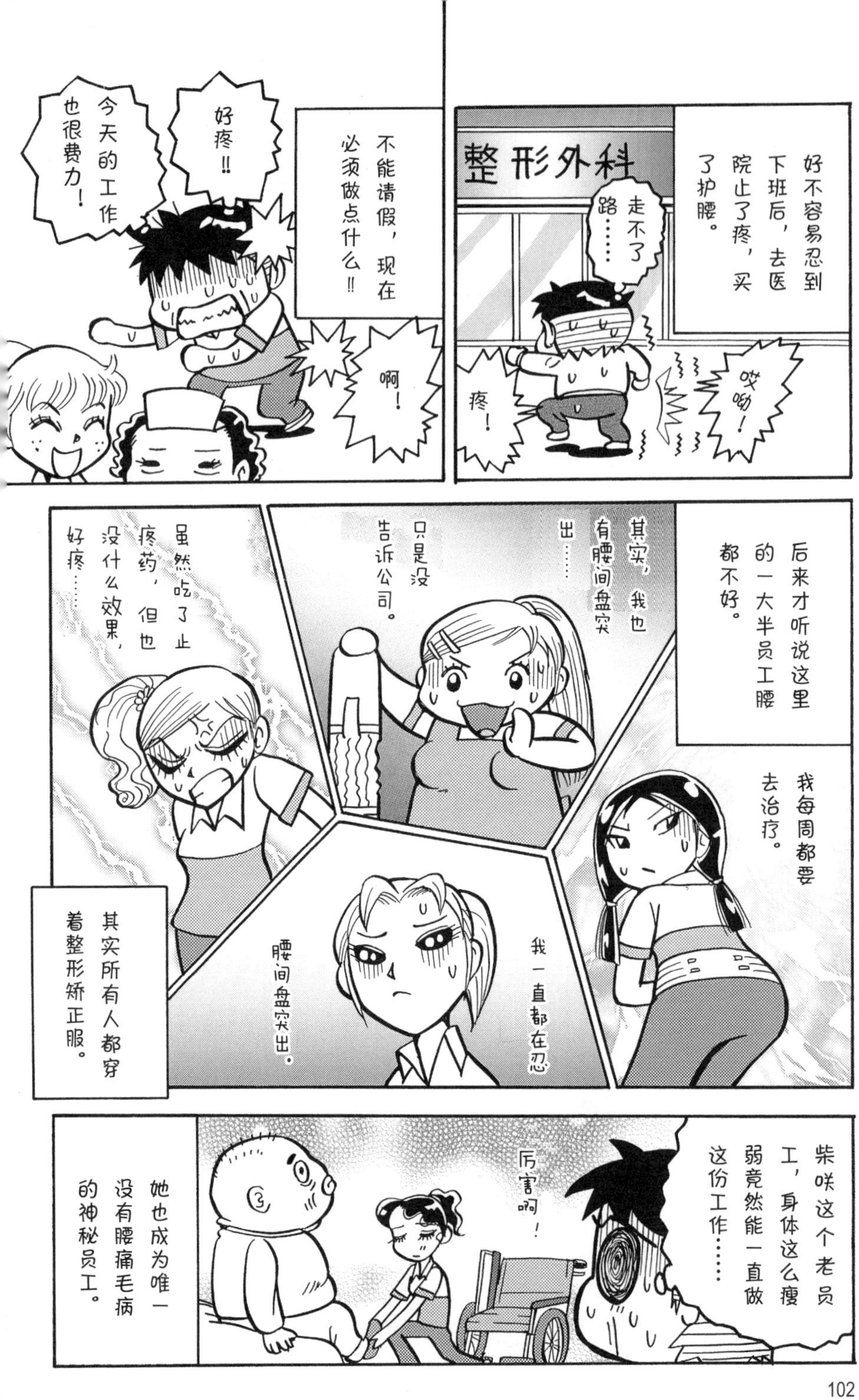

今天的工作也很费力!
好疼!!
啊!
不能请假,现在必须做点什么!!
好不容易忍到下班后,去医院止了疼,买了护腰。
整形外科
走不了路……
哎哟!
疼!
后来才听说这里的一大半员工腰都不好。
其实,我也有腰间盘突出……
只是没告诉公司。
虽然吃了止疼药,但也没什么效果,好疼……
我每周都要去治疗。
我一直都在忍腰间盘突出。
其实所有人都穿着整形矫正服。
柴咲这个老员工,身体这么瘦弱竟然能一直做这份工作……
厉害啊!
她也成为唯一没有腰痛毛病的神秘员工。

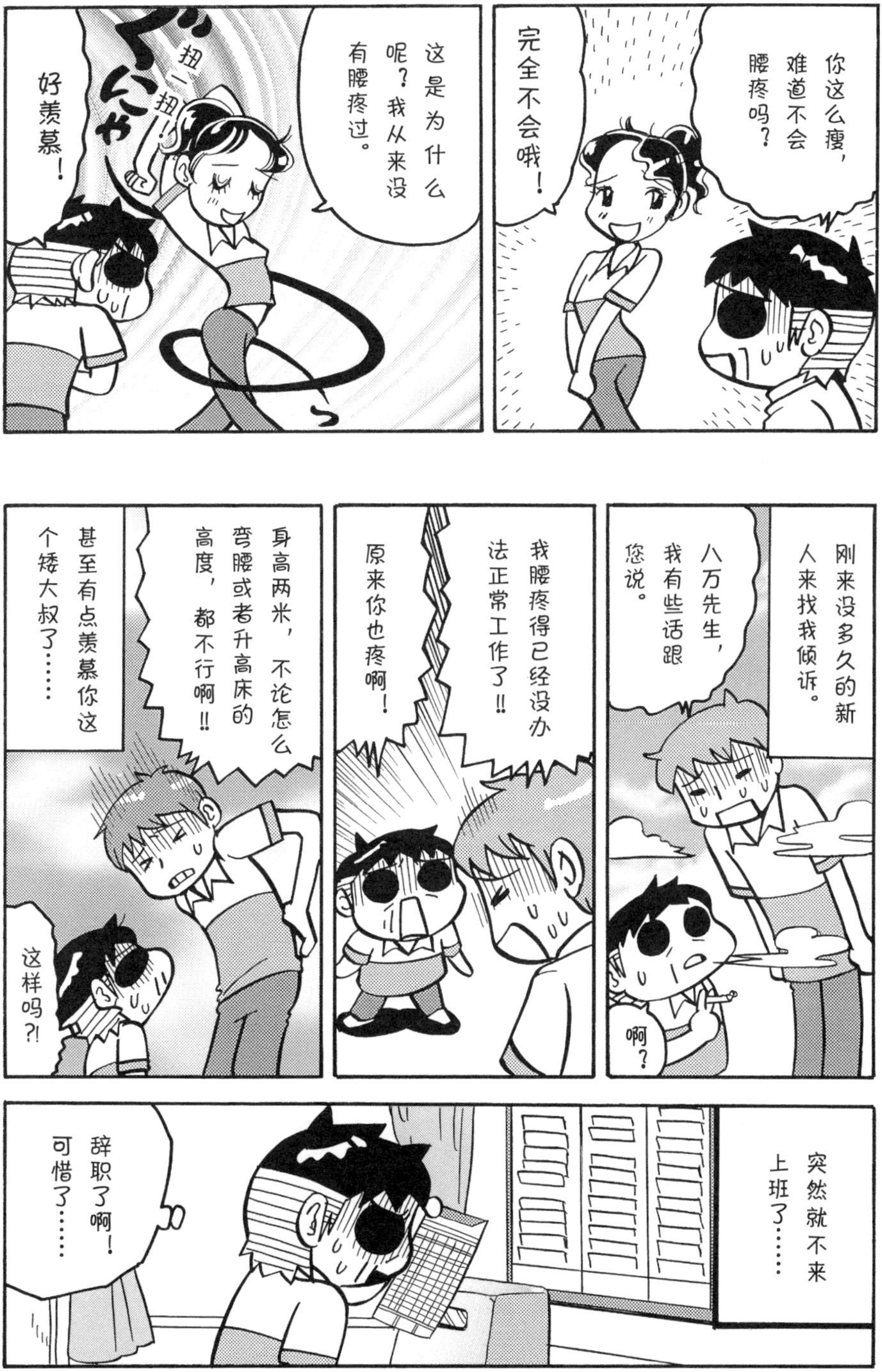
你这么瘦，难道不会腰疼吗？
完全不会哦！
这是为什么呢？我从来没有腰疼过。
扭一扭！
好羡慕！
刚来没多久的新人来找我倾诉。
八万先生，我有些话跟您说。
啊？
我腰疼得已经没办法正常工作了!!
原来你也疼啊！
身高两米，不论怎么弯腰或者升高床的高度，都不行啊!!
甚至有点羡慕你这个矮大叔了……
这样吗?!
突然就不来上班了……
辞职了啊！可惜了……

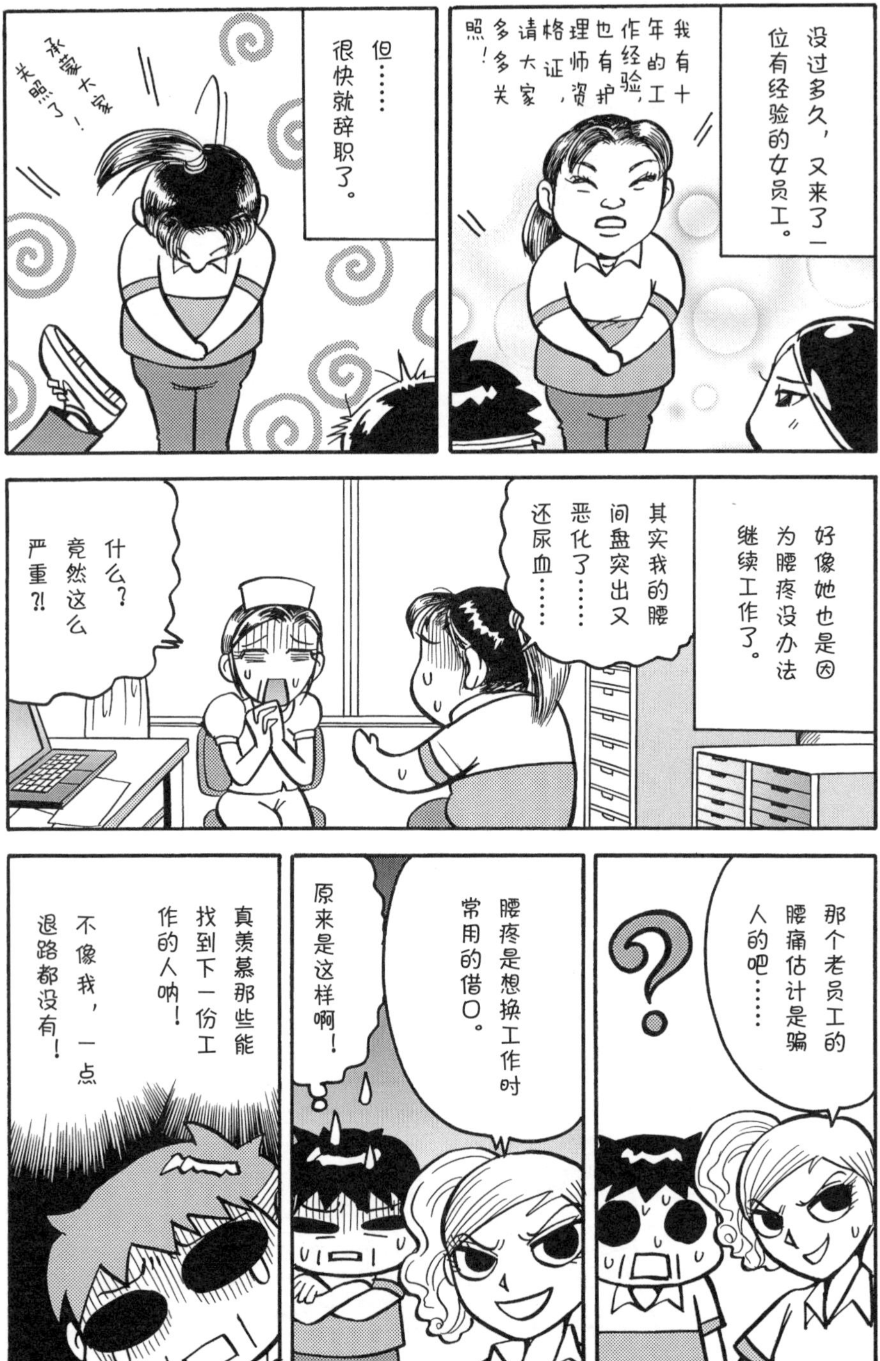
没过多久，又来了一位有经验的女员工。
我有十年的工作经验，也有护理师资格证，请大家多多关照！
但……很快就辞职了。
承蒙大家关照了！
好像她也是因为腰疼没办法继续工作了。
其实我的腰间盘突出又恶化了……还尿血……
什么？竟然这么严重?!
那个老员工的腰痛估计是骗人的吧……
?
腰疼是想换工作时常用的借口。
原来是这样啊！
真羡慕那些能找到下一份工作的人呐！
不像我，一点退路都没有！

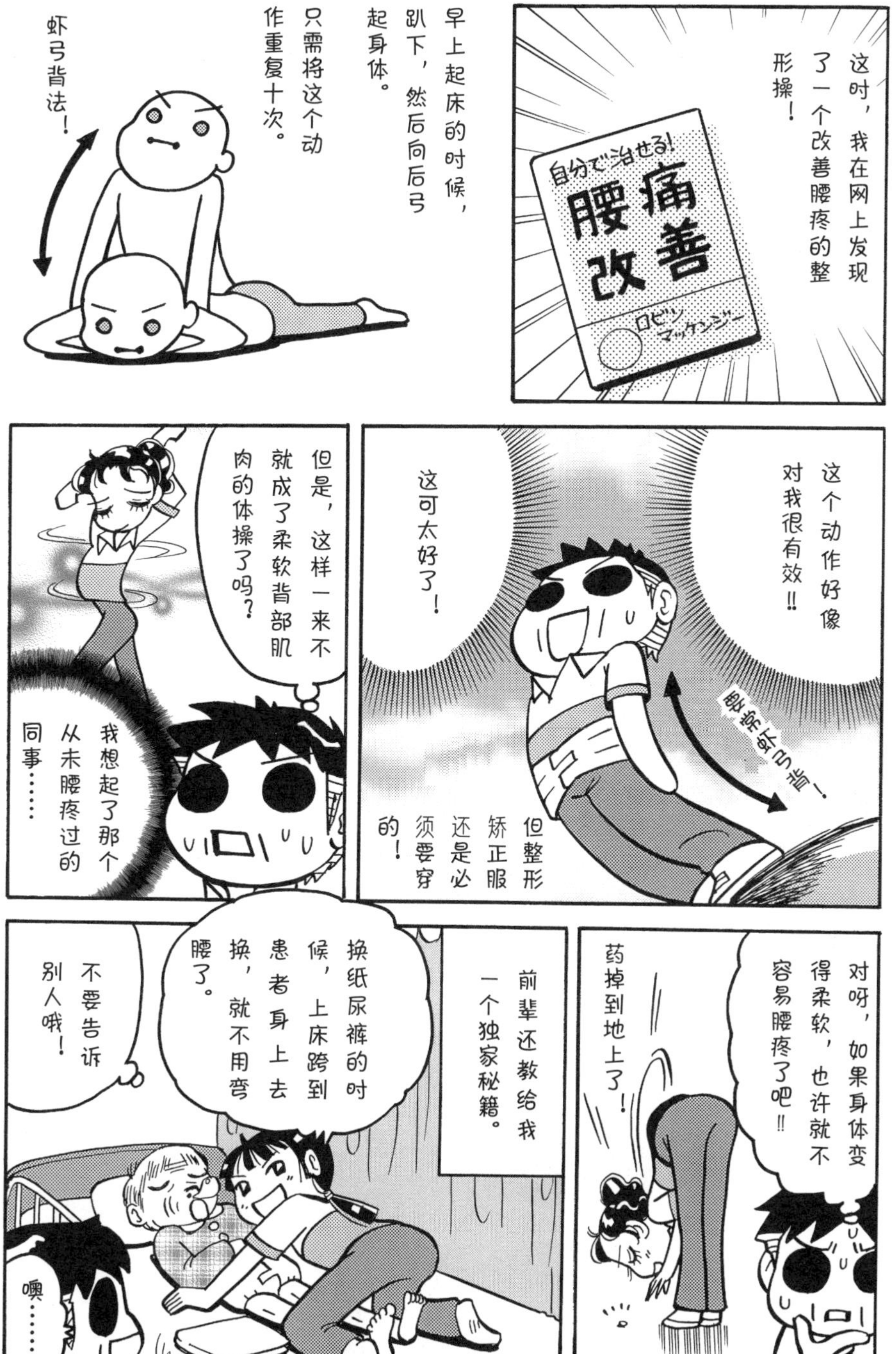
这时，我在网上发现了一个改善腰疼的整形操！
自分で治せる!
腰痛改善
ロビン マッケンジー
早上起床的时候，趴下，然后向后弓起身体。
只需将这个动作重复十次。
虾弓背法！
这个动作好像对我很有效!!
这可太好了！
要点虾弓背！
但整形矫正服还是必须要穿的！
但是，这样一来不就成了柔软背部肌肉的体操了吗？
我想起了那个从未腰疼过的同事……
对呀，如果身体变得柔软，也许就不容易腰疼了吧!!
药掉到地上了！
前辈还教给我一个独家秘籍。
换纸尿裤的时候，上床跨到患者身上去换，就不用弯腰了。
不要告诉别人哦！
噢……

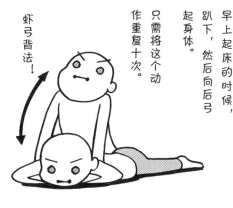

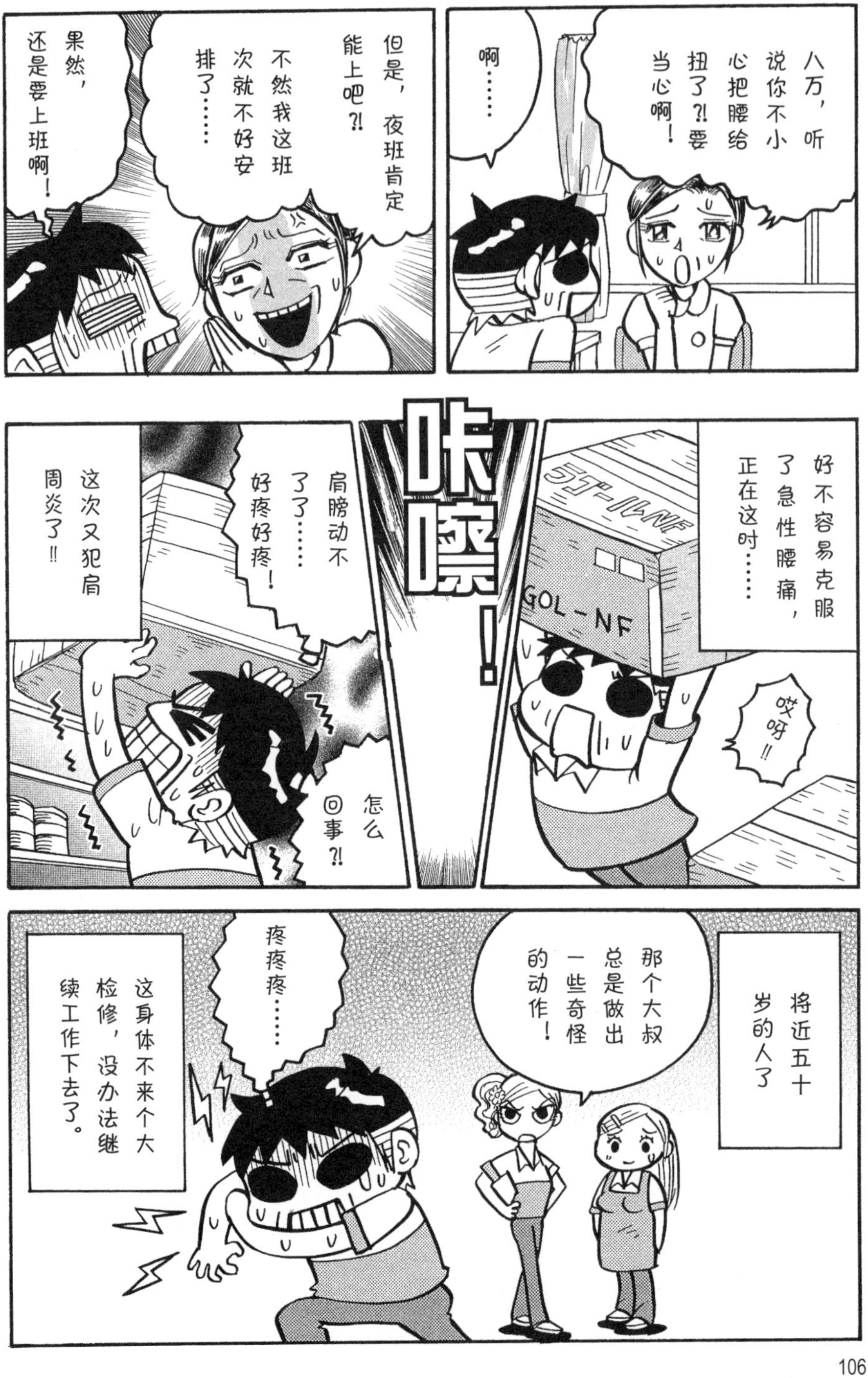
八万，听说你不小心把腰给扭了?!要当心啊！
啊……
但是，夜班肯定能上吧?!
不然我这班次就不好安排了……
果然，还是要上班啊！
好不容易克服了急性腰痛，正在这时……
哎呀!!
GOL-NF
咔嚓！
肩膀动不了了……好疼好疼！
这次又犯肩周炎了!!
怎么回事?!
将近五十岁的人了
那个大叔总是做出一些奇怪的动作！
疼疼疼……
这身体不来个大检修，没办法继续工作下去了。

第13话●夜班好痛苦!

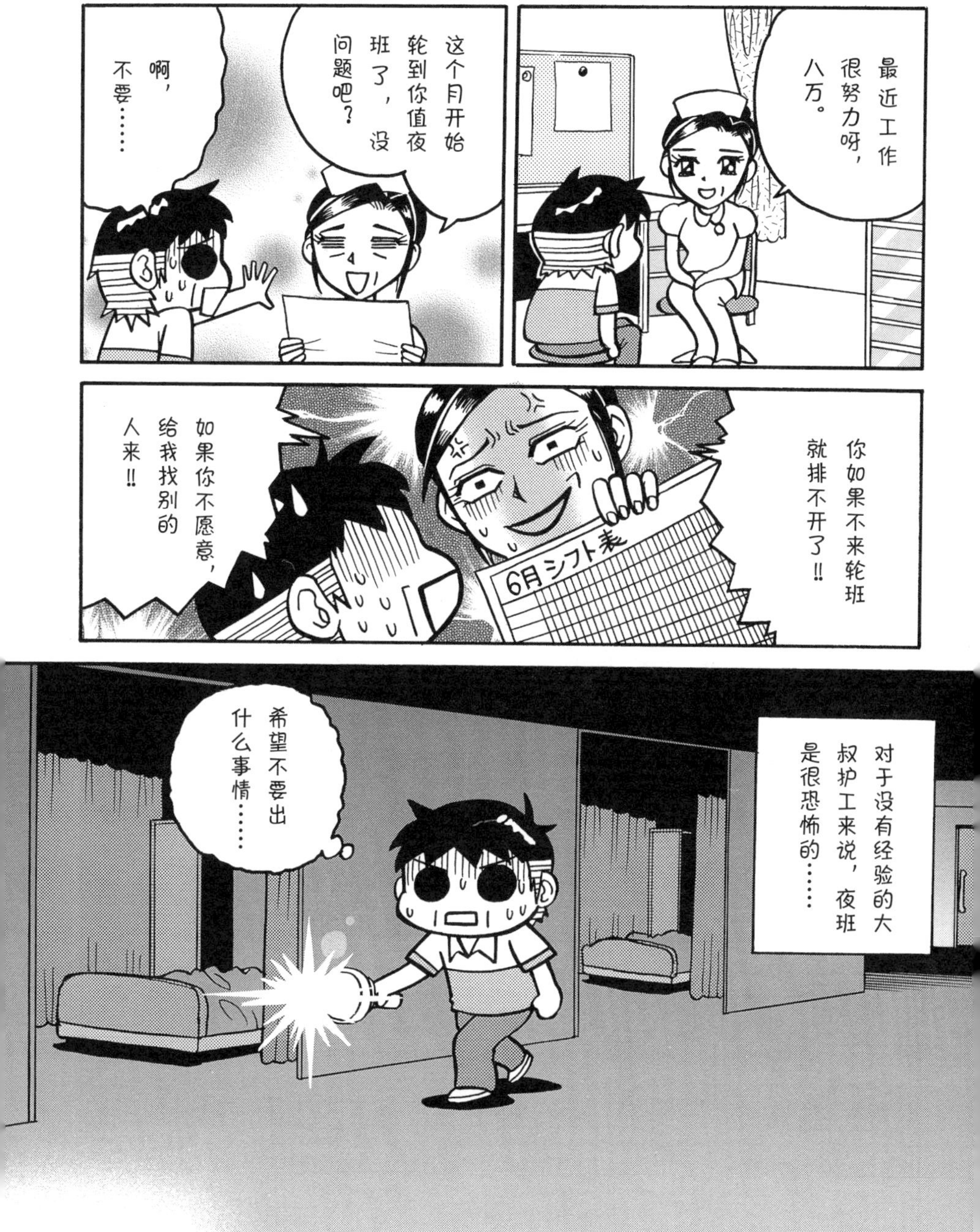
最近工作很努力呀，八万。
这个月开始轮到你值夜班了，没问题吧？
啊，不要……
你如果不来轮班就排不开了!!
6月シフト表
如果你不愿意，给我找别的人来!!
对于没有经验的大叔护工来说，夜班是很恐怖的……
希望不要出什么事情……

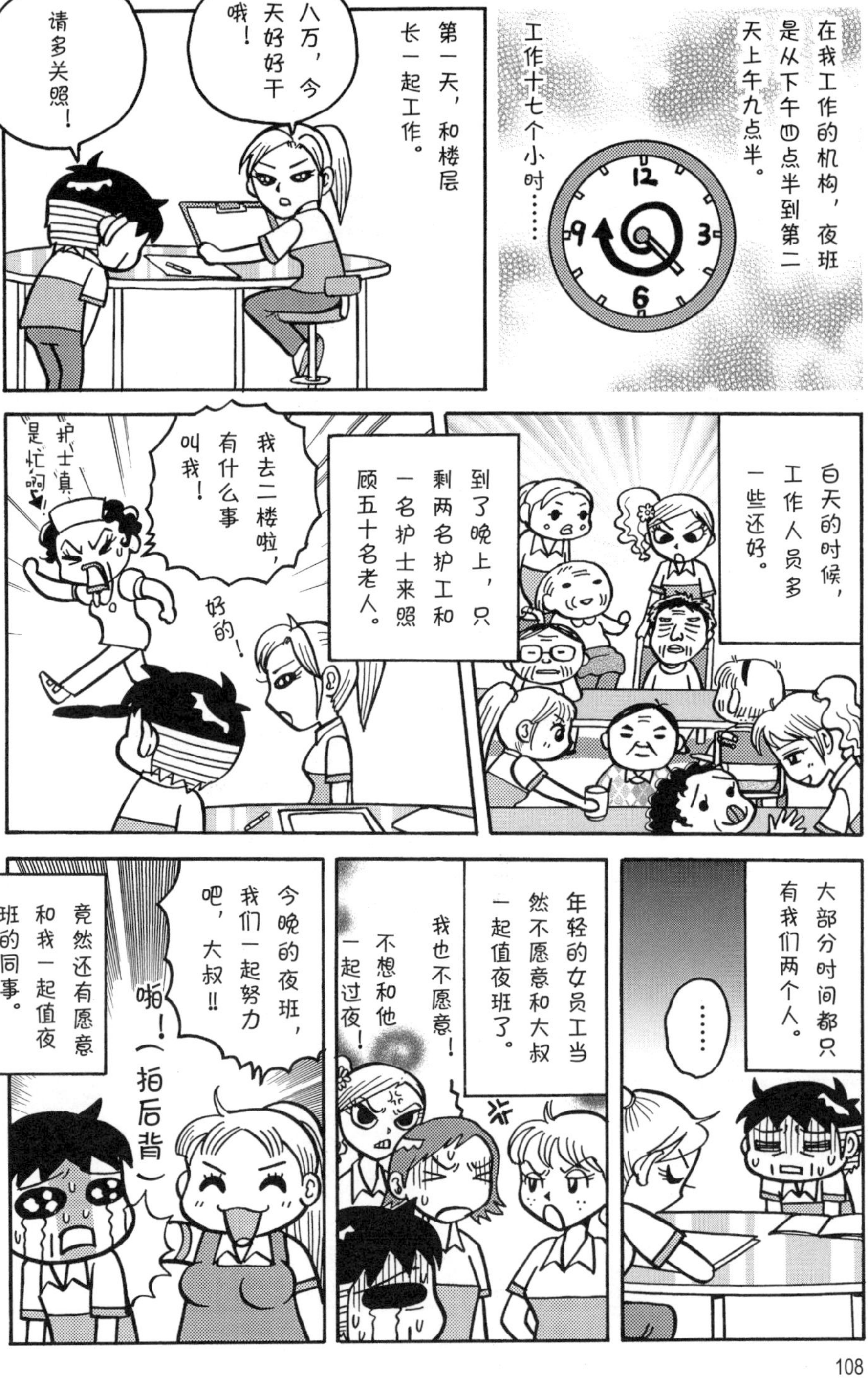
在我工作的机构，夜班是从下午四点半到第二天上午九点半。
工作十七个小时……
第一天，和楼层长一起工作。
八万，今天好好干哦！
请多关照！
白天的时候，工作人员多一些还好。
到了晚上，只剩两名护工和一名护士来照顾五十名老人。
我去二楼啦，有什么事叫我！
护士真是忙啊！
好的！
大部分时间都只有我们两个人。
……
年轻的女员工当然不愿意和大叔一起值夜班了。
我也不愿意！
不想和他一起过夜！
今晚的夜班，我们一起努力吧，大叔!!
啪！（拍后背）
竟然还有愿意和我一起值夜班的同事。

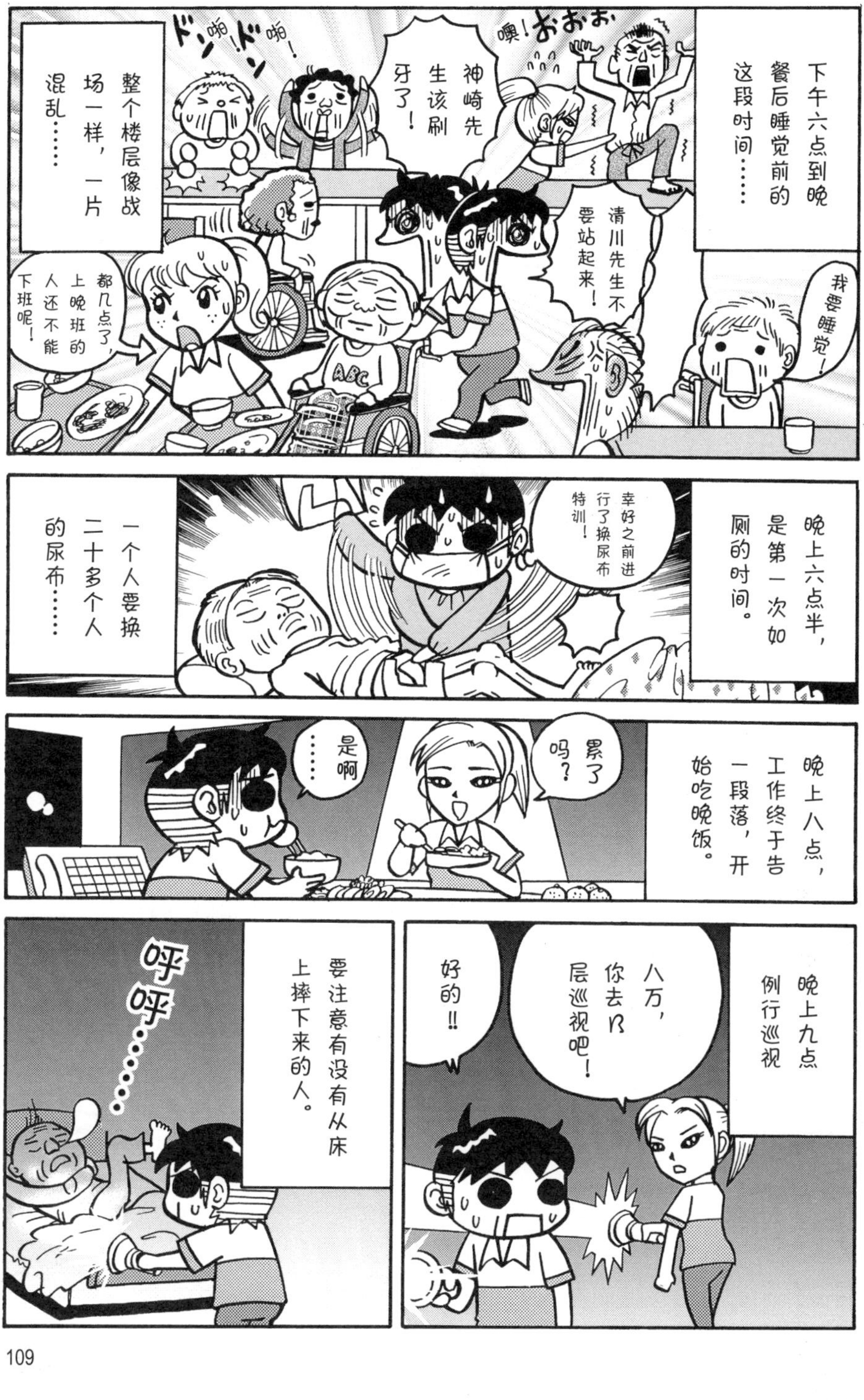
下午六点到晚餐后睡觉前的这段时间……
噢！おおお
清川先生不要站起来！
我要睡觉！
神崎先生该刷牙了！
ドン 啪！ドン 啪！
整个楼层像战场一样，一片混乱……
都几点了，上晚班的人还不能下班呢！
晚上六点半，是第一次如厕的时间。
幸好之前进行了换尿布特训！
一个人要换二十多个人的尿布……
晚上八点，工作终于告一段落，开始吃晚饭。
累了吗？
是啊……
晚上九点例行巡视
八万，你去B层巡视吧！
好的!!
要注意有没有从床上摔下来的人。
呼呼……

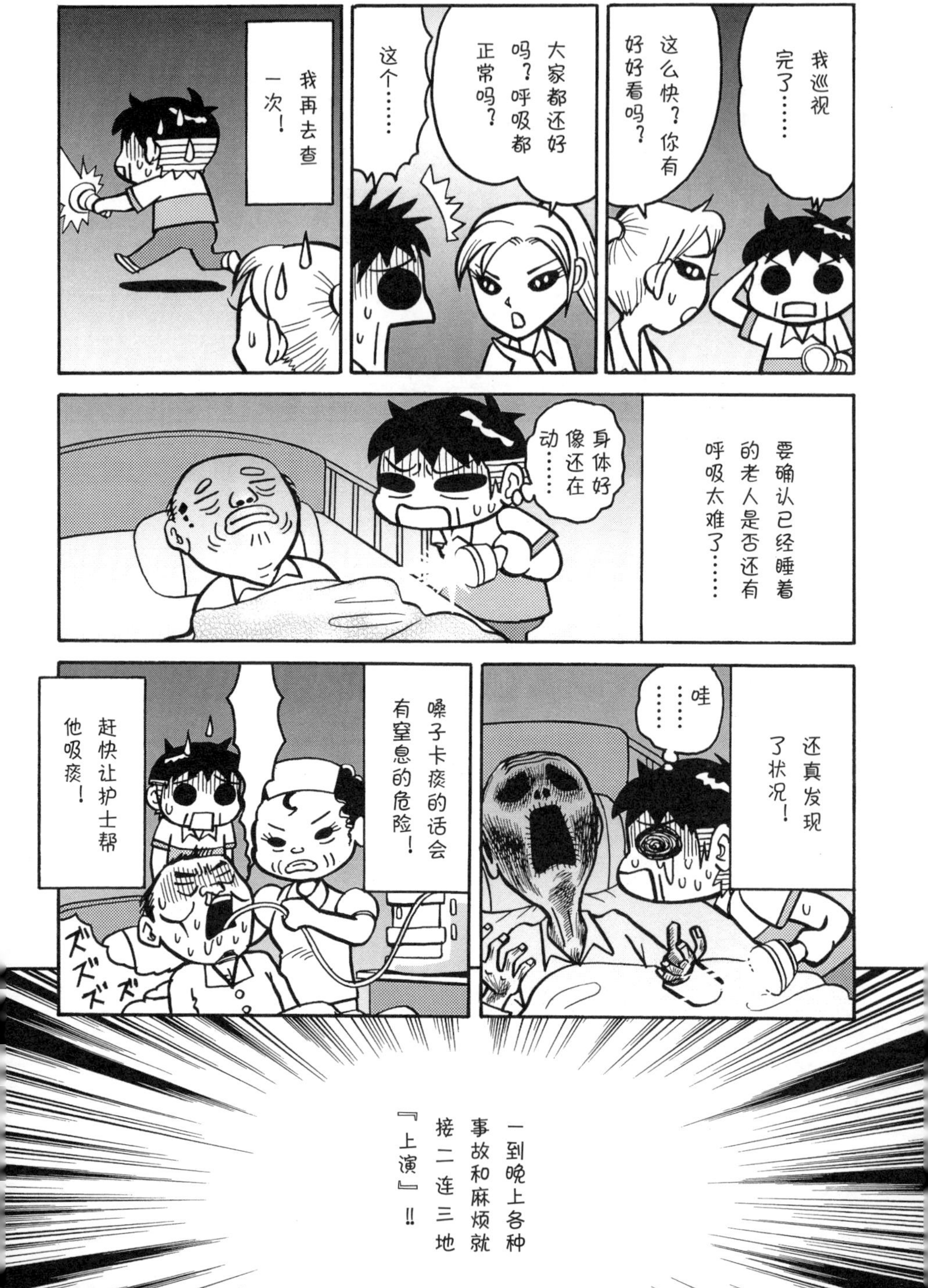
我巡视完了……
这么快？你有好好看吗？
大家都还好吗？呼吸都正常吗？
这个……
我再去查一次！
要确认已经睡着的老人是否还有呼吸太难了……
身体好像还在动……
还真发现了状况！
哇……
嗓子卡痰的话会有窒息的危险！
赶快让护士帮他吸痰！
ズズズズ
一到晚上各种事故和麻烦就接二连三地『上演』!!

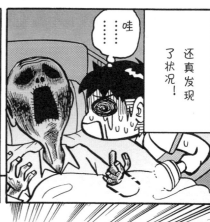

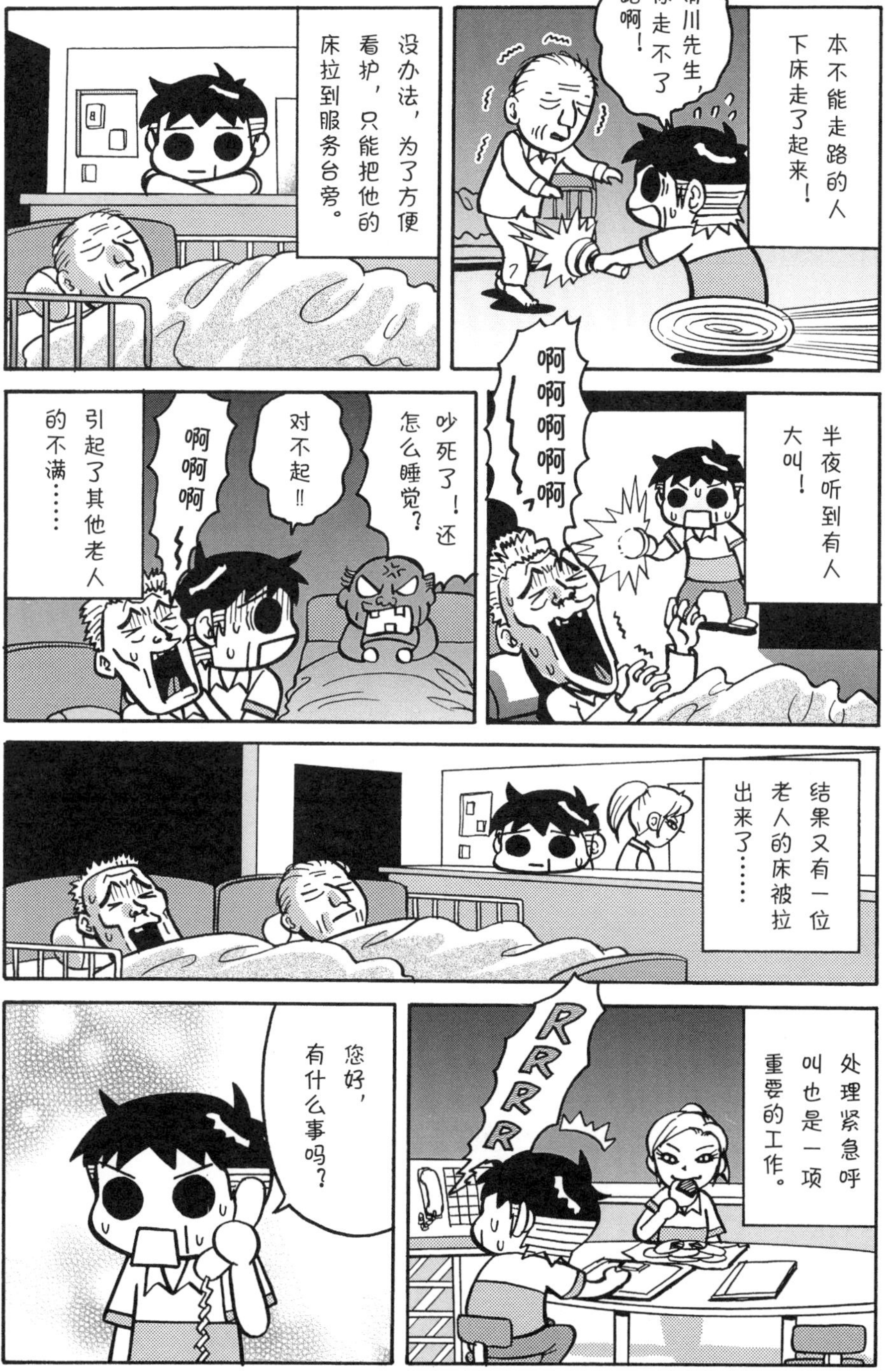

本不能走路的人下床走了起来！
清川先生，你走不了路啊！
没办法，为了方便看护，只能把他的床拉到服务台旁。
半夜听到有人大叫！
啊啊啊啊啊
少死了！还怎么睡觉？
对不起!!
啊啊啊
引起了其他老人的不满……
结果又有一位老人的床被拉出来了……
处理紧急呼叫也是一项重要的工作。
RRRR
您好，有什么事吗？

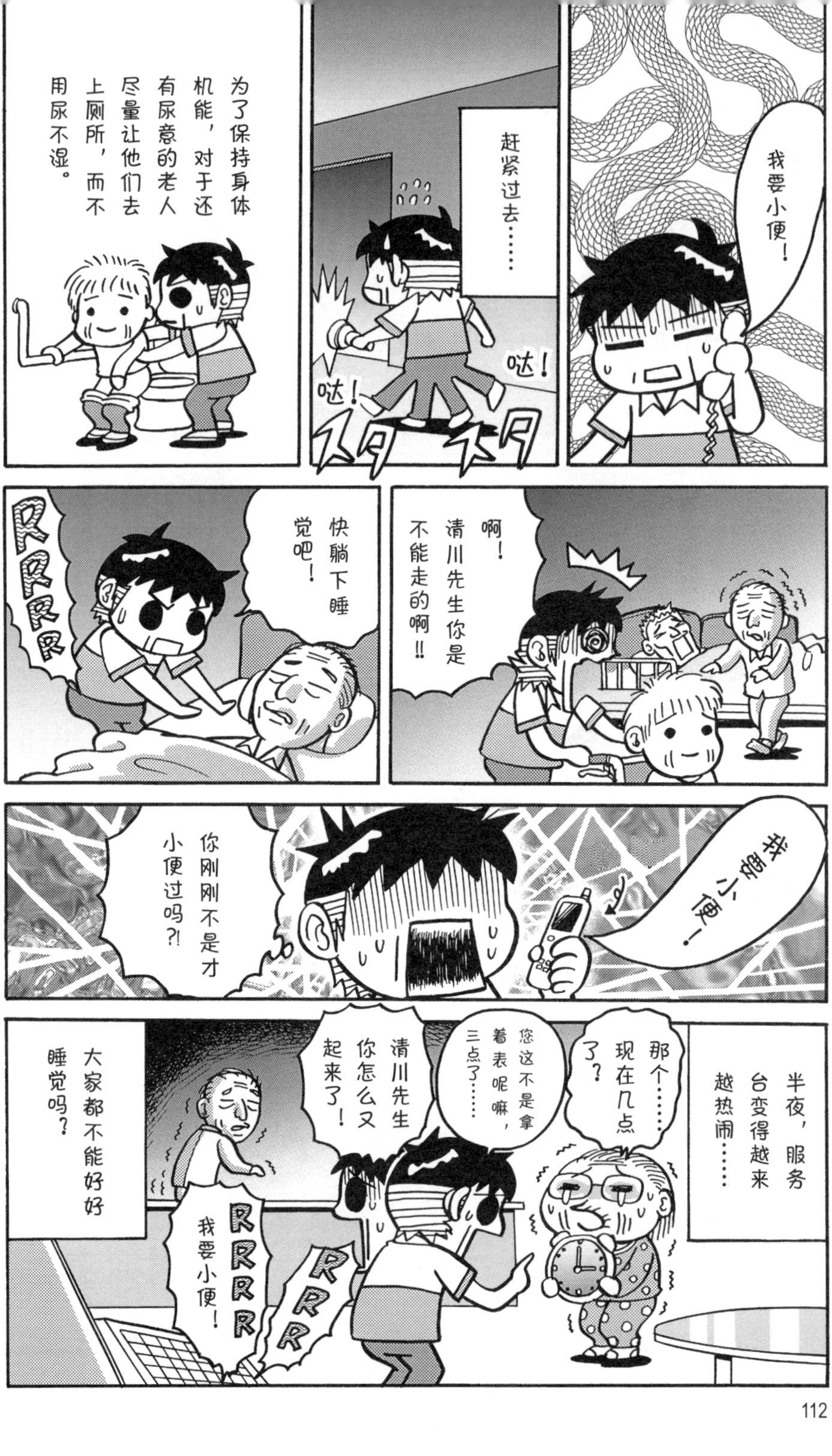
我要小便！
赶紧过去……
哒！
哒！
为了保持身体机能，对于还有尿意的老人尽量让他们去上厕所，而不用尿不湿。
啊！清川先生你是不能走的啊!!
快躺下睡觉吧！
我要小便！
你刚刚不是才小便过吗?!
半夜，服务台变得越来越热闹……
那个……现在几点了？
您这不是拿着表呢嘛，三点了……
清川先生你怎么又起来了！
我要小便！
大家都不能好好睡觉吗？

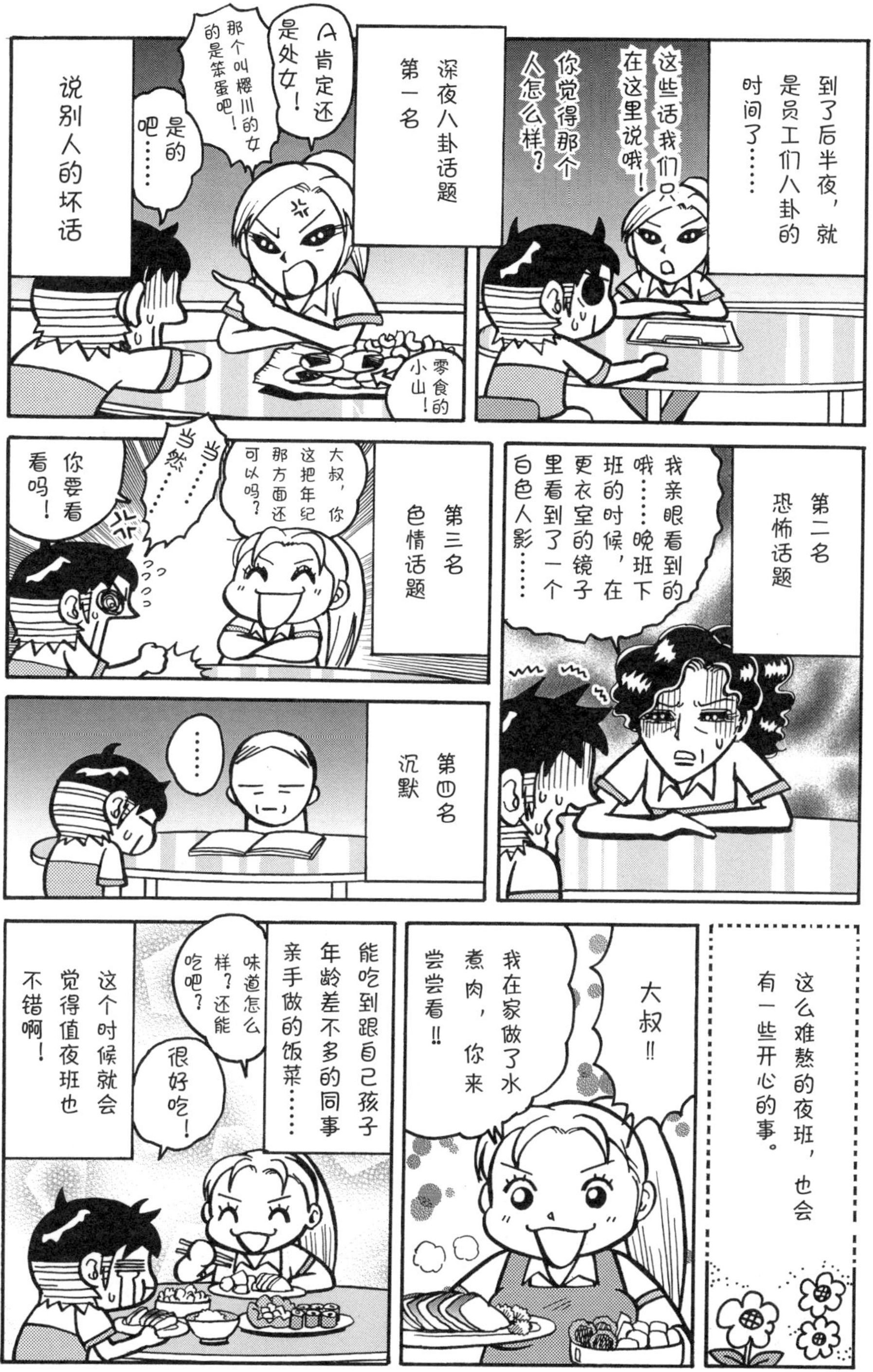
到了后半夜，就是员工们八卦的时间了……
这些话我们只在这里说哦！
你觉得那个人怎么样？
深夜八卦话题 第一名
A肯定还是处女！
那个叫樱川的女的是笨蛋吧！
是的吧……
说别人的坏话
零食的小山！
第二名 恐怖话题
我亲眼看到的哦……晚班下班的时候，在更衣室的镜子里看到了一个白色人影……
第三名 色情话题
大叔，你这把年纪那方面还可以吗？
当当然……
你要看看吗！
第四名 沉默
……
这么难熬的夜班，也会有一些开心的事。
大叔!!
我在家做了水煮肉，你来尝尝看!!
能吃到跟自己孩子年龄差不多的同事亲手做的饭菜……
味道怎么样？还能吃吧？
很好吃！
这个时候就会觉得值夜班也不错啊！

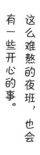

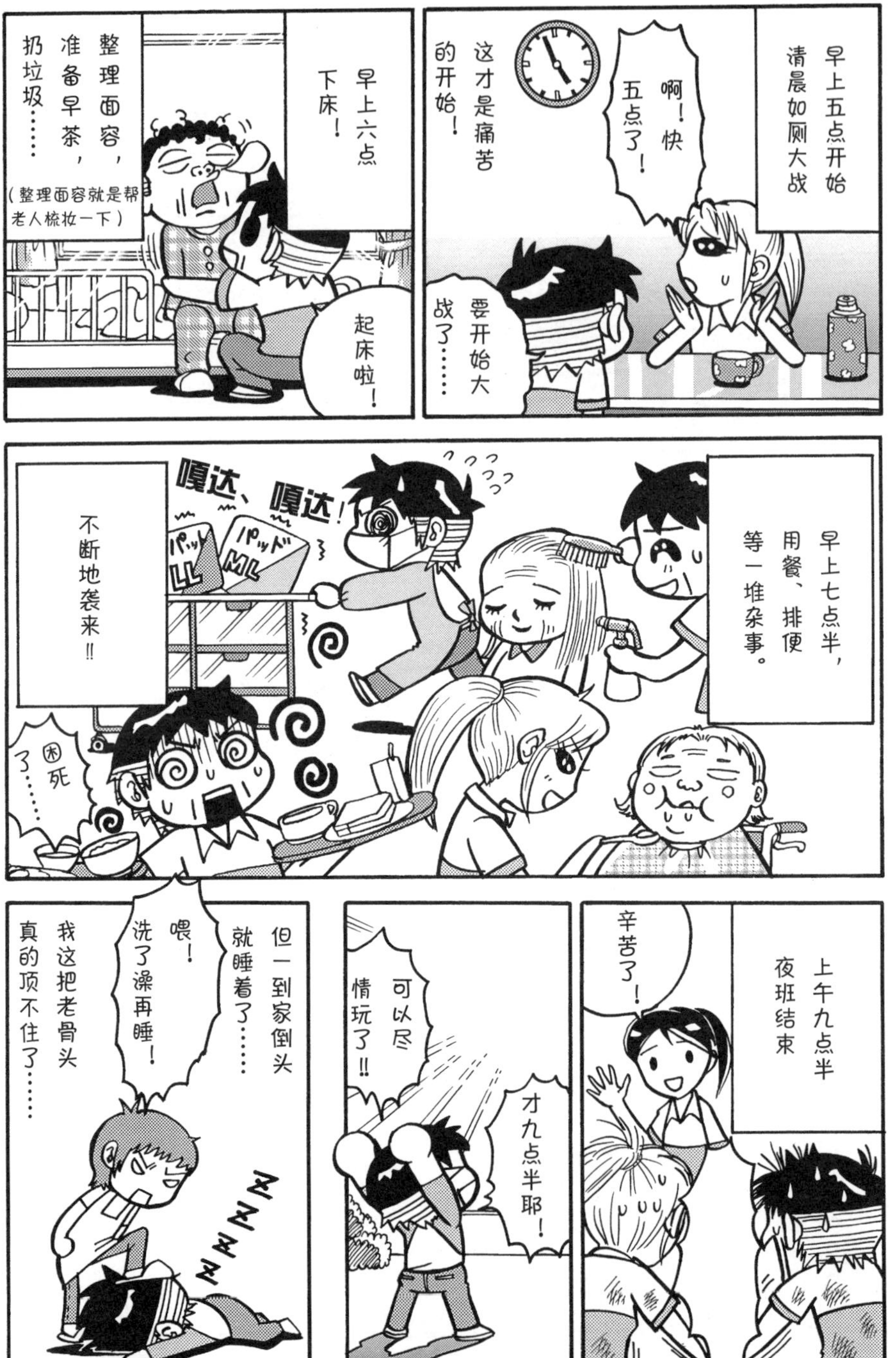
早上五点开始
清晨如厕大战
啊！快五点了！
这才是痛苦的开始！
要开始大战了……
早上六点下床！
起床啦！
整理面容，准备早茶，扔垃圾……
（整理面容就是帮老人梳妆一下）
早上七点半，用餐、排便等一堆杂事。
嘎达、嘎达！
パッド ML
LL
不断地袭来!!
困死了……
上午九点半夜班结束
辛苦了！
可以尽情玩了!!
才九点半耶！
但一到家倒头就睡着了……
喂！洗了澡再睡！
我这把老骨头真的顶不住了……
ZZZZZ

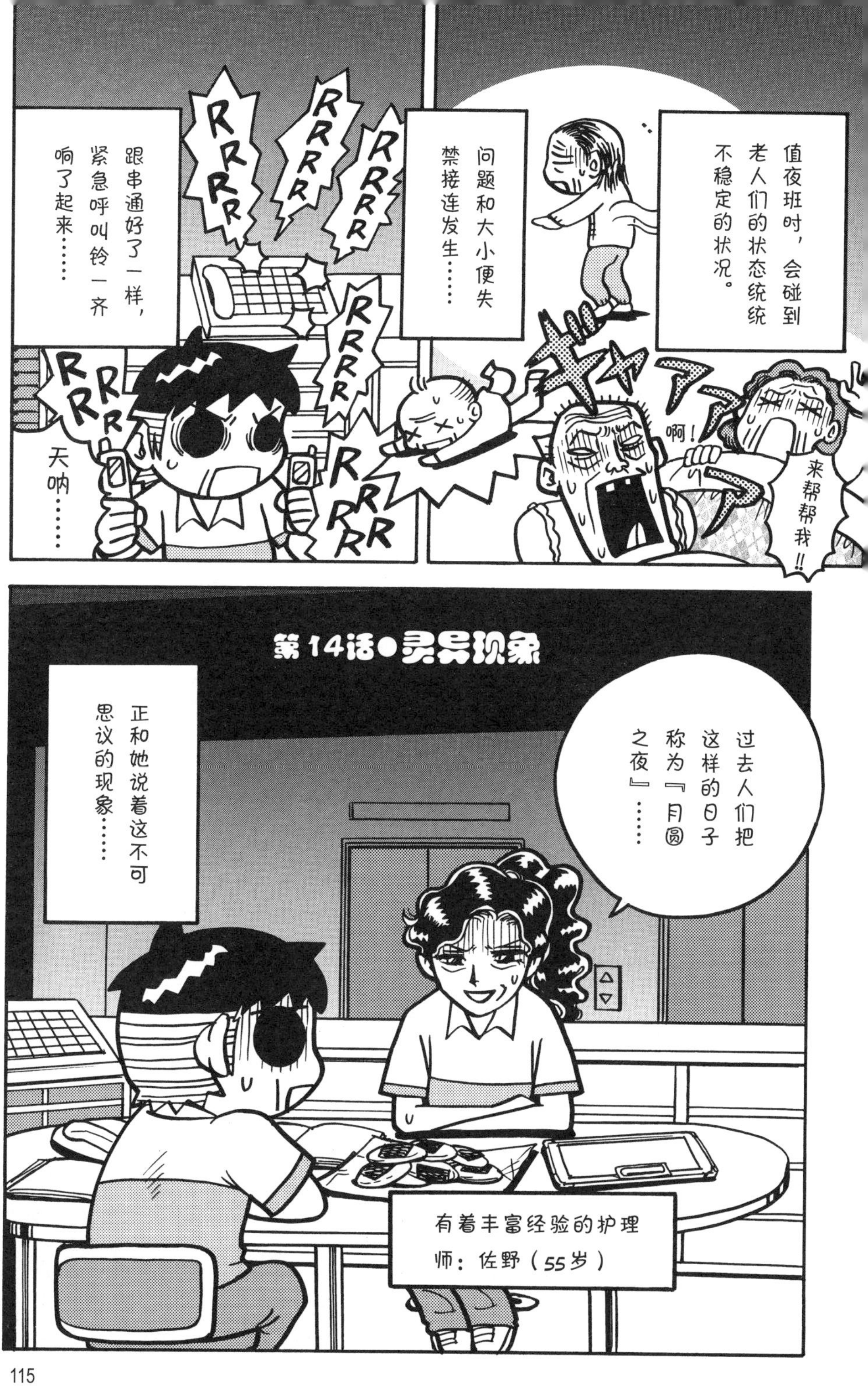
值夜班时，会碰到老人们的状态统统不稳定的状况。
问题和大小便失禁接连发生……
跟串通好了一样，紧急呼叫铃一齐响了起来……
RRRR
啊！
来帮帮我!!
天呐……
第14话●灵异现象
过去人们把这样的日子称为『月圆之夜』……
正和她说着这不可思议的现象……
有着丰富经验的护理师：佐野（55岁）

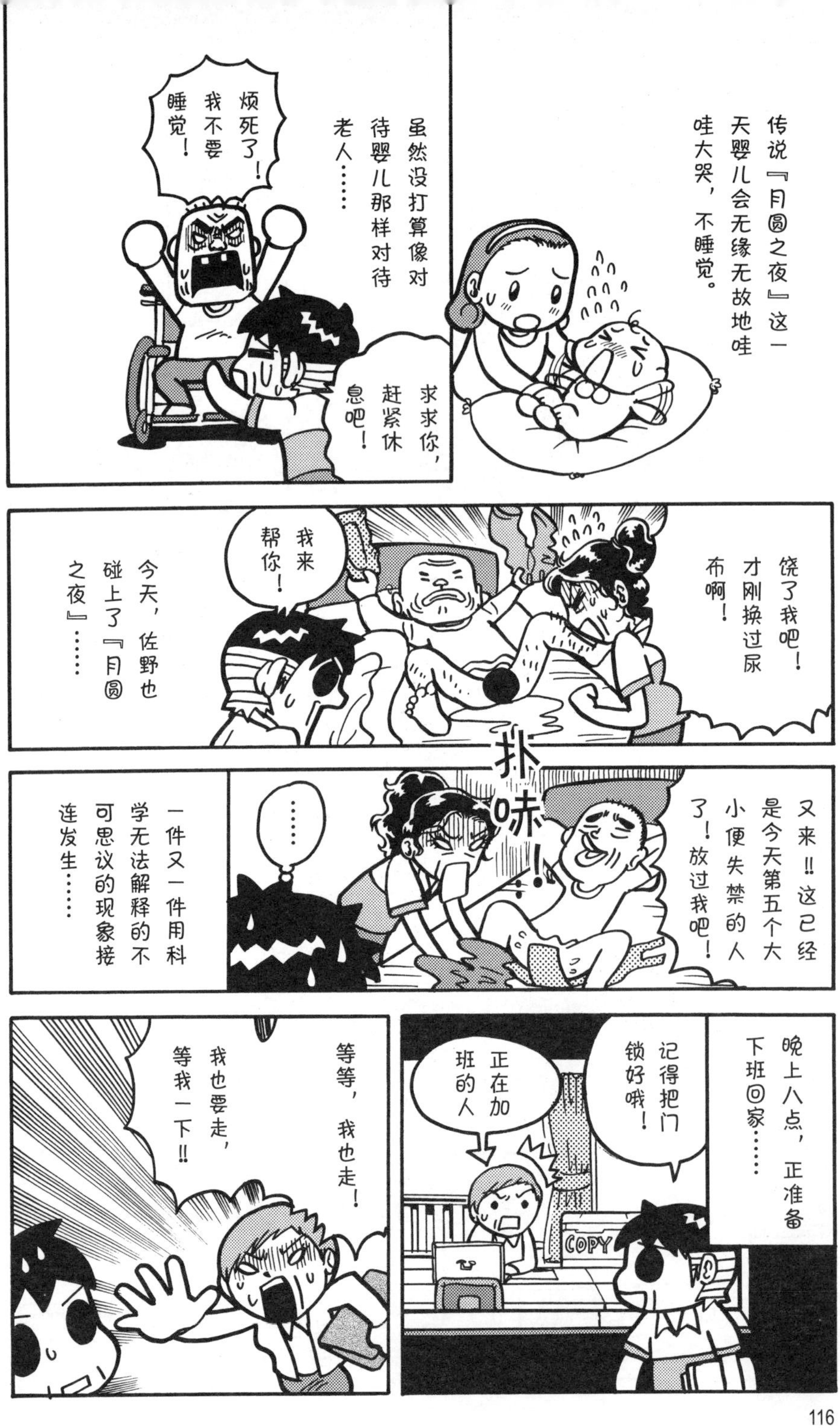
传说『月圆之夜』这一天婴儿会无缘无故地哇哇大哭，不睡觉。
虽然没打算像对待婴儿那样对待老人……
烦死了！我不要睡觉！
求求你，赶紧休息吧！
饶了我吧！才刚换过尿布啊！
我来帮你！
今天，佐野也碰上了『月圆之夜』……
又来!! 这已经是今天第五个大小便失禁的人了！放过我吧！
扑哧！
……
一件又一件用科学无法解释的不可思议的现象接连发生……
晚上八点，正准备下班回家……
记得把门锁好哦！
正在加班的人
COPY
等等，我也走！
我也要走，等我一下!!

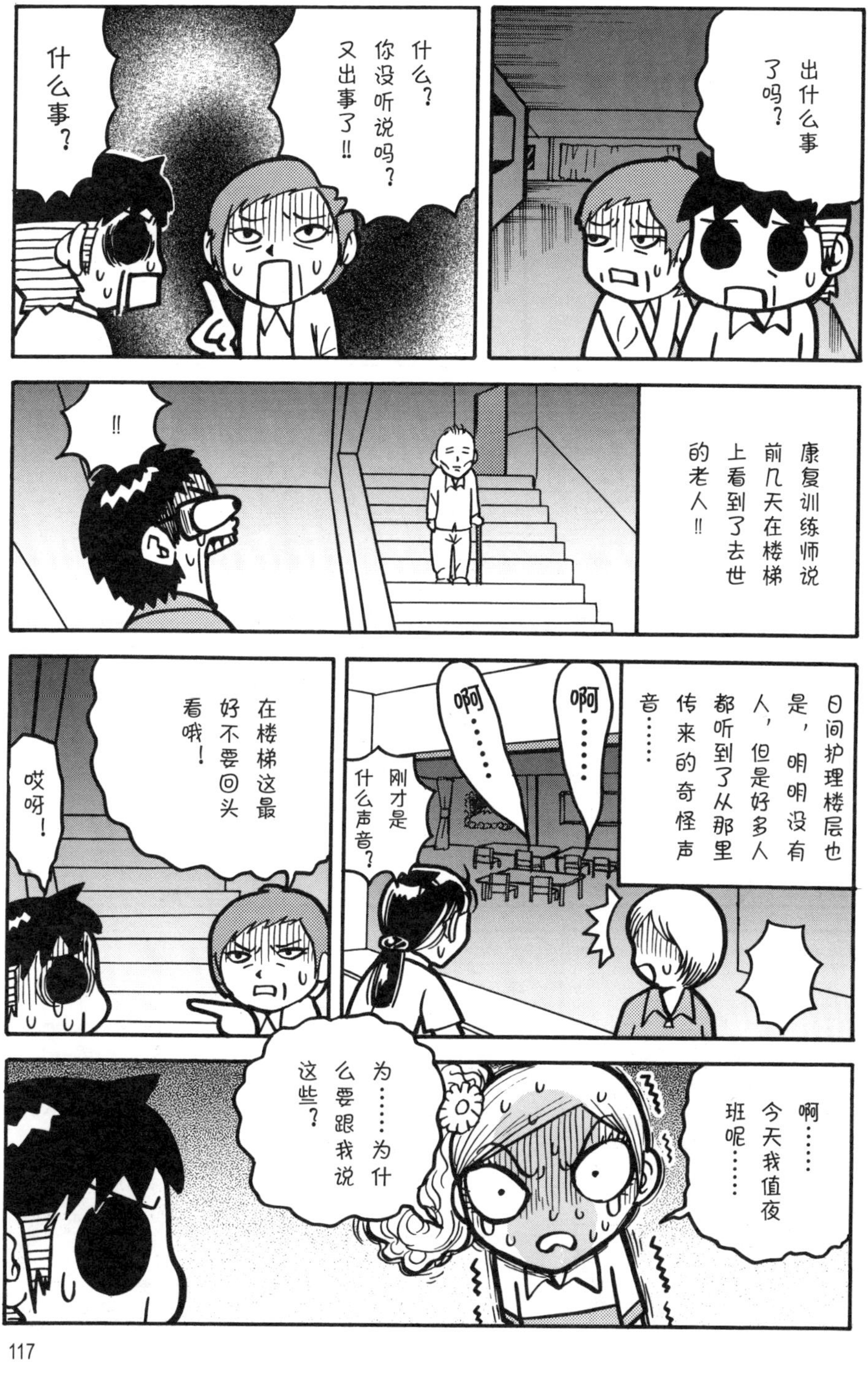
出什么事了吗？
什么？你没听说吗？又出事了!!
什么事？
康复训练师说前几天在楼梯上看到了去世的老人!!
!!
日间护理楼层也是，明明没有人，但是好多人都听到了从那里传来的奇怪声音……
啊……
啊……
刚才是什么声音？
在楼梯这最好不要回头看哦！
哎呀！
啊……今天我值夜班呢……
为……为什么要跟我说这些？

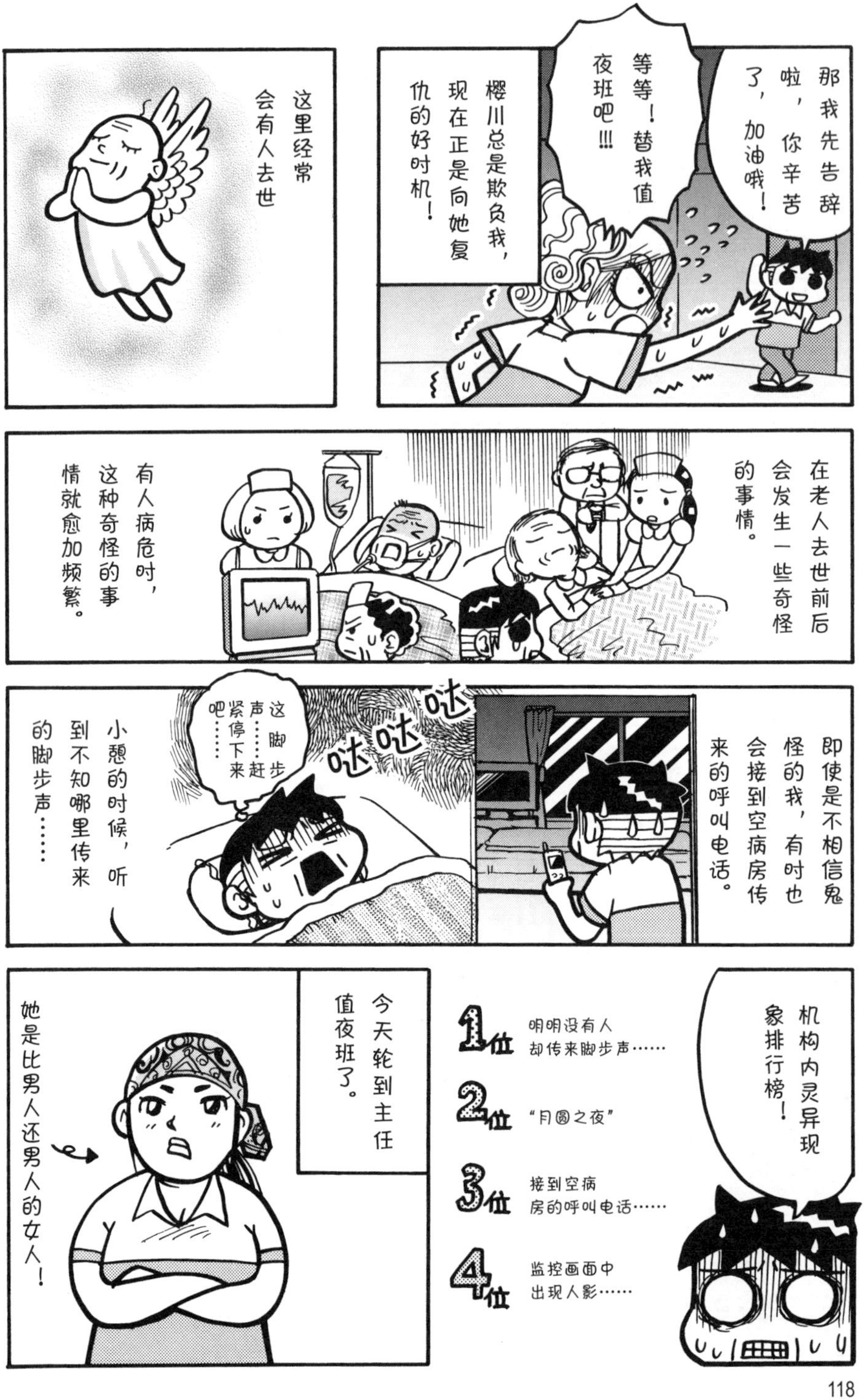

那我先告辞啦，你辛苦了，加油哦！
等等！替我值夜班吧!!!
樱川总是欺负我，现在正是向她复仇的好时机！
这里经常会有人去世
在老人去世前后会发生一些奇怪的事情。
有人病危时，这种奇怪的事情就愈加频繁。
即使是不相信鬼怪的我，有时也会接到空病房传来的呼叫电话。
哒哒哒
这脚步声……赶紧停下来吧……
小憩的时候，听到不知哪里传来的脚步声……
机构内灵异现象排行榜！
1位 明明没有人却传来脚步声……
2位 “月圆之夜”
3位 接到空病房的呼叫电话……
4位 监控画面中出现人影……
今天轮到主任值夜班了。
她是比男人还男人的女人！

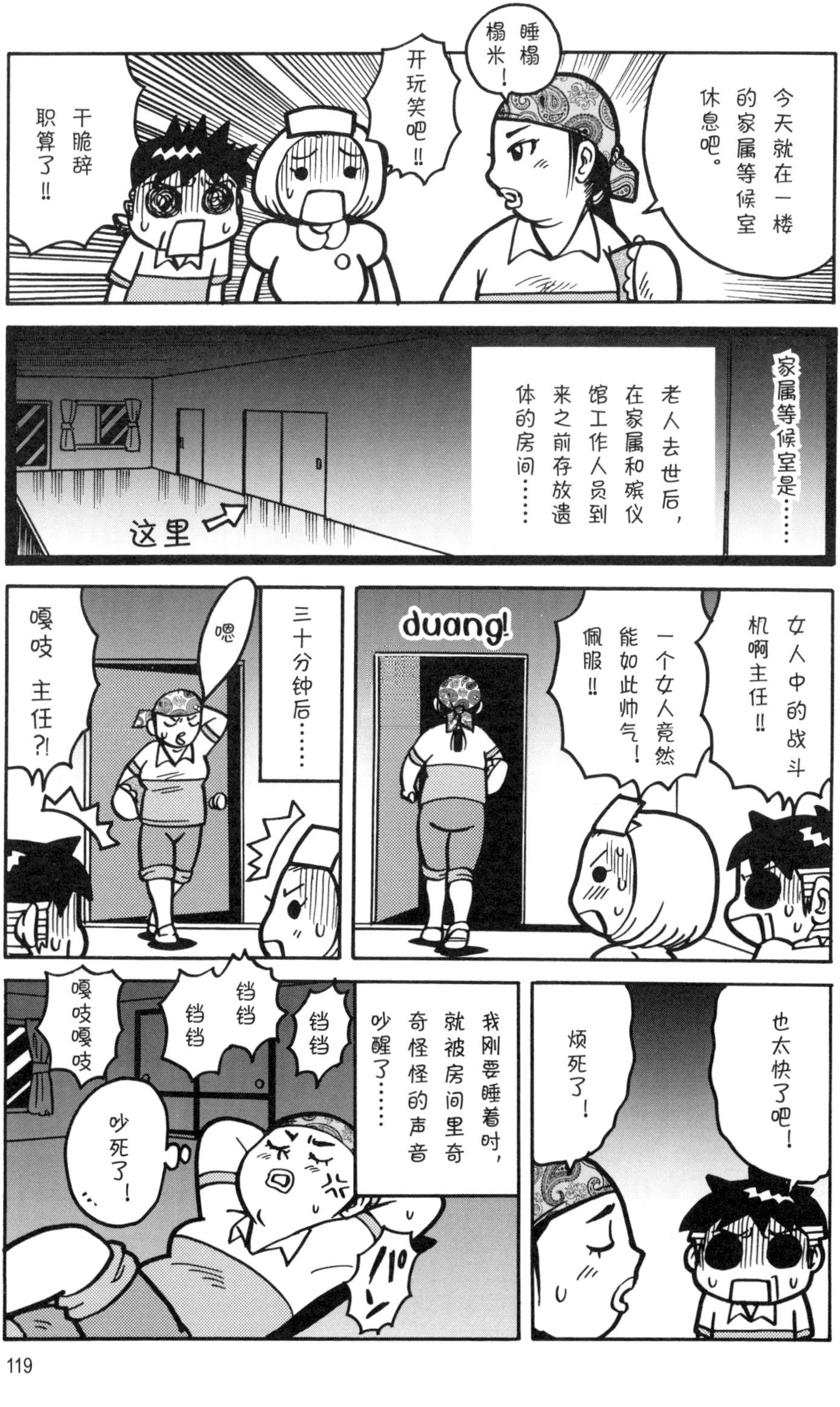
今天就在一楼的家属等候室休息吧。
睡榻榻米！
开玩笑吧!!
干脆辞职算了!!
家属等候室是……
老人去世后，在家属和殡仪馆工作人员到来之前存放遗体的房间……
这里
女人中的战斗机啊主任!!
一个女人竟然能如此帅气！佩服!!
duang!
三十分钟后……
嗯
嘎吱 主任?!
也太快了吧！
烦死了！
我刚要睡着时，就被房间里奇奇怪怪的声音吵醒了……
铛铛
铛铛铛铛
嘎吱嘎吱
吵死了！

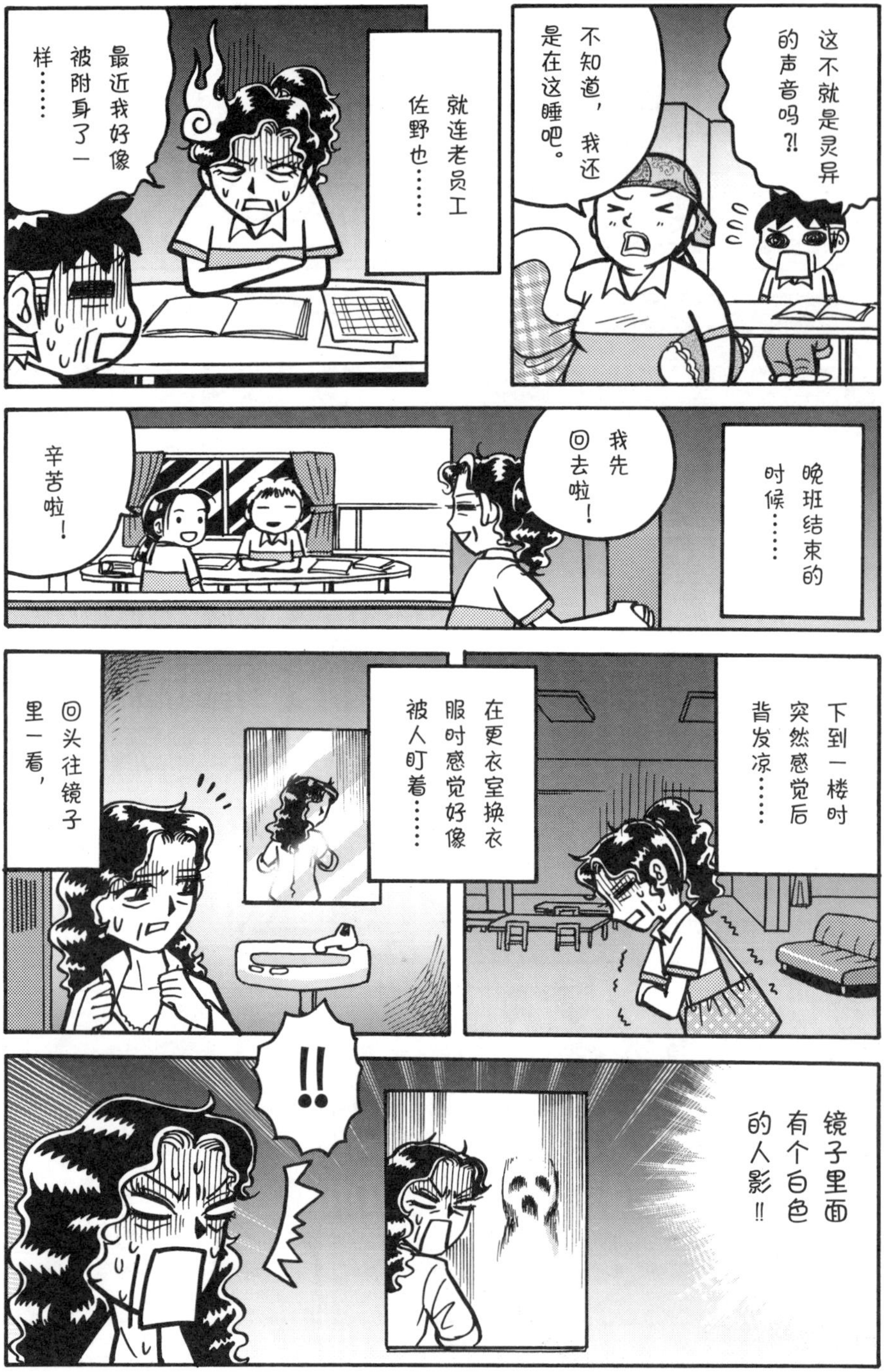

这不就是灵异的声音吗?!
不知道，我还是在这睡吧。
就连老员工佐野也……
最近我好像被附身了一样……
晚班结束的时候……
我先回去啦！
辛苦啦！
下到一楼时突然感觉后背发凉……
在更衣室换衣服时感觉好像被人盯着……
回头往镜子里一看，
镜子里面有个白色的人影!!
!!

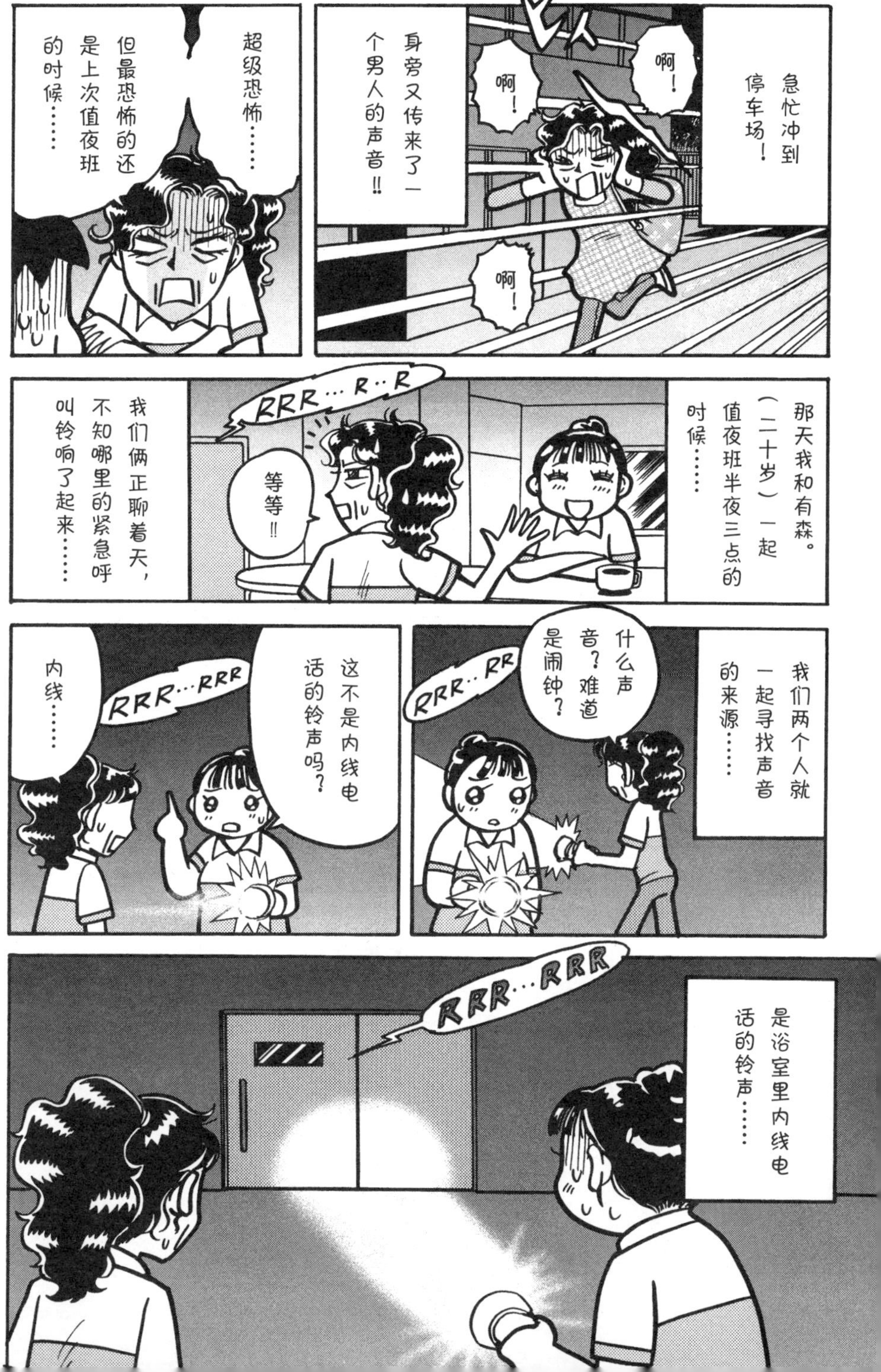
急忙冲到停车场！
啊！
啊！
啊！
身旁又传来了一个男人的声音!!
超级恐怖……
但最恐怖的还是上次值夜班的时候……
那天我和有森。（二十岁）一起值夜班半夜三点的时候……
RRR…R…R
等等!!
我们俩正聊着天，不知哪里的紧急呼叫铃响了起来……
我们两个人就一起寻找声音的来源……
什么声音？难道是闹钟？
RRR…RR
这不是内线电话的铃声吗？
RRR…RRR
内线……
RRR…RRR
是浴室里内线电话的铃声……

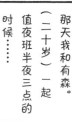

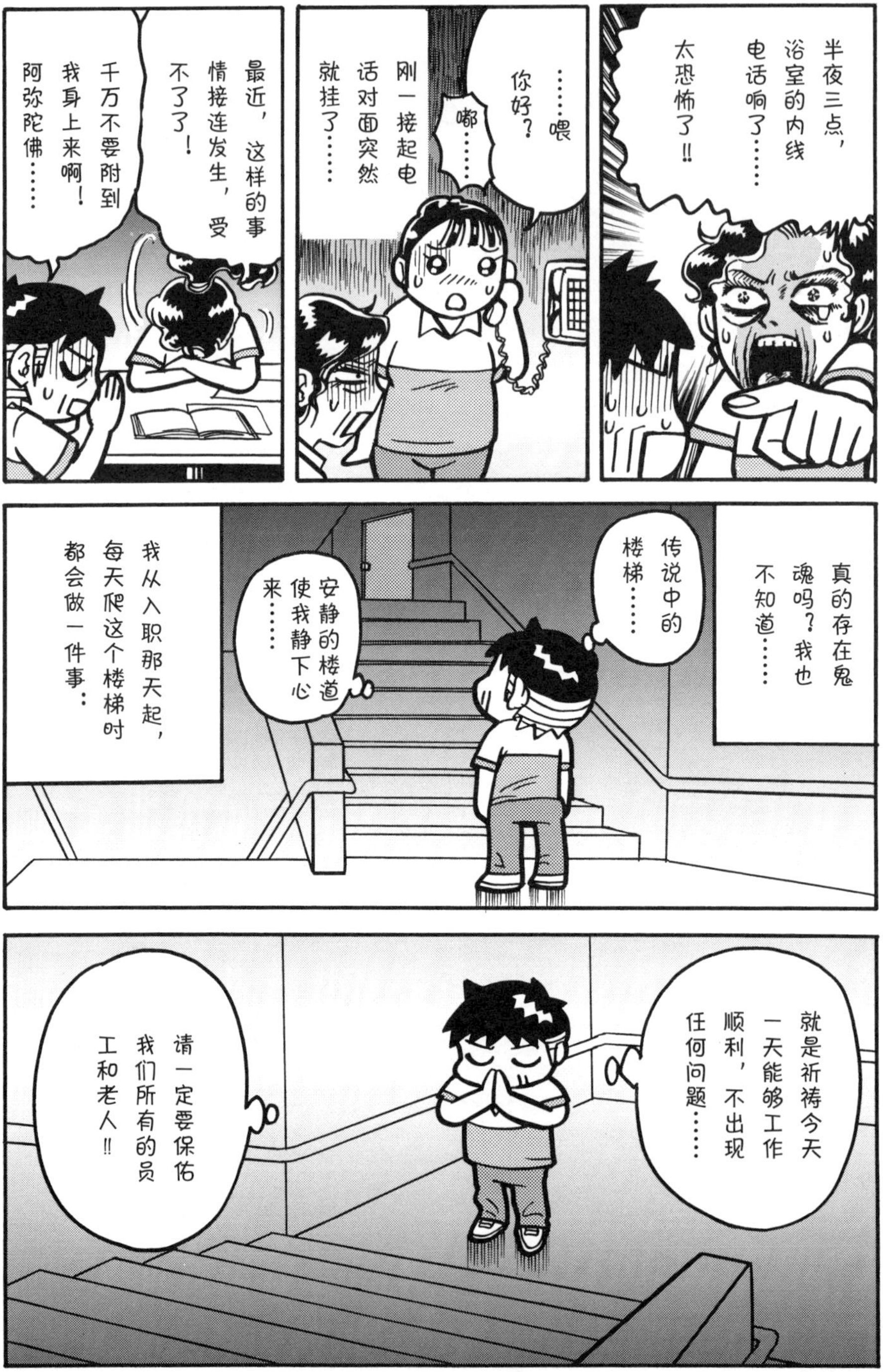
半夜三点，浴室的内线电话响了……
太恐怖了!!
……喂
你好？
嘟……
刚一接起电话对面突然就挂了……
最近，这样的事情接连发生，受不了了！
千万不要附到我身上来啊！
阿弥陀佛……
真的存在鬼魂吗？我也不知道……
传说中的楼梯……
安静的楼道使我静下心来……
我从入职那天起，每天爬这个楼梯时都会做一件事：
就是祈祷今天一天能够工作顺利，不出现任何问题……
请一定要保佑我们所有的员工和老人!!

介护工作基础知识⑥

介护工作的意义

护理工作人员变动极其频繁。

有很多人好不容易完成了介护职员初任者研修课程，

可以开始从事护理工作，

却在取得『介护福祉士』资格（需要有三年工作经验）之前辞职。

『被人感谢有成就感』『和老人接触很开心』『能为社会作出贡献』等，

能否发现护理工作的这些魅力与价值成为能否持续工作下去的关键。

特别是听到从认知症老人的护理人员口中说出『这些爷爷奶奶真可爱』时，

我感觉整个世界都变了。

照护认知症病情不断恶化的老人虽然非常痛苦，

但当你能理解并多接触那些如孩子般单纯的认知症老人时，

会有很多意想不到的感动。

能够发现这些魅力的人，会积极磨炼护理技术，不断成长。

如果对工作只有厌烦，仅是例行公事的话，

那么不论是从事什么职业都很难长久地做下去吧！

扫码查看我国养老护理基础知识

能否发现这项工作的魅力所在，往往与最开始工作的机构密切相关。

介护保险制度给养老机构带来很多束缚，
有很多机构在用餐、洗浴以及娱乐活动等方面不做任何改变，
也不去改善和创新。

在评价较高的介护机构中，往往会有独具匠心、积极认真的领导者。
能否遇到一个好领导也许能够决定护理员是否能将介护这份工作长久地做下去。
另外，若能够成为一位出色的专业护工，对于自身来说，
也更容易找到合适的工作，积累了一定的经验后，
自己开设一家介护机构也是有可能的。
在介护的世界需要改善的还有很多，
把在不同行业积累的知识和经验与介护工作相结合，
经常会产生一些意想不到的点子。这样看来，
介护其实也是一份十分有意义的工作。

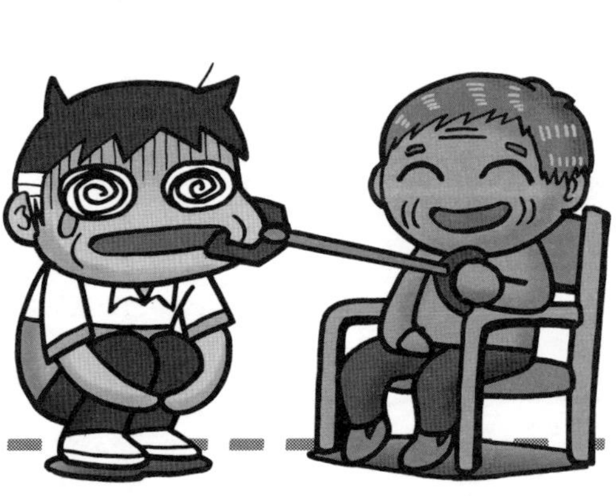

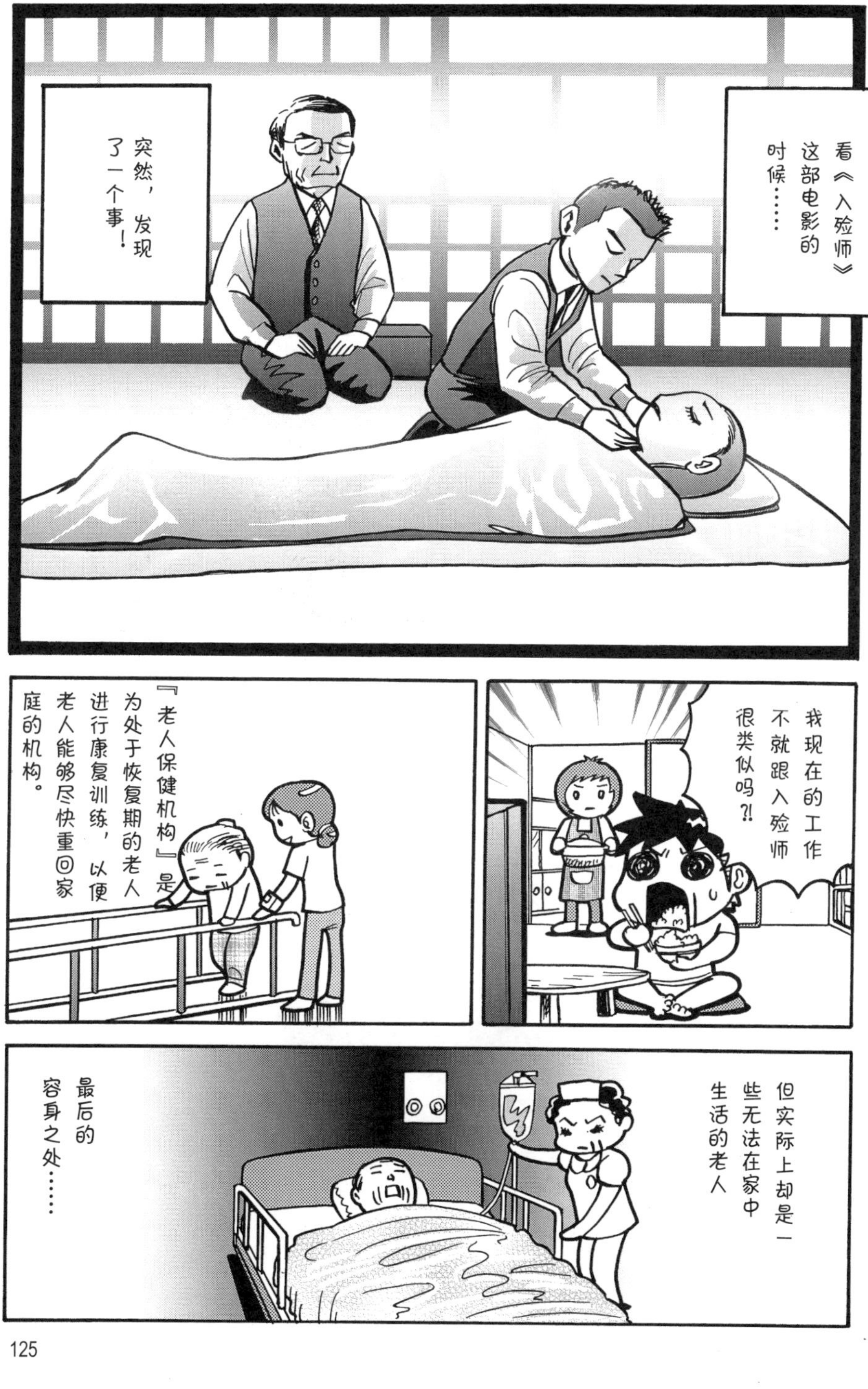
看《入殓师》这部电影的时候……
突然，发现了一个事！
我现在的工作不就跟入殓师很类似吗?!
『老人保健机构』是为处于恢复期的老人进行康复训练，以便老人能够尽快重回家庭的机构。
但实际上却是一些无法在家中生活的老人
最后的容身之处……

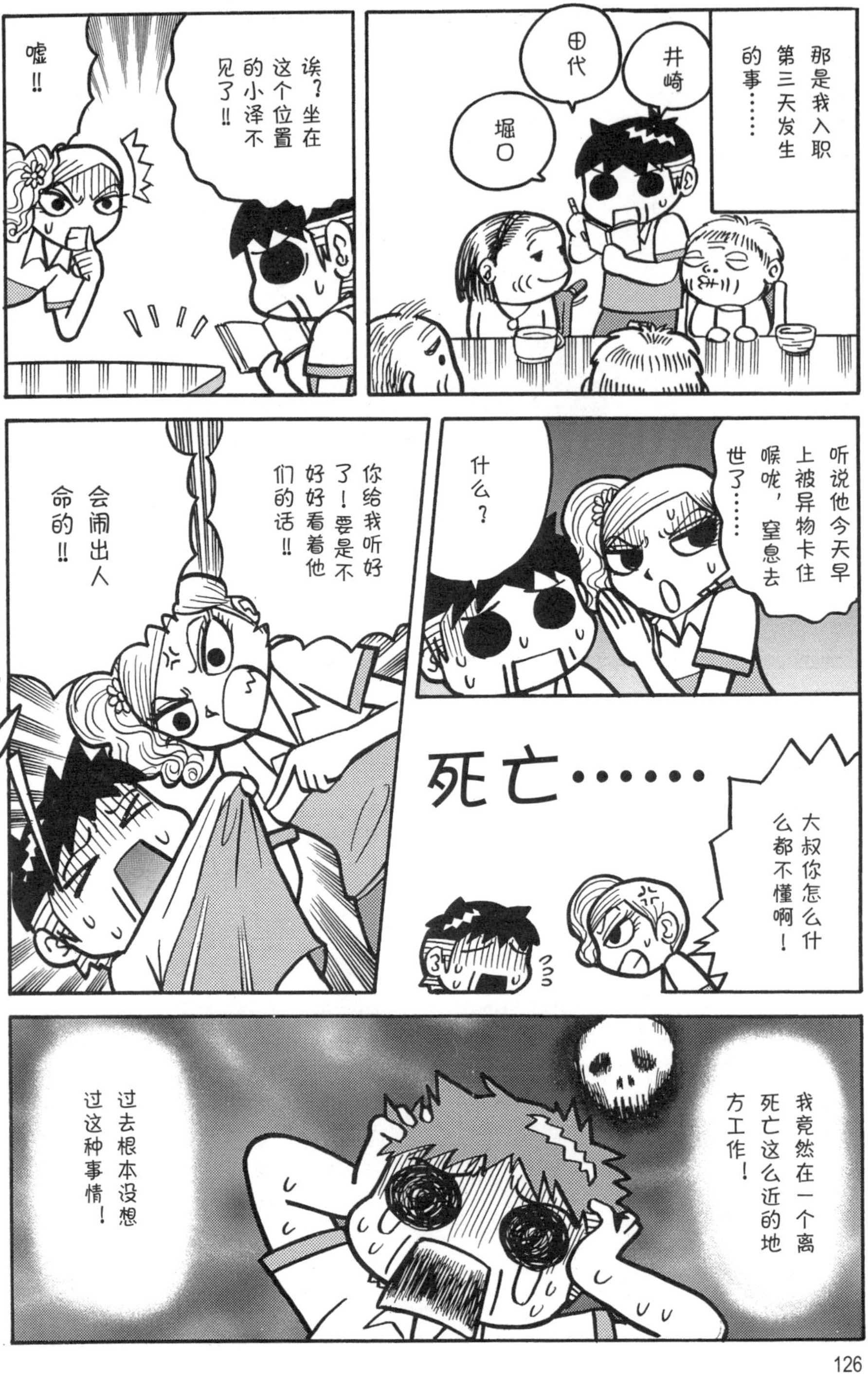

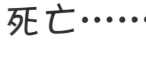

那是我入职第三天发生的事……
井崎
田代
堀口
诶？坐在这个位置的小泽不见了!!
嘘!!
听说他今天早上被异物卡住喉咙，窒息去世了……
什么？
你给我听好了！要是不好好看着他们的话!!
会闹出人命的!!
死亡……
大叔你怎么什么都不懂啊！
我竟然在一个离死亡这么近的地方工作！
过去根本没想过这种事情！

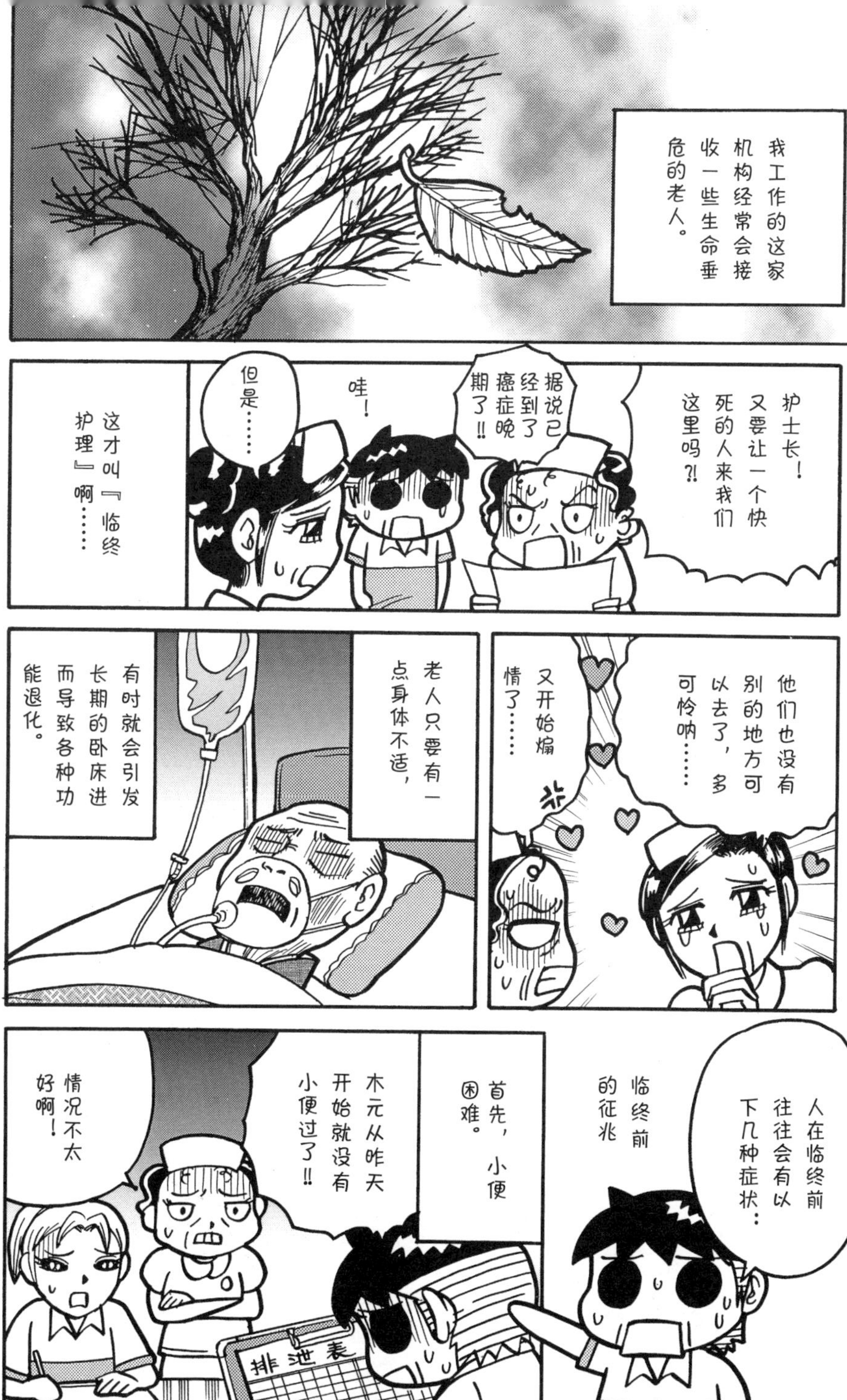
我工作的这家机构经常会接收一些生命垂危的老人。
护士长！又要让一个快死的人来我们这里吗?!
据说已经到了癌症晚期了!!
哇！
但是……
这才叫『临终护理』啊……
他们也没有别的地方可以去了，多可怜呐……
又开始煽情了……
老人只要有一点身体不适，
有时就会引发长期的卧床进而导致各种功能退化。
人在临终前往往会有以下几种症状：
临终前的征兆
首先，小便困难。
木元从昨天开始就没有小便过了!!
情况不太好啊！
排泄表

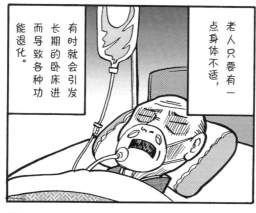

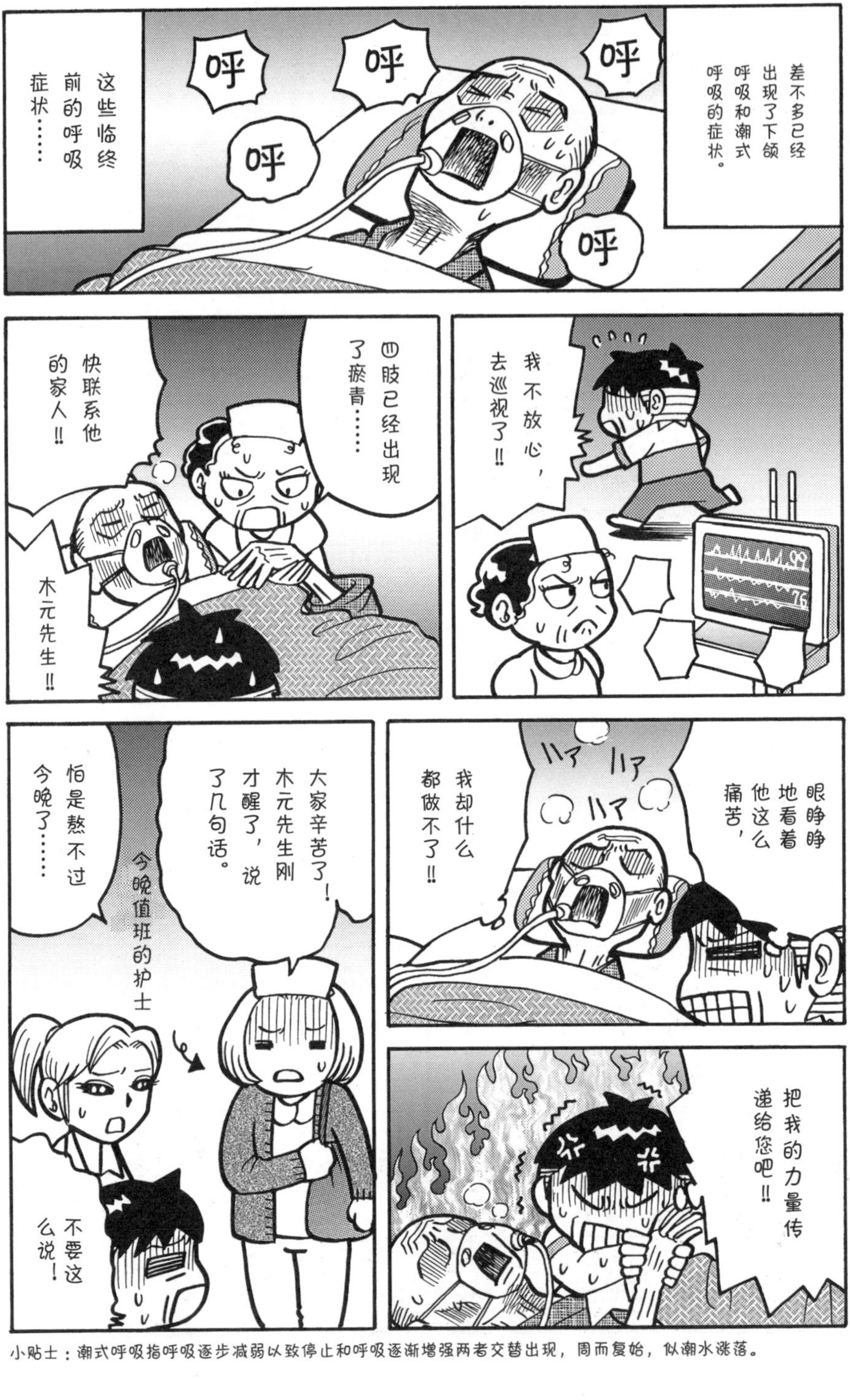
差不多已经出现了下颌呼吸和潮式呼吸的症状。
呼
呼
呼
呼
呼
这些临终前的呼吸症状……
我不放心，去巡视了!!
四肢已经出现了瘀青……
快联系他的家人!!
木元先生!!
眼睁睁地看着他这么痛苦，
我却什么都做不了!!
ハァ
ハァ
ハァ
把我的力量传递给您吧!!
大家辛苦了！木元先生刚才醒了，说了几句话。
今晚值班的护士
怕是熬不过今晚了……
不要这么说！

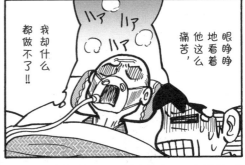

小贴士：潮式呼吸指呼吸逐步减弱以致停止和呼吸逐渐增强两者交替出现，周而复始，似潮水涨落。

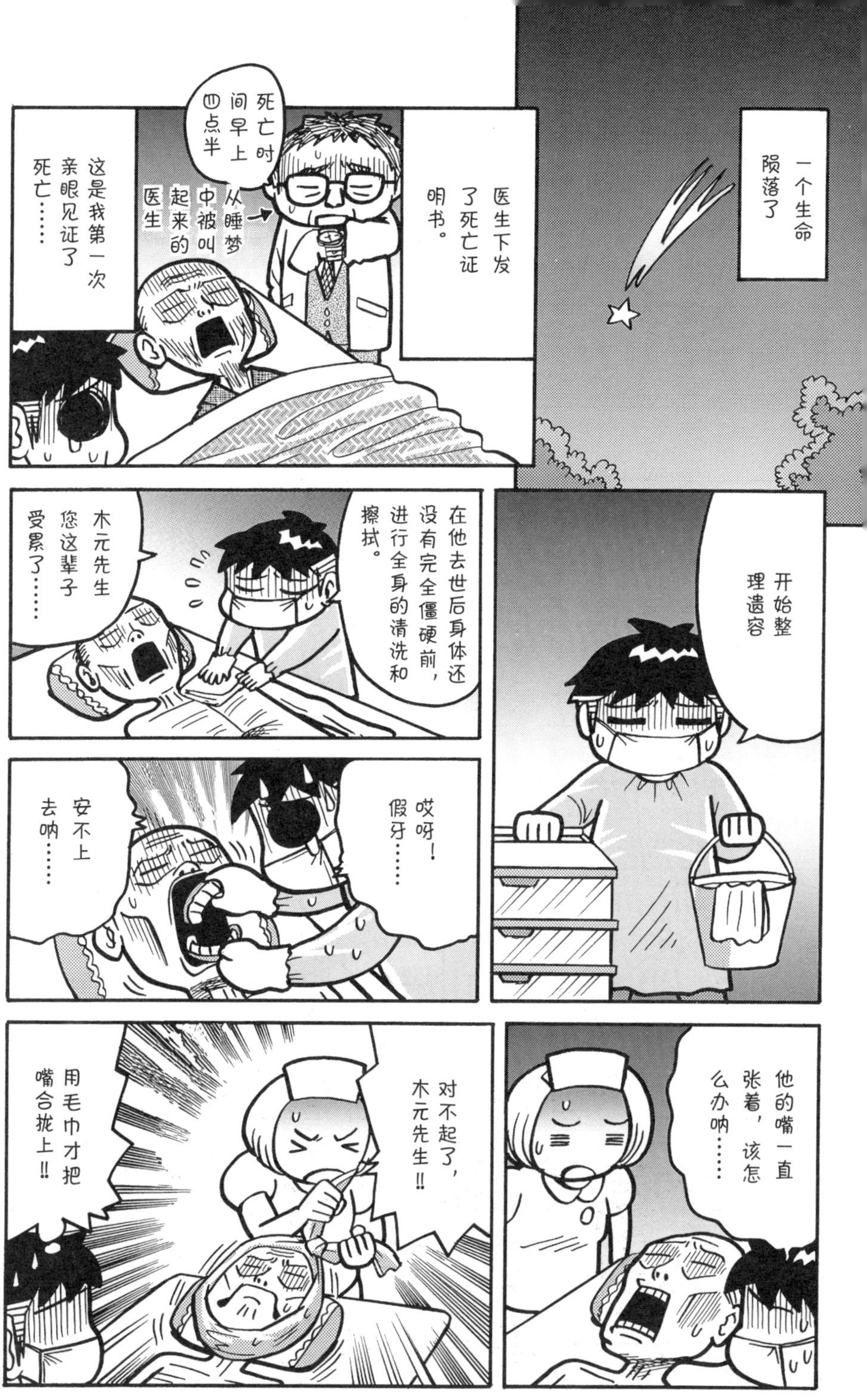
一个生命陨落了
医生下发了死亡证明书。
死亡时间早上四点半
从睡梦中被叫起来的医生
这是我第一次亲眼见证了死亡……
开始整理遗容
在他去世后身体还没有完全僵硬前，进行全身的清洗和擦拭。
木元先生您这辈子受累了……
哎呀！假牙……
安不上去呐……
他的嘴一直张着，该怎么办呐……
对不起了，木元先生!!
用毛巾才把嘴合拢上!!

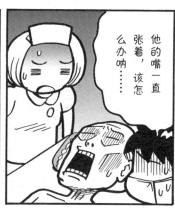

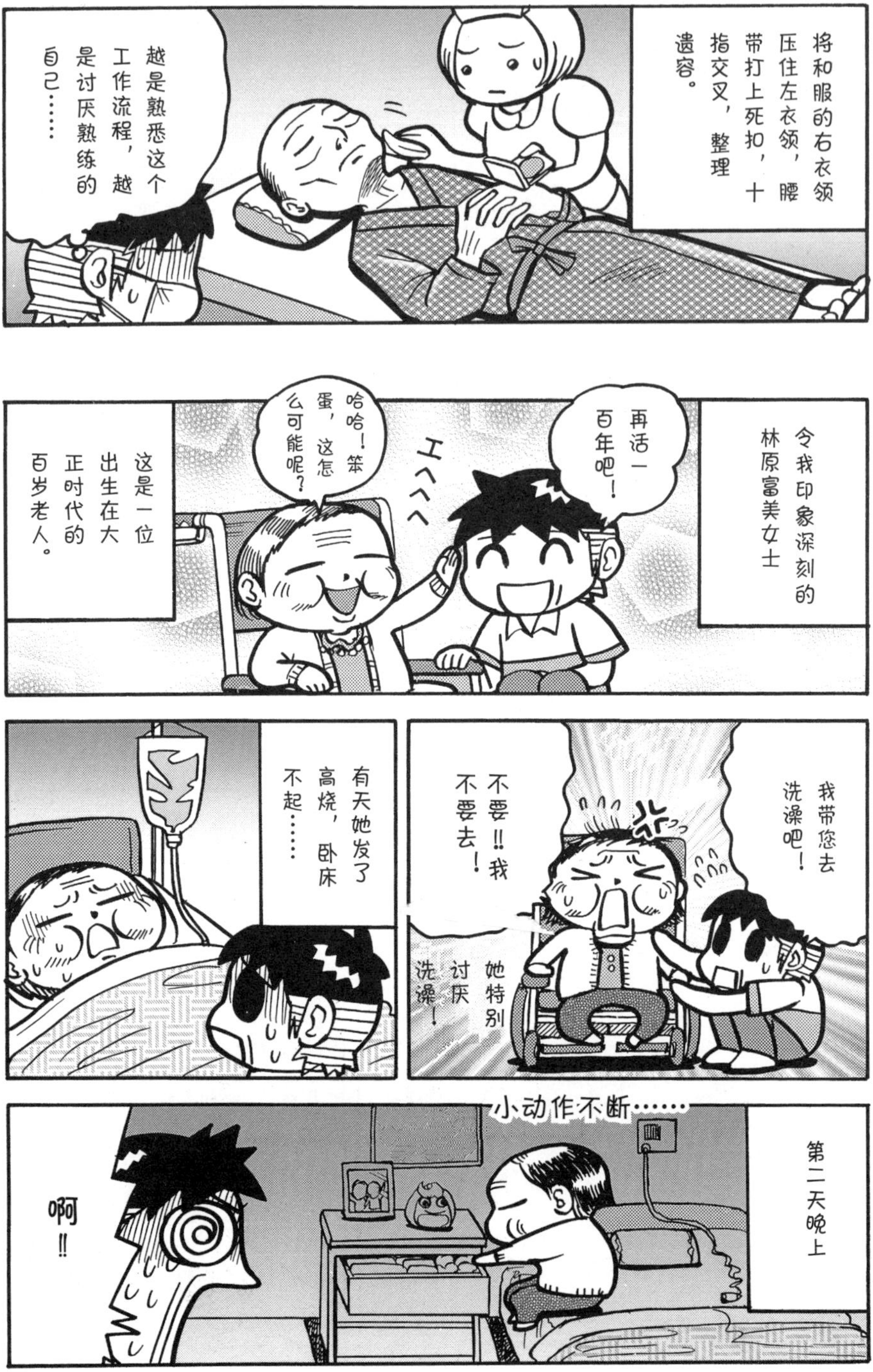
将和服的右衣领压住左衣领，腰带打上死扣，十指交叉，整理遗容。
越是熟悉这个工作流程，越是讨厌熟练的自己……
令我印象深刻的林原富美女士
再活一百年吧！
哈哈！笨蛋，这怎么可能呢？
エヘヘヘ
这是一位出生在大正时代的百岁老人。
我带您去洗澡吧！
不要‼我不要去！
她特别讨厌洗澡！
有天她发了高烧，卧床不起……
第二天晚上
小动作不断……
啊‼

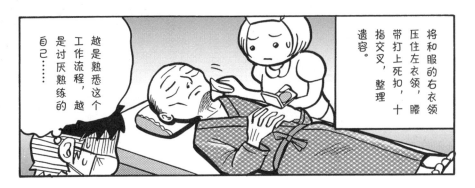

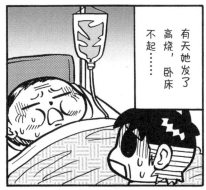

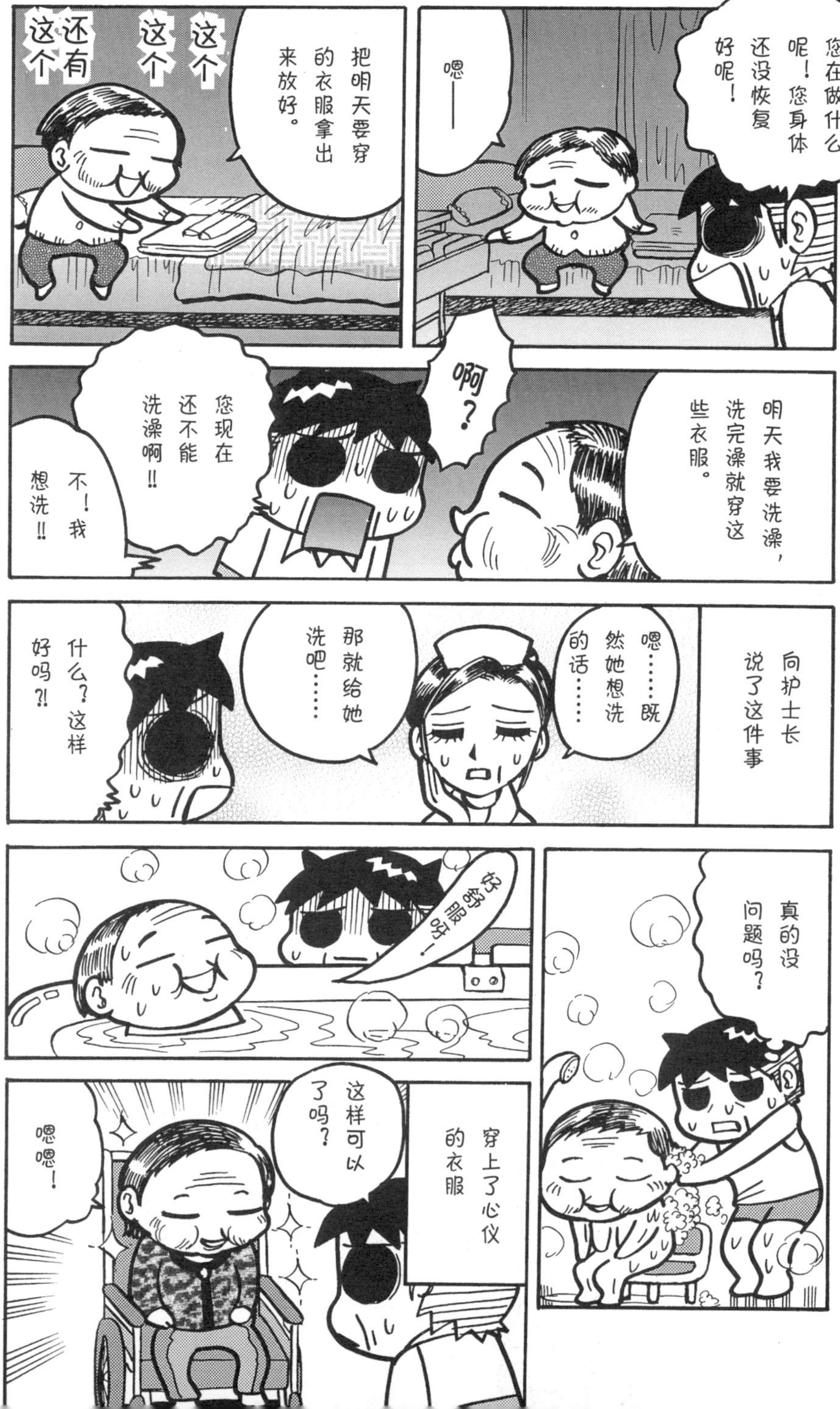
您在做什么呢！您身体还没恢复好呢！
嗯——
把明天要穿的衣服拿出来放好。
这个
这个
还有这个
明天我要洗澡，洗完澡就穿这些衣服。
啊？
您现在还不能洗澡啊!!
不！我想洗!!
向护士长说了这件事
嗯……既然她想洗的话……
那就给她洗吧……
什么？这样好吗?!
真的没问题吗？
好舒服呀！
穿上了心仪的衣服
这样可以了吗？
嗯嗯！

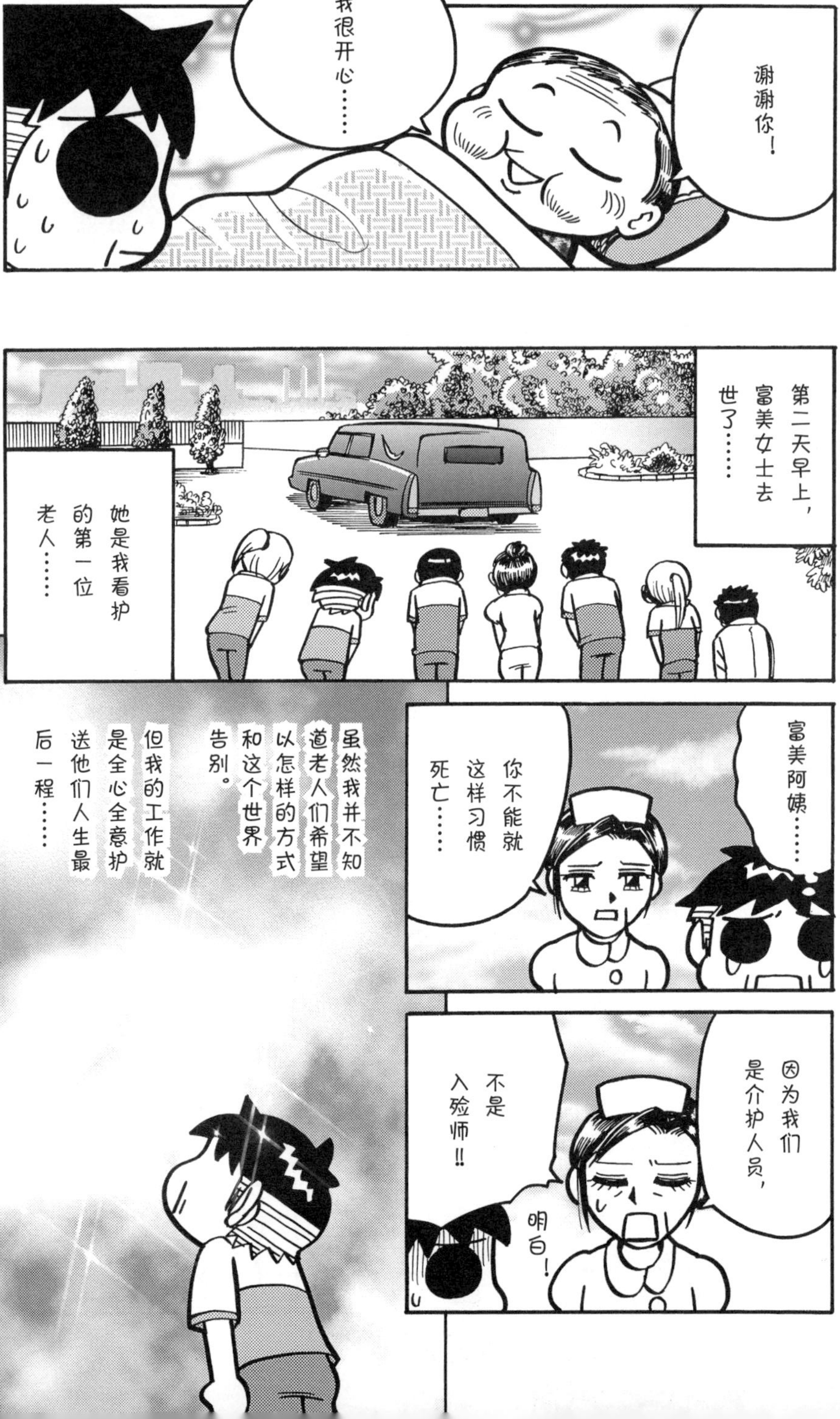
谢谢你！
我很开心……
第二天早上，富美女士去世了……
她是我看护的第一位老人……
富美阿姨……
你不能就这样习惯死亡……
虽然我并不知道老人们希望以怎样的方式和这个世界告别。
但我的工作就是全心全意护送他们人生最后一程……
因为我们是介护人员，
不是入殓师！！
明白！

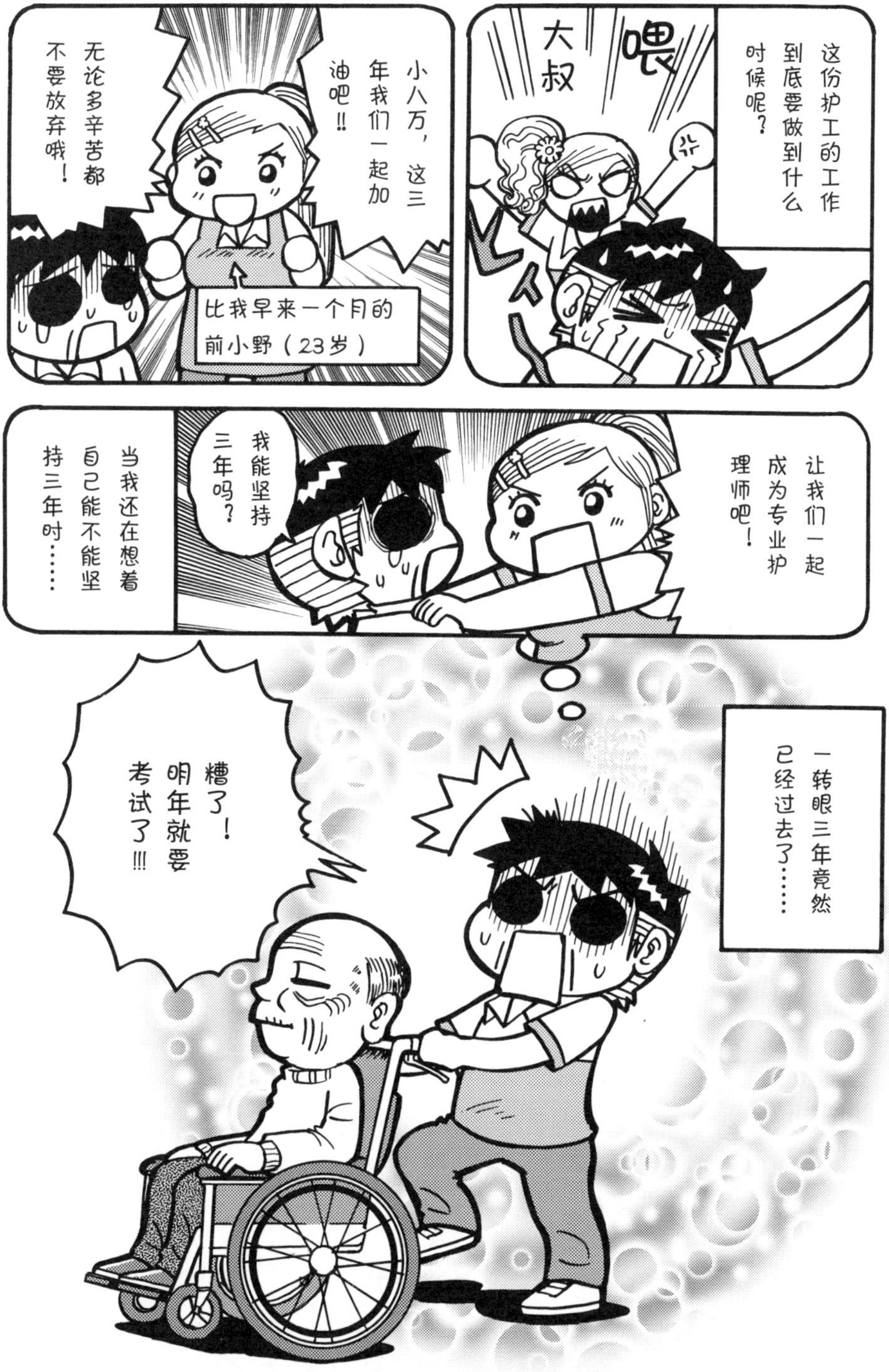
这份护工的工作到底要做到什么时候呢？
喂
大叔
小八万，这三年我们一起加油吧!!
无论多辛苦都不要放弃哦！
比我早来一个月的前小野（23岁）
让我们一起成为专业护理师吧！
我能坚持三年吗？
当我还在想着自己能不能坚持三年时……
一转眼三年竟然已经过去了……
糟了！明年就要考试了!!!

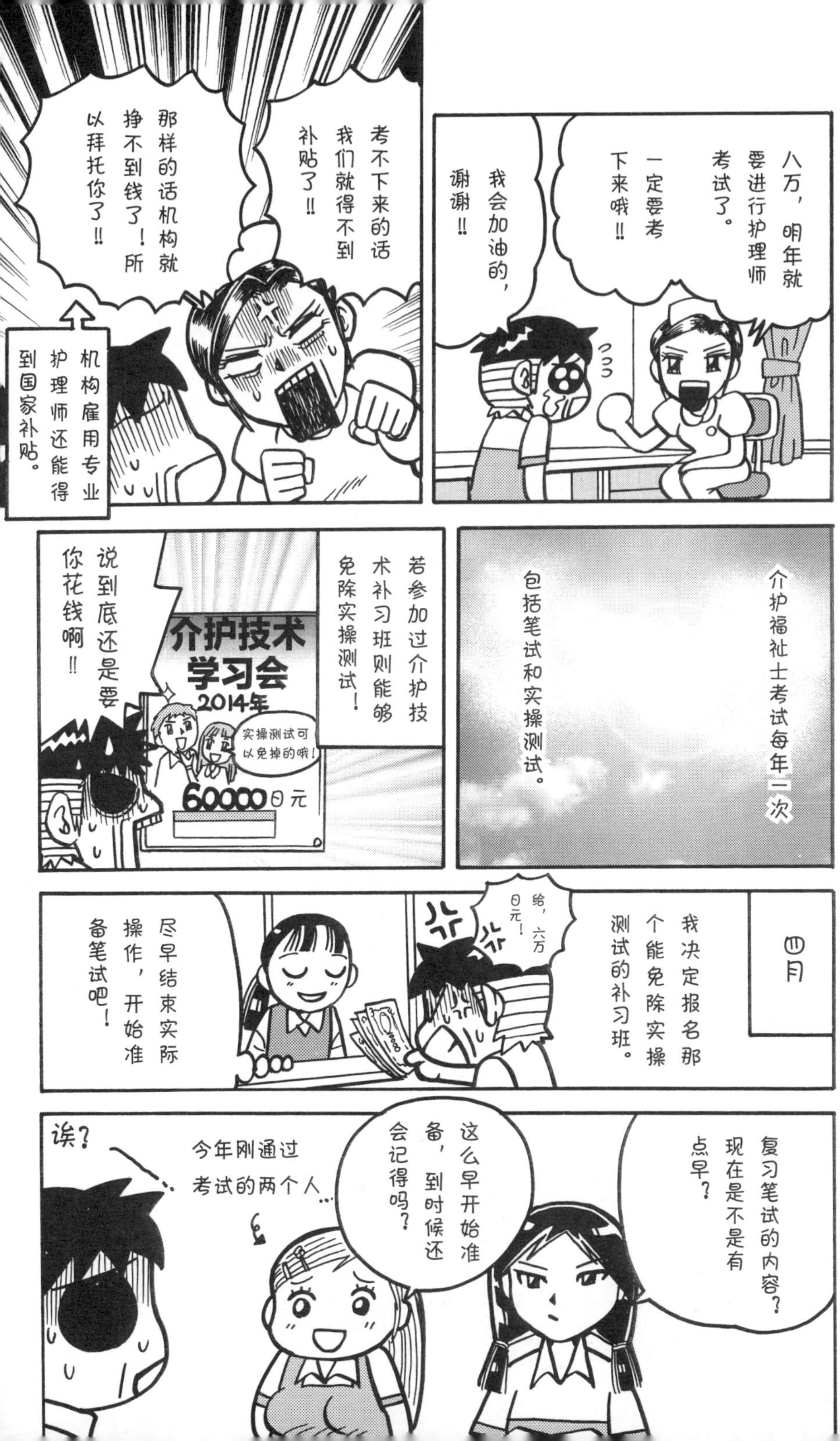
八万，明年就要进行护理师考试了。
一定要考下来哦!!
我会加油的，谢谢!!
考不下来的话我们就得不到补贴了!!
那样的话机构就挣不到钱了！所以拜托你了!!
机构雇用专业护理师还能得到国家补贴。
介护福祉士考试每年一次
包括笔试和实操测试。
若参加过介护技术补习班则能够免除实操测试！
介护技术学习会
2014年
实操测试可以免掉的哦！
60000日元
说到底还是要你花钱啊!!
四月
我决定报名那个能免除实操测试的补习班。
给，六万日元！
尽早结束实际操作，开始准备笔试吧！
复习笔试的内容？现在是不是有点早？
这么早开始准备，到时候还会记得吗？
今年刚通过考试的两个人…
诶？

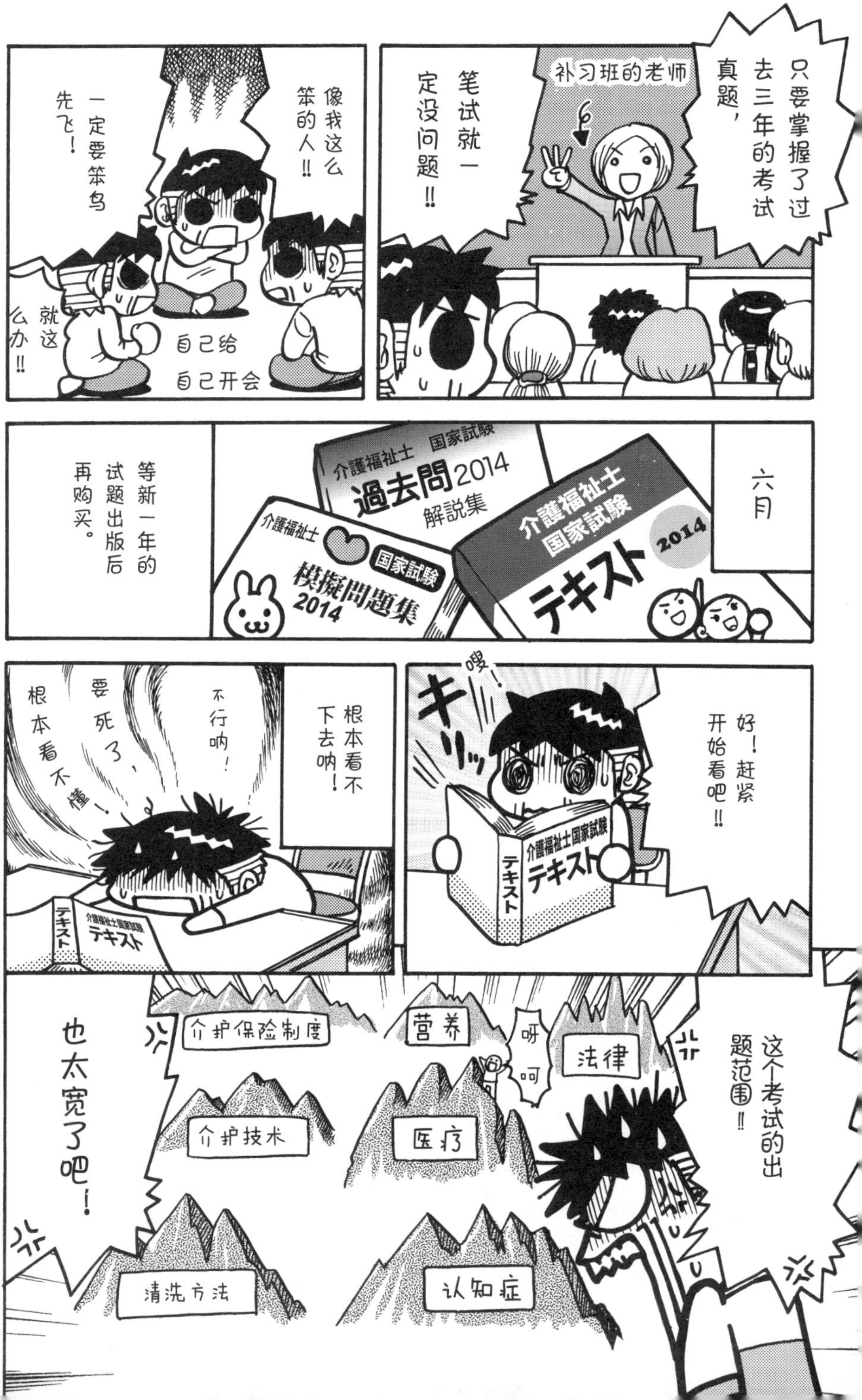

只要掌握了过去三年的考试真题，
补习班的老师
笔试就一定没问题!!
像我这么笨的人!!
一定要笨鸟先飞！
自己给自己开会
就这么办!!
六月
介護福祉士 国家試験 テキスト 2014
介護福祉士 国家試験 過去問2014 解説集
介護福祉士 国家試験 模擬問題集 2014
等新一年的试题出版后再购买。
好！赶紧开始看吧!!
キリッ
嗖！
根本看不下去呐！
不行呐！
要死了，
根本看不懂！
这个考试的出题范围!!
介护保险制度
营养
呀呵
法律
介护技术
医疗
清洗方法
认知症
也太宽了吧！

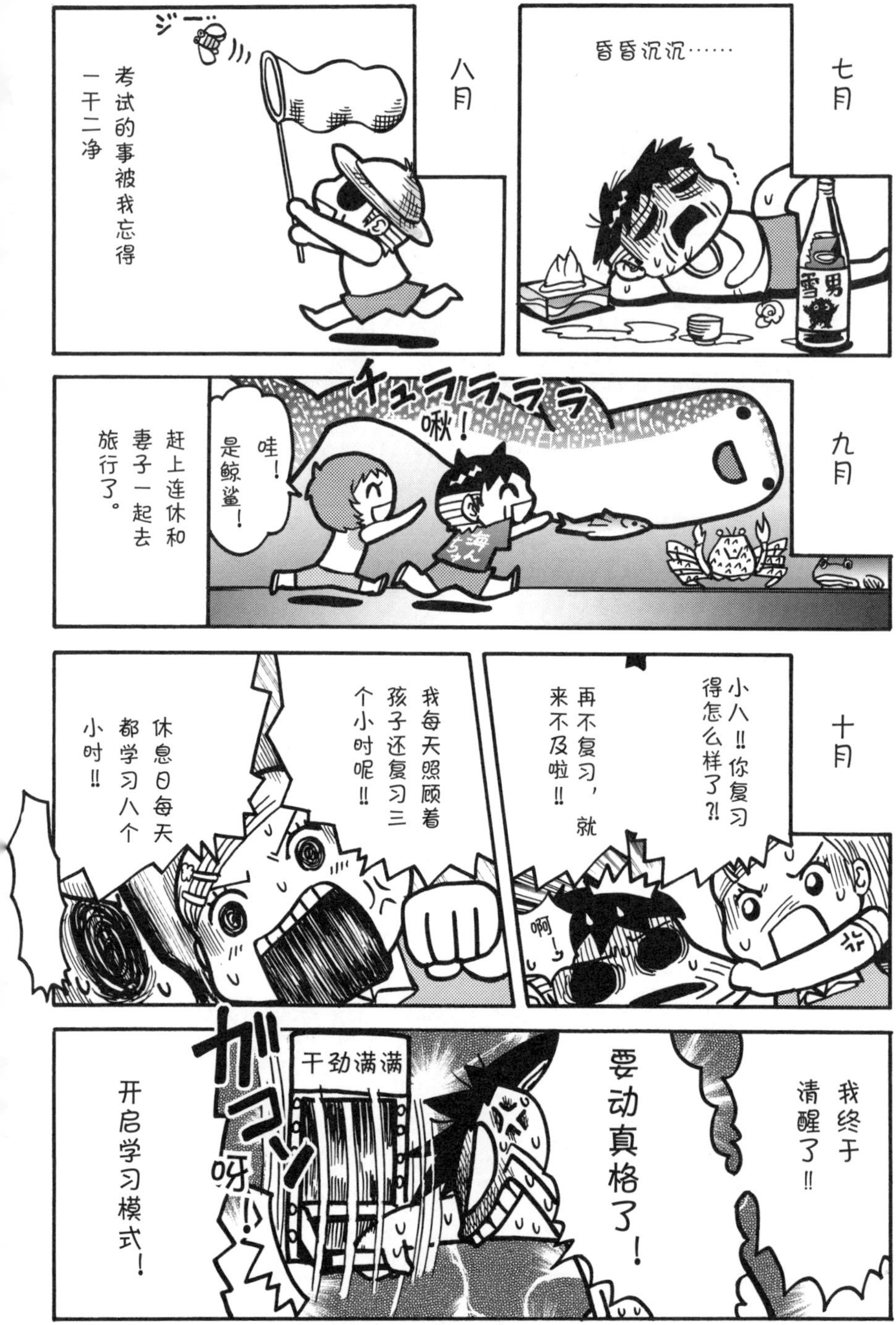
七月
昏昏沉沉……
雪男
八月
ジーッ
考试的事被我忘得一干二净
九月
チュラララララ
啾！
哇！是鲸鲨！
赶上连休和妻子一起去旅行了。
十月
小八!!你复习得怎么样了?!
再不复习，就来不及啦!!
啊…!
我每天照顾着孩子还复习三个小时呢!!
休息日每天都学习八个小时!!
我终于清醒了!!
要动真格了！
干劲满满
ガゴン
呀!!
开启学习模式！

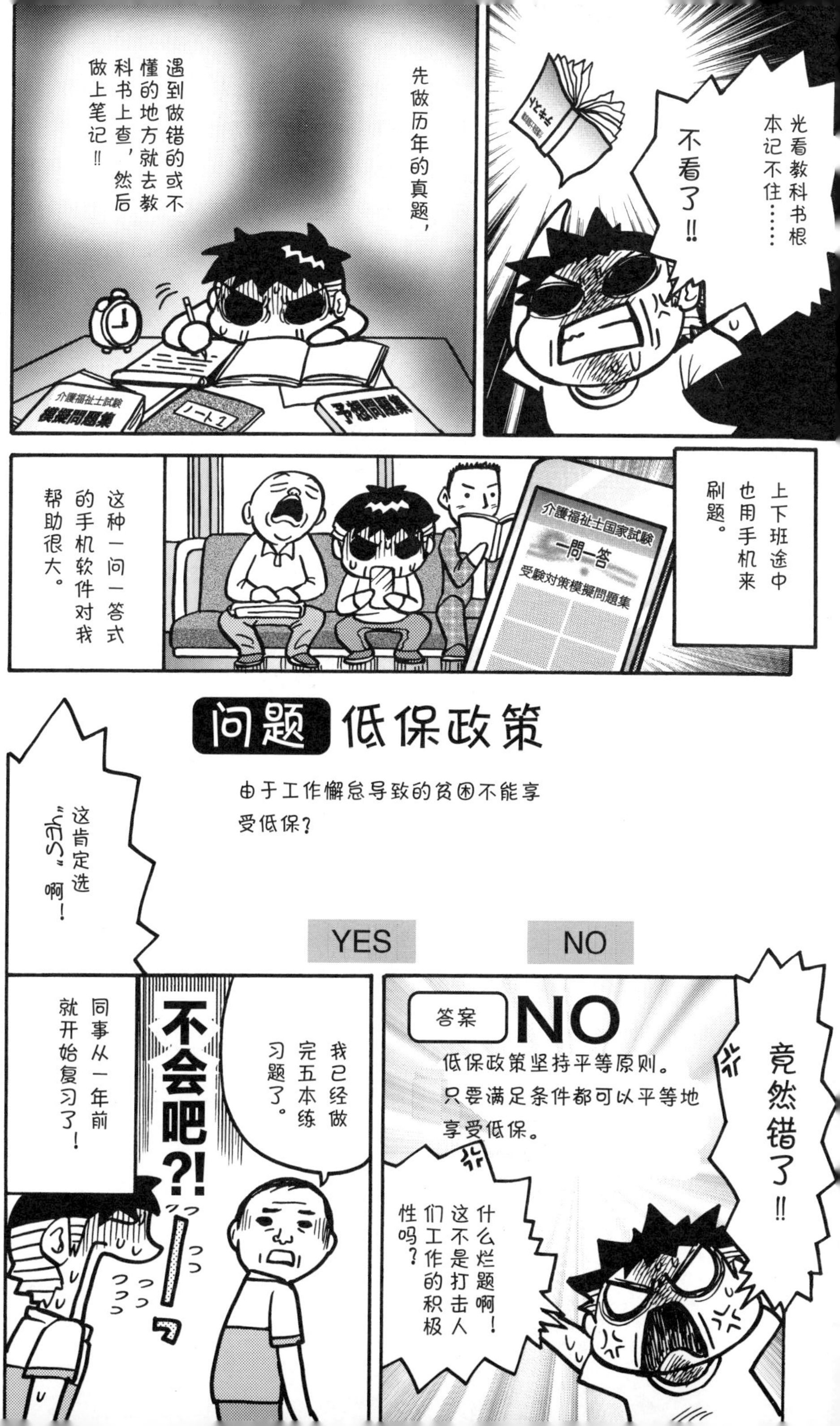
光看教科书根本记不住……
不看了!!
先做历年的真题，
遇到做错的或不懂的地方就去教科书上查，然后做上笔记!!
介護福祉士試験
模擬問題集
ノート2
予想問題集
上下班途中也用手机来刷题。
介護福祉士国家試験
一問一答
受験対策模擬問題集
这种一问一答式的手机软件对我帮助很大。
问题 低保政策
由于工作懈怠导致的贫困不能享受低保？
这肯定选"YES"啊！
YES
NO
答案 NO
低保政策坚持平等原则。只要满足条件都可以平等地享受低保。
竟然错了!!
什么烂题啊！这不是打击人们工作的积极性吗？
我已经做完五本练习题了。
不会吧?!
同事从一年前就开始复习了！

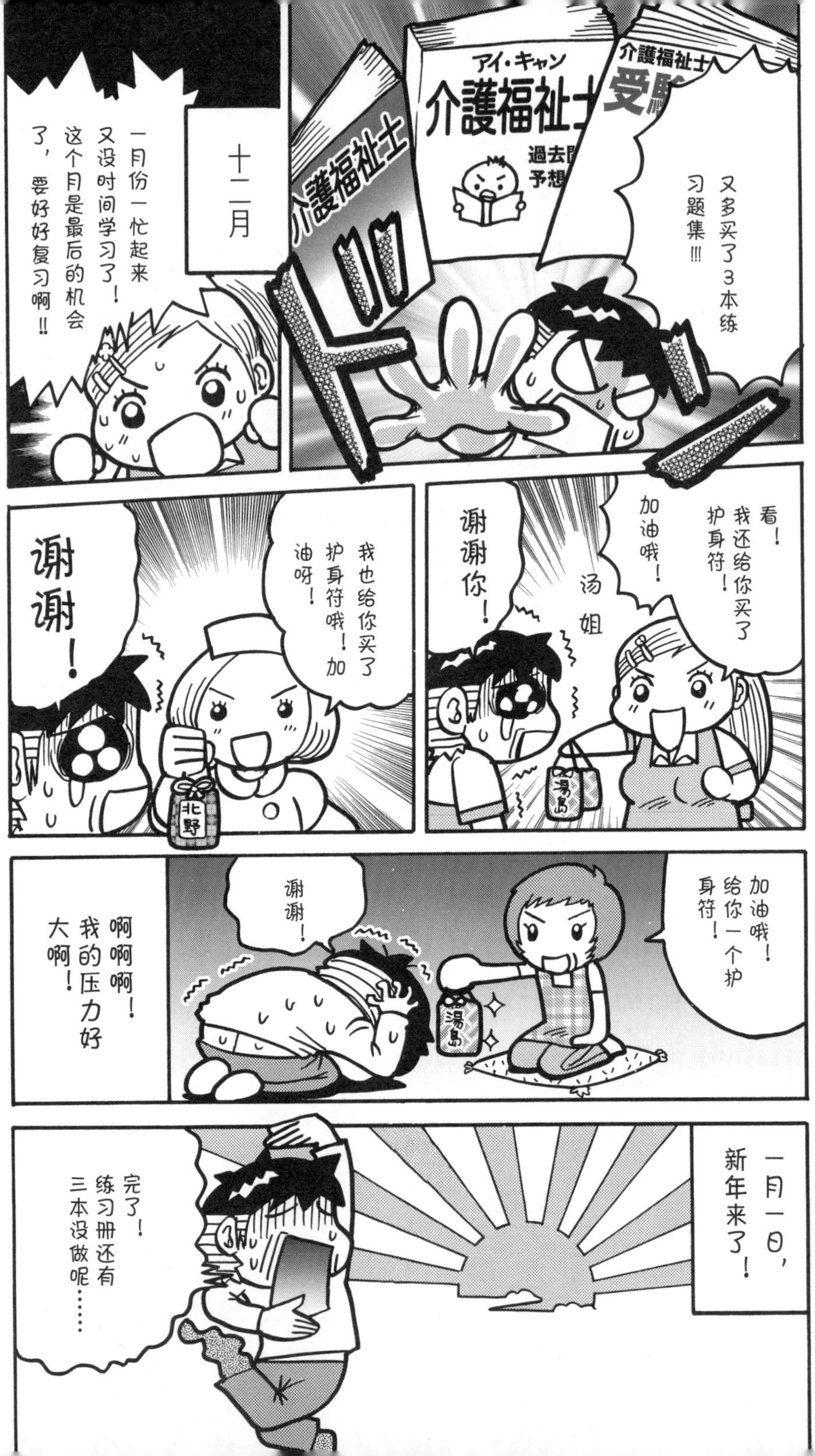
介護福祉士
アイ・キャン
介護福祉士
介護福祉士
又多买了3本练习题集!!!
十二月
一月份一忙起来又没时间学习了！这个月是最后的机会了，要好好复习啊!!
看！我还给你买了护身符！加油哦！
汤姐
谢谢你！
湯島
我也给你买了护身符哦！加油呀！
谢谢！
北野
加油哦！给你一个护身符！
谢谢！
湯島
啊啊啊！我的压力好大啊！
一月一日，新年来了！
完了！练习册还有三本没做呢……

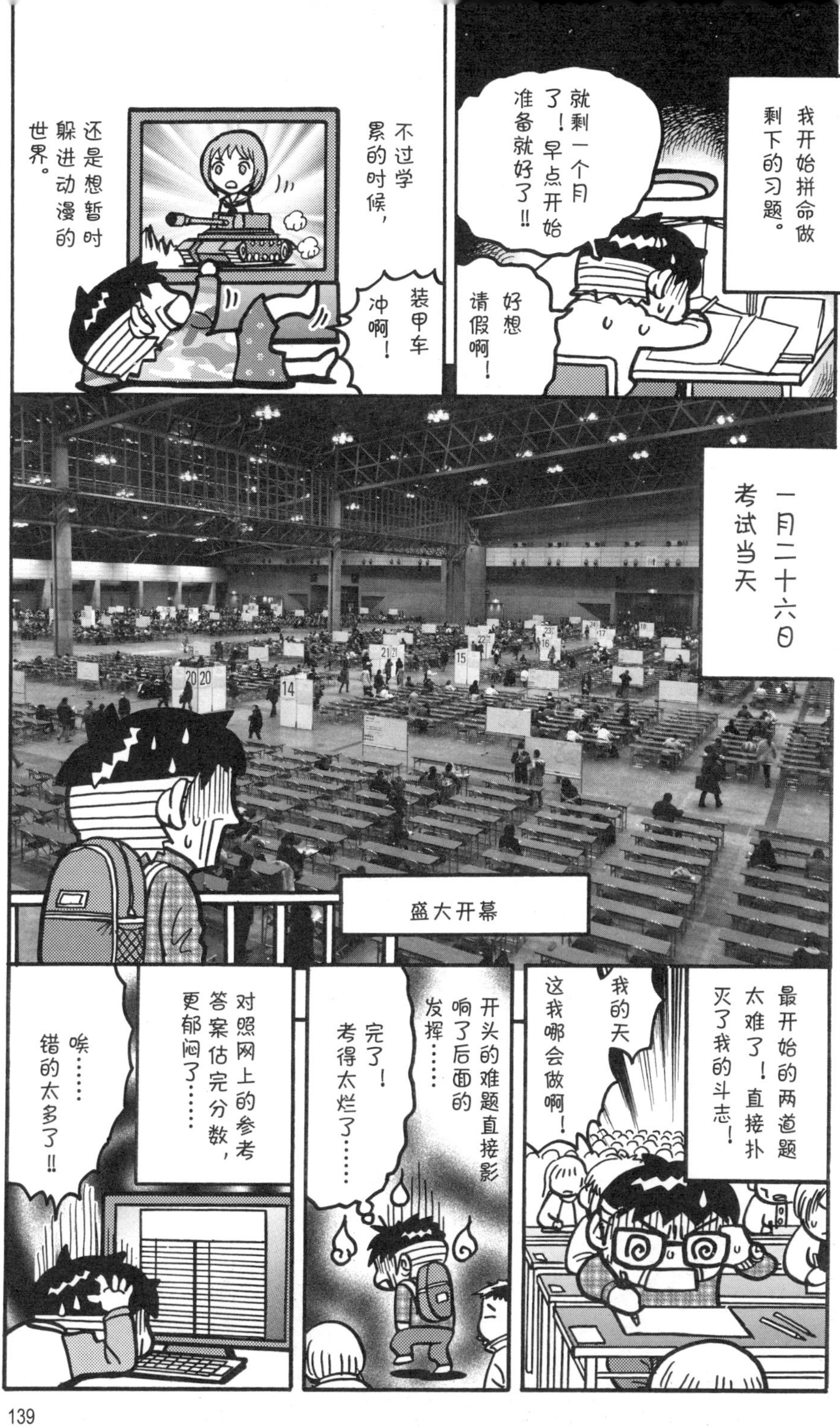

我开始拼命做剩下的习题。
就剩一个月了！早点开始准备就好了!!
好想请假啊！
不过学累的时候，
还是想暂时躲进动漫的世界。
装甲车冲啊！
一月二十六日考试当天
盛大开幕
最开始的两道题太难了！直接扑灭了我的斗志！
我的天
这我哪会做啊！
开头的难题直接影响了后面的发挥……
完了！考得太烂了……
对照网上的参考答案估完分数，更郁闷了……
唉……错的太多了!!

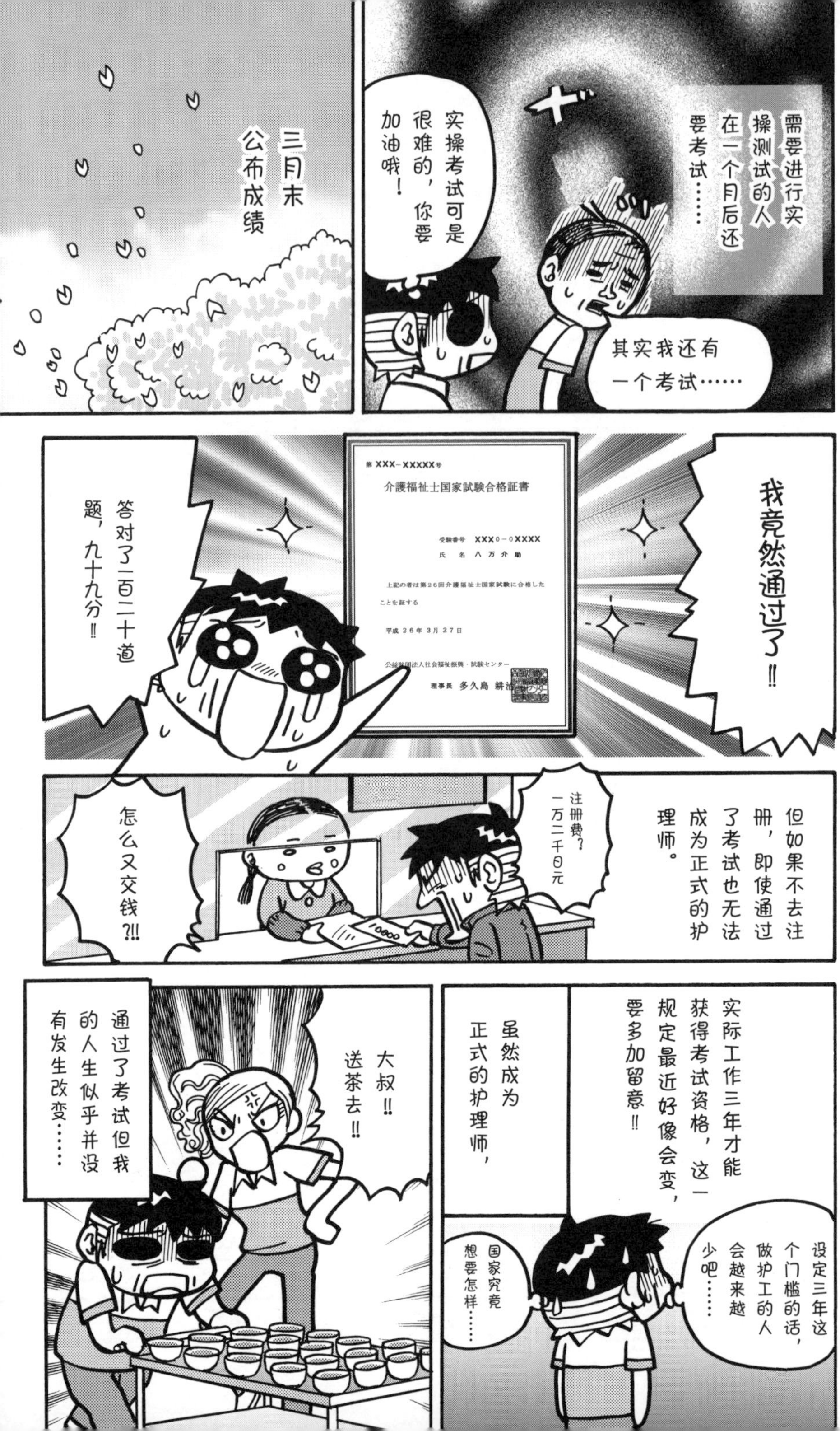

需要进行实操测试的人在一个月后还要考试……
其实我还有一个考试……
实操考试可是很难的，你要加油哦！
三月末公布成绩
我竟然通过了‼
第 XXX−XXXXX号
介護福祉士国家試験合格証書
受験番号 XXX0−0XXXX
氏 名 八万介助
上記の者は第26回介護福祉士国家試験に合格したことを証する
平成26年3月27日
公益財団法人社会福祉振興・試験センター
理事長 多久島 耕治
答对了一百二十道题，九十九分‼
但如果不去注册，即使通过了考试也无法成为正式的护理师。
注册费？一万二千日元
怎么又交钱?!!
实际工作三年才能获得考试资格，这一规定最近好像会变，要多加留意‼
虽然成为正式的护理师，
设定三年这个门槛的话，做护工的人会越来越少吧……
国家究竟想要怎样……
大叔‼送茶去‼
通过了考试但我的人生似乎并没有发生改变……

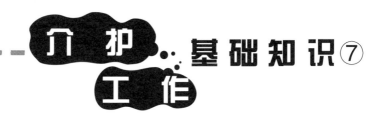

如何成为介护师？

在日本，在完成了『介护职员初任者研修』课程后会获得相当于原二级护理员的资格证书，之后很多人会去考国家级的『介护福祉士』资格证书，也就是介护师资格证书。

为了取得介护师的考试资格，除了完成『介护职员初任者研修』课程，还要在介护机构积累三年以上的实际经验。另外，在这三年中还必须完成介护职员基础学习课程（从福祉类高校或福祉类专业学校毕业的人要通过其他渠道进行考试）。

这门课程可以去专业学校进行学习，也可以通过网络学习。大多数人会一边在介护机构工作一边通过网络学习。介护职员基础学习课程有四百五十个学时，但已经完成『介护职员初任者研修』课程的人可以缩短到三百二十个学时。整套课程的学习大概需

要六个月，若没有三年的实际工作经验也可以学习，
但需要支付大约十五万日元的学费。
有了三年的实际工作经验并完成了介护职员基础学习课程后，就可以参加『介护福祉士』国家资格考试了。通过这门考试并完成注册登记后，就成为一名合格的介护师。

在日本，二〇一三年，通过考试的人中，男性有二万五千八百六十五人，
而女性为七万三千八百二十四人。虽然女性的通过人数远超男性，
但男性的通过人数也在逐年增加。
从年龄段来看，二十岁至三十岁的占百分之二十，
而三十岁至四十岁的占百分之六十，
五十岁至六十岁的通过人数也在增加。
此外，通过对合格人员的实习单位进行调查发现，
大多数人首先选择的是老人福祉类机构，占五成以上，
其次选择上门型的介护工作。

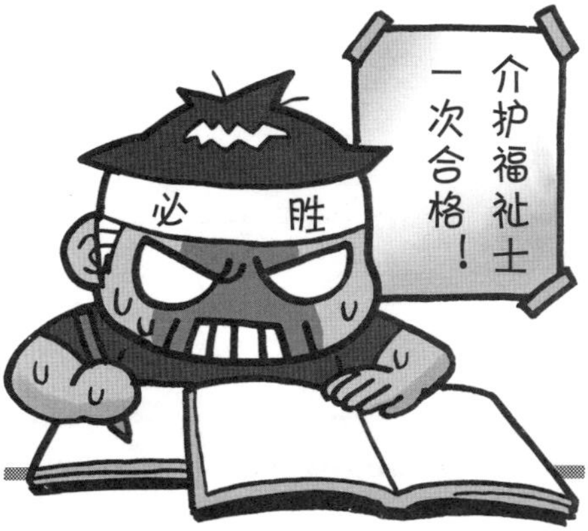

第17话●温暖的话语

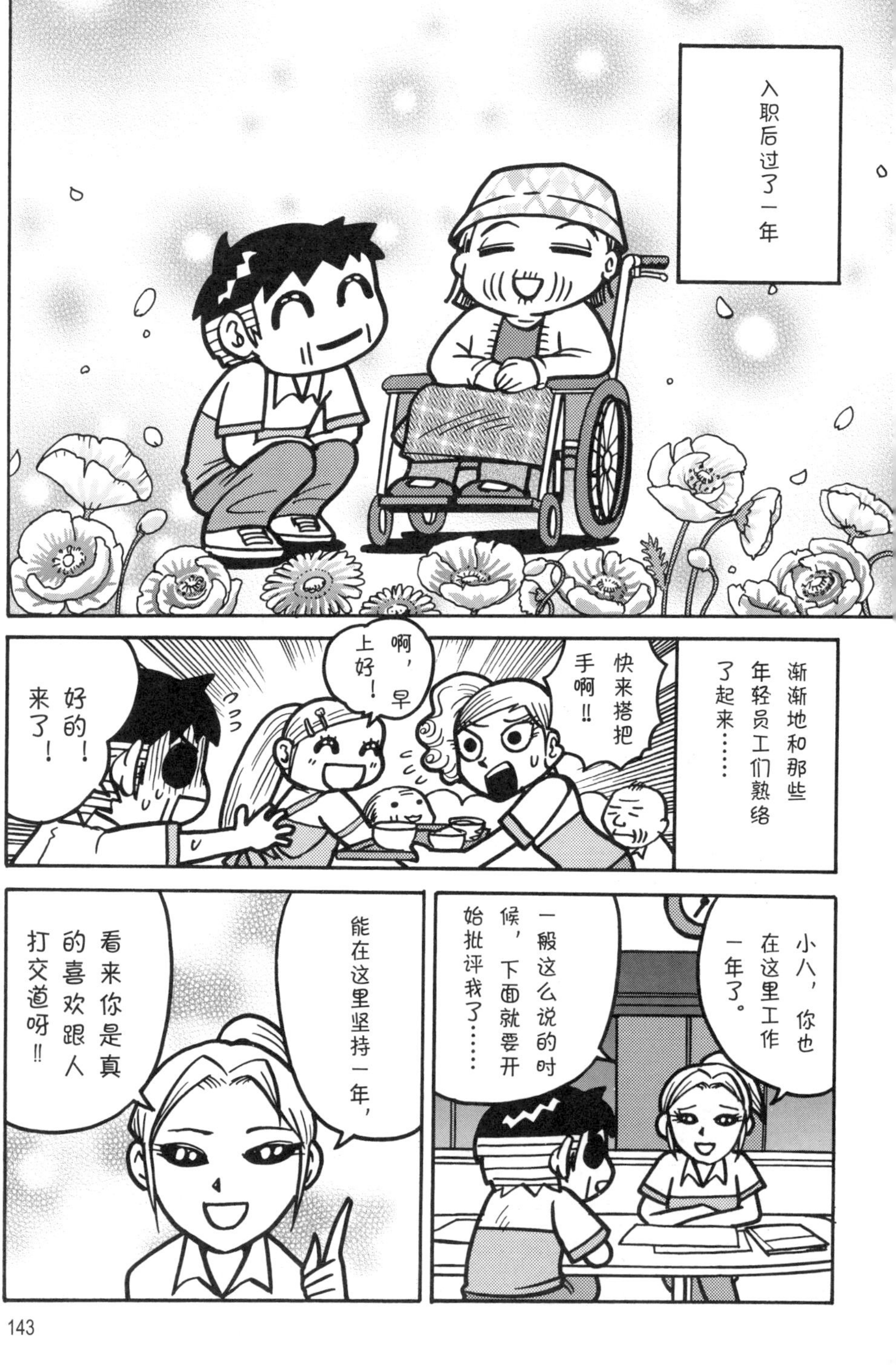
入职后过了一年
渐渐地和那些年轻员工们熟络了起来……
快来搭把手啊!!
啊，早上好！
好的！来了！
小八，你也在这里工作一年了。
一般这么说的时候，下面就要开始批评我了……
能在这里坚持一年，
看来你是真的喜欢跟人打交道呀!!

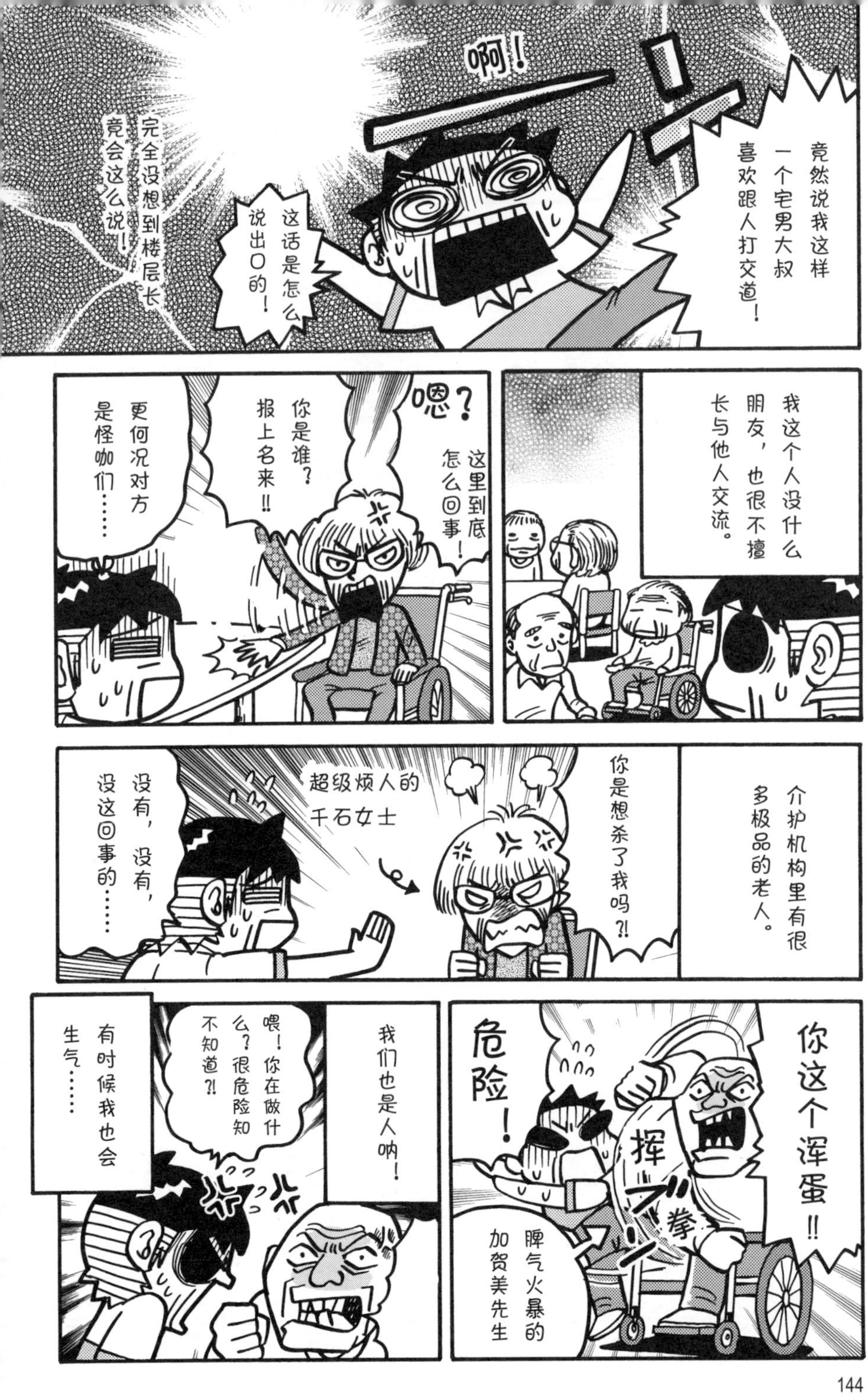
竟然说我这样一个宅男大叔喜欢跟人打交道！
啊！
这话是怎么说出口的！
完全没想到楼层长竟会这么说！
我这个人没什么朋友，也很不擅长与他人交流。
这里到底怎么回事！
嗯？
你是谁？报上名来!!
更何况对方是怪咖们……
介护机构里有很多极品的老人。
你是想杀了我吗?!
超级烦人的千石女士
没有，没有，没这回事的……
你这个浑蛋!!
挥拳
危险！
脾气火暴的加贺美先生
我们也是人呐！
喂！你在做什么？很危险知不知道?!
有时候我也会生气……

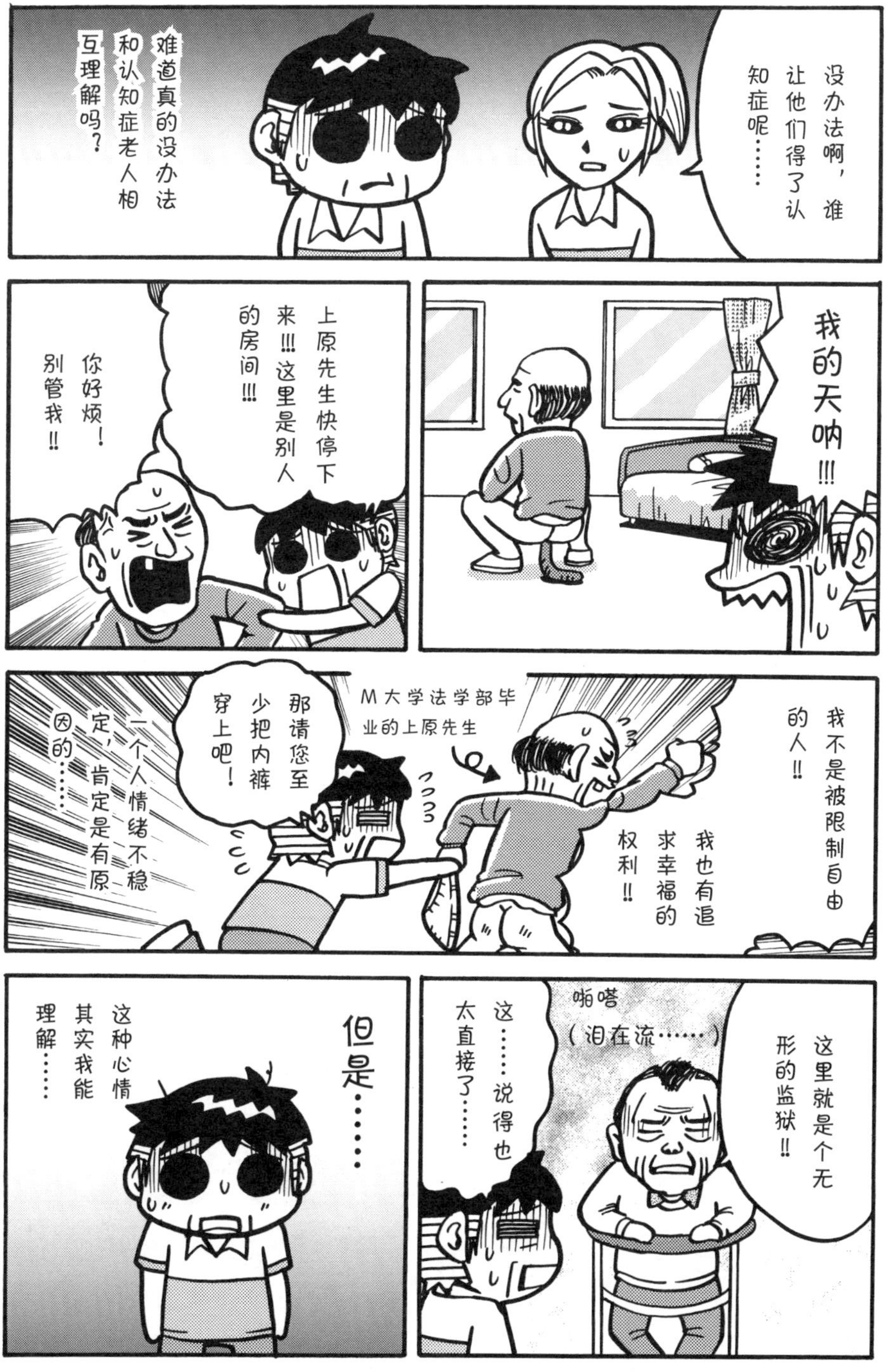
没办法啊，谁让他们得了认知症呢……
难道真的没办法和认知症老人相互理解吗？
我的天呐!!!
上原先生快停下来!!!这里是别人的房间!!!
你好烦！别管我!!
我不是被限制自由的人!!
我也有追求幸福的权利!!
M大学法学部毕业的上原先生
那请您至少把内裤穿上吧！
一个人情绪不稳定，肯定是有原因的……
这里就是个无形的监狱!!
啪嗒
（泪在流……）
这……说得也太直接了……
但是……
这种心情其实我能理解……

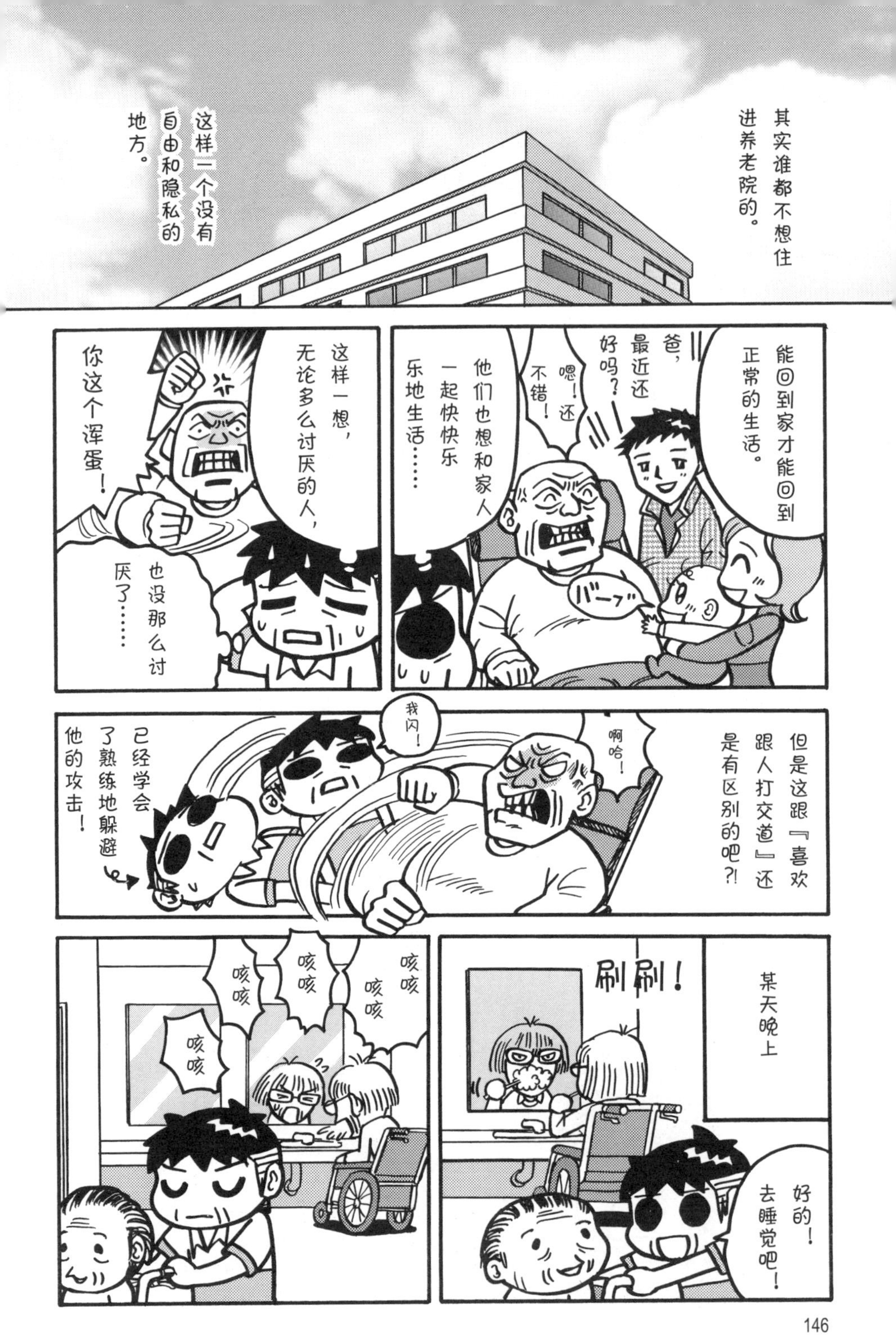

其实谁都不想住进养老院的。
这样一个没有自由和隐私的地方。
能回到家才能回到正常的生活。
爸，最近还好吗？
嗯！还不错！
バーブ
他们也想和家人一起快快乐乐地生活……
这样一想，无论多么讨厌的人，
也没那么讨厌了……
你这个浑蛋！
但是这跟『喜欢跟人打交道』还是有区别的吧?!
啊哈！
我闪！
已经学会了熟练地躲避他的攻击！
某天晚上
刷刷！
好的！去睡觉吧！
咳咳
咳咳
咳咳
咳咳
咳咳

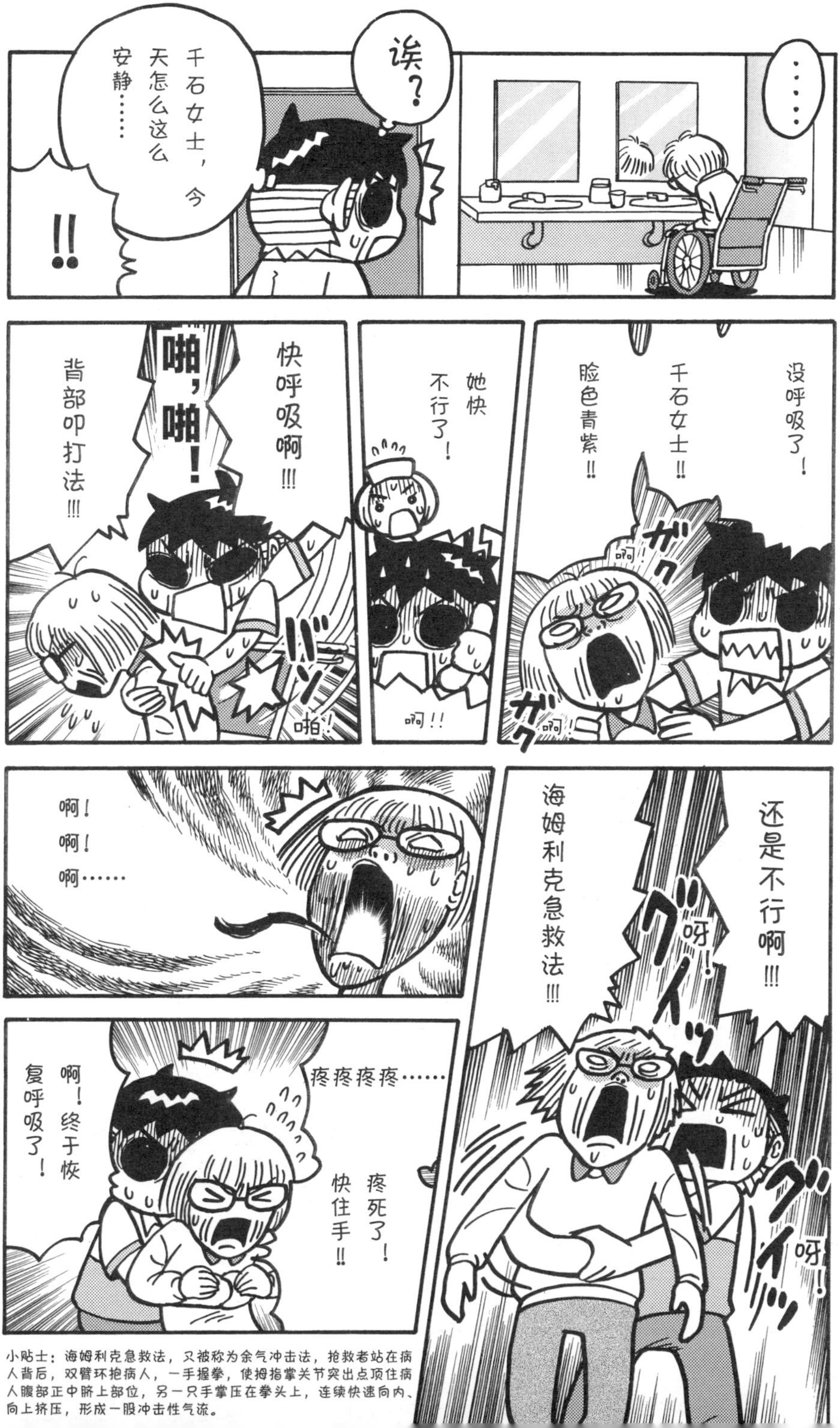
……
诶？
千石女士，今天怎么这么安静……
!!
没呼吸了！
千石女士!!
脸色青紫!!
ガク
啊!
ガク
啊!
她快不行了！
啊!!
快呼吸啊!!!
啪，啪！
背部叩打法!!!
啪!
还是不行啊!!!
海姆利克急救法!!!
グイッ
呀!
グイッ
呀!
啊！
啊！
啊……
啊！终于恢复呼吸了！
疼疼疼疼……
疼死了！快住手!!

小贴士：海姆利克急救法，又被称为余气冲击法，抢救者站在病人背后，双臂环抱病人，一手握拳，使拇指掌关节突出点顶住病人腹部正中脐上部位，另一只手掌压在拳头上，连续快速向内、向上挤压，形成一股冲击性气流。

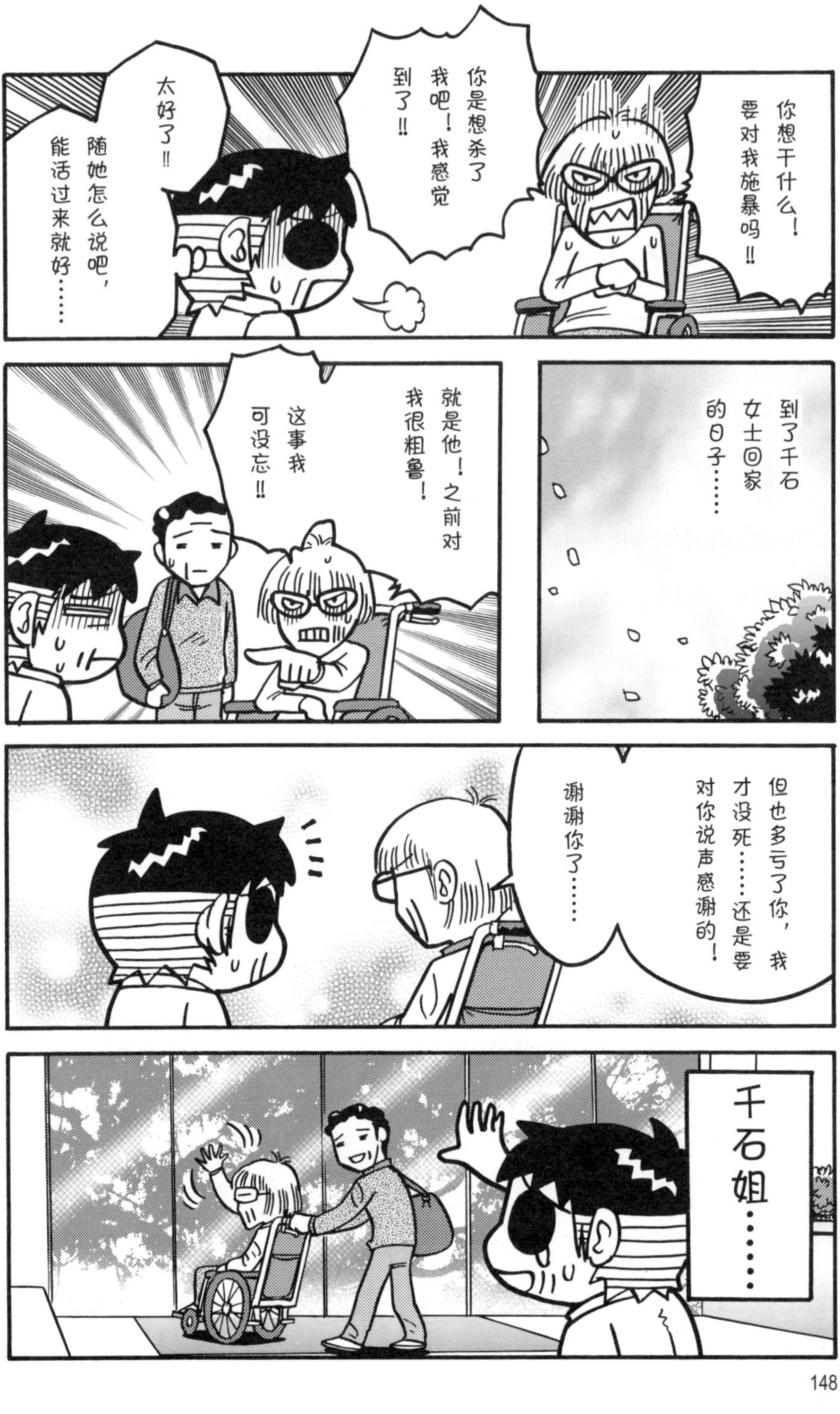

你想干什么！要对我施暴吗‼
你是想杀了我吧！我感觉到了‼
太好了‼
随她怎么说吧，能活过来就好……
到了千石女士回家的日子……
就是他！之前对我很粗鲁！
这事我可没忘‼
但也多亏了你，我才没死……还是要对你说声感谢的！
谢谢你了……
千石姐……

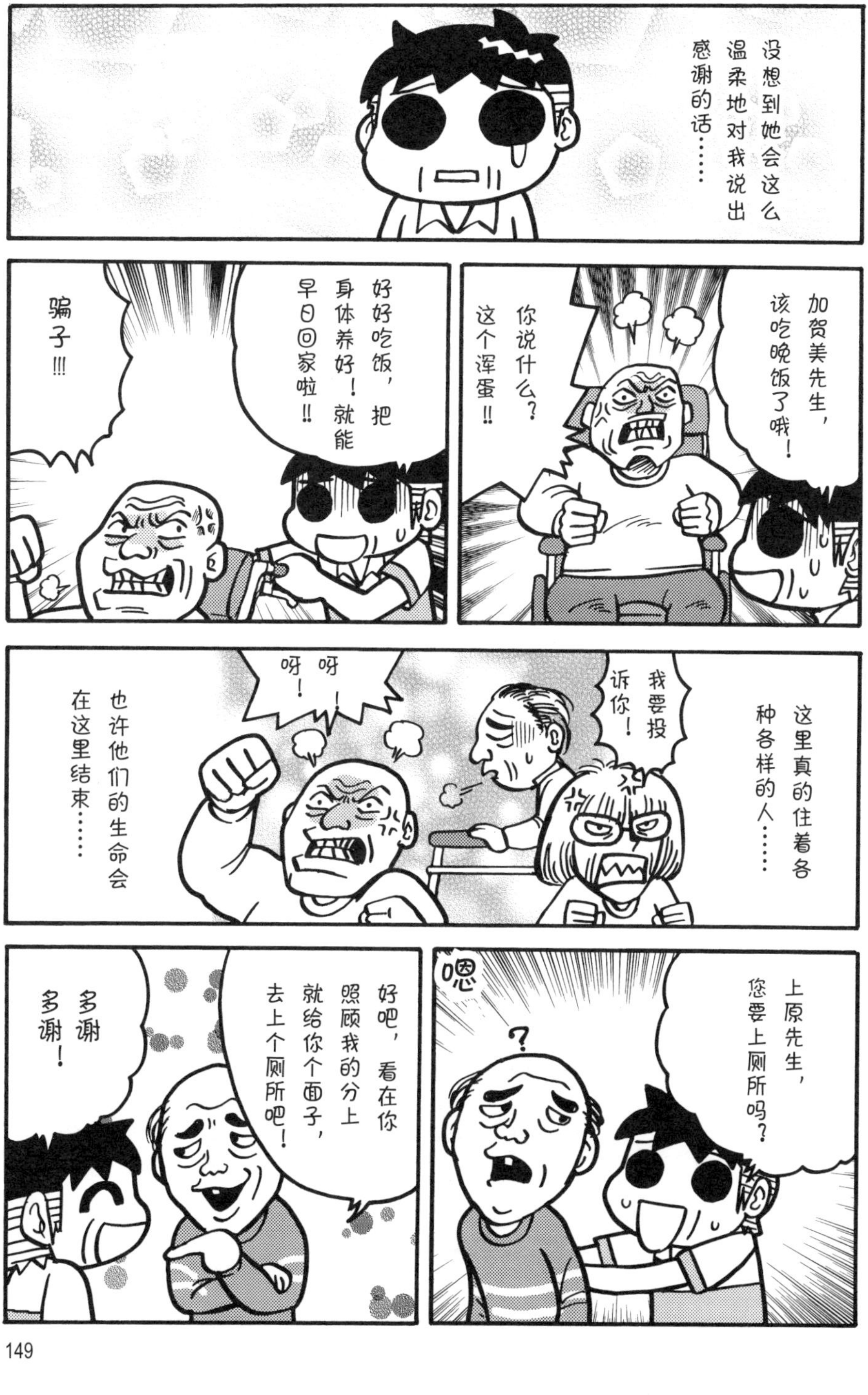
没想到她会这么温柔地对我说出感谢的话……
加贺美先生，该吃晚饭了哦！
你说什么？这个浑蛋!!
好好吃饭，把身体养好！就能早日回家啦!!
骗子!!!
这里真的住着各种各样的人……
我要投诉你！
呀！呀！
也许他们的生命会在这里结束……
上原先生，您要上厕所吗？
嗯
？
好吧，看在你照顾我的分上就给你个面子，去上个厕所吧！
多谢多谢！

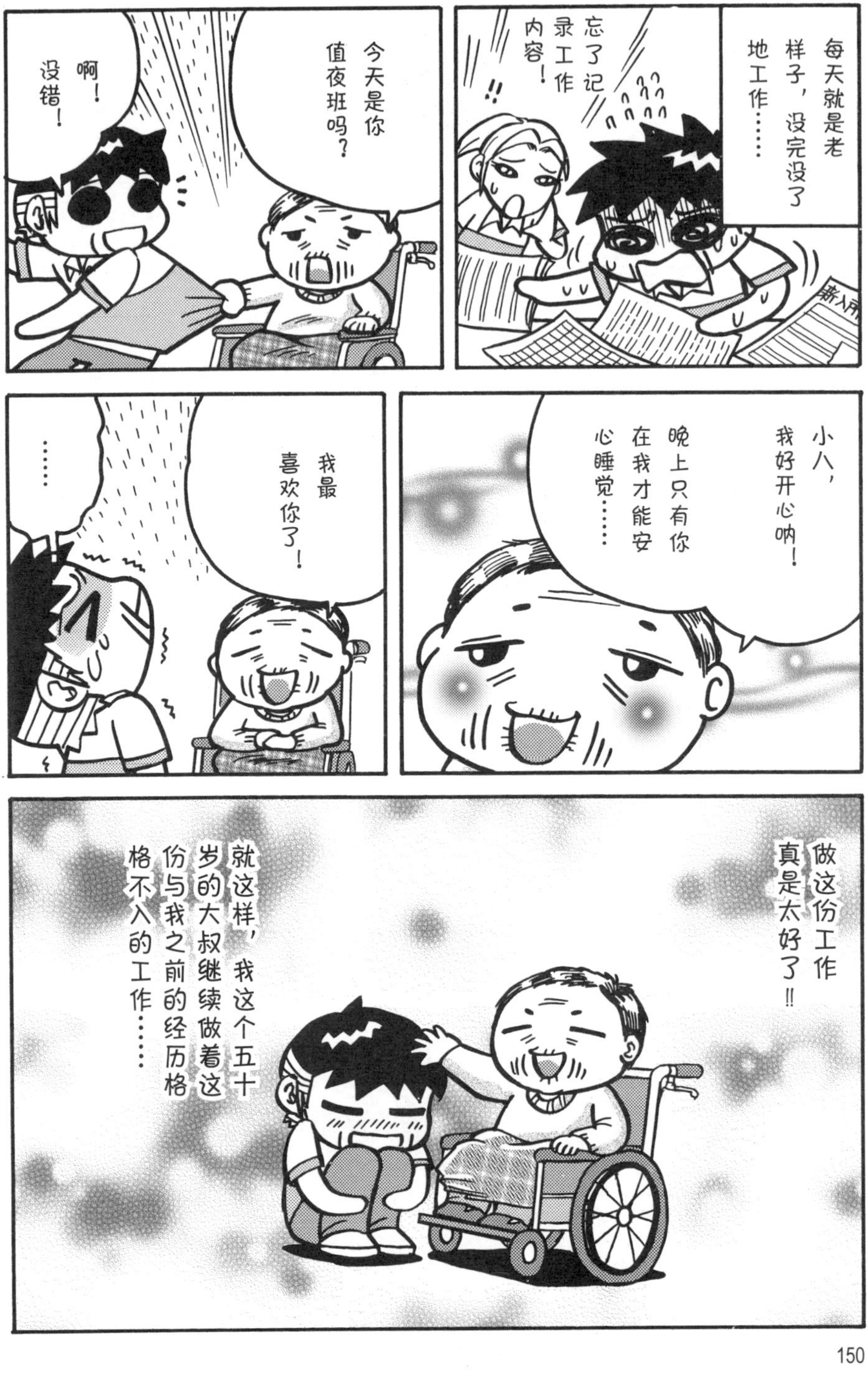
每天就是老样子，没完没了地工作……
忘了记录工作内容！
今天是你值夜班吗？
啊！没错！
小八，我好开心呐！
晚上只有你在我才能安心睡觉……
我最喜欢你了！
……
做这份工作真是太好了!!
就这样，我这个五十岁的大叔继续做着这份与我之前的经历格格不入的工作……

后记

我在刚开始做这份工作时就打算把这些经历画成漫画，想着想着，一转眼四年就过去了。

这里有着各种性格鲜明的员工和老人，每天都在发生着各种各样的麻烦事……

我工作的地方是一个以『接纳一切有需要的人』为理念的老人保健机构，因此，里面住着各种各样的老人。通过护理重症老人和行为异常的人，我得到了真正的学习和锻炼。

而且这里录用工作人员时也是『什么人都接收』，所以有很多奇怪的员工。当然我也是其中一员。

随着父母认知症病情的加剧，不能再对他们放任不管了，所以我决定回到家乡，去一家离家近的机构工作。其实之前工作的地方非常好，虽然我不想辞职，但实在没办法了，唉……

在这里，我要向带我进入介护世界的护士长、容忍我拖稿四年的编辑、我的父母、妻子、还有我所遇到的所有老人表示衷心的感谢！

二〇一四年十月

八万介助 五十三岁

图书在版编目（CIP）数据

爆笑养老护理记 /（日）八万介助著；李智勇译 . —北京：中国财富出版社有限公司，2021.11

ISBN 978-7-5047-7619-8

Ⅰ . ①爆…　Ⅱ . ①八… ②李…　Ⅲ . ①老年人—护理—通俗读物　Ⅳ . ① R473-49

中国版本图书馆 CIP 数据核字（2021）第 265209 号

著作权合同登记号　图字：01-2021-6790